ENTWICKLUNG DER GEBURTSHILFE UND GYNÄKOLOGIE IM 19. JAHRHUNDERT

VON

DR. H. FEHLING

GEH. MEDIZINALRAT, VORMALS ORD. PROFESSOR AN
DER KAISER-WILHELM-UNIVERSITÄT STRASSBURG
UND DIREKTOR DER FRAUENKLINIK STRASSBURG

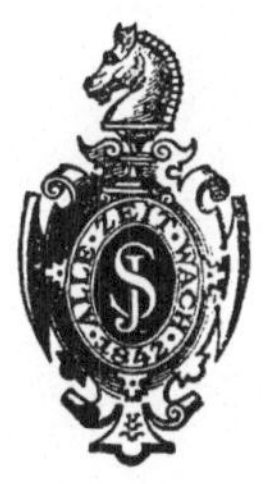

BERLIN
VERLAG VON JULIUS SPRINGER
1925

ISBN-13: 978-3-642-89669-9 e-ISBN-13: 978-3-642-91526-0
DOI: 10.1007/978-3-642-91526-0
Softcover reprint of the hardcover 1st edition 1925

MEINER LIEBEN GATTIN
DER UNERMÜDLICHEN MITARBEITERIN
UND SACHVERSTÄNDIGEN GEHILFIN
WIDME ICH IN DANKBARKEIT
DIESE BLÄTTER

VORWORT

Es gab wohl noch nie ein Jahrhundert, das so gewaltige Veränderungen in allen Fächern der Medizin, vornehmlich der Geburtshilfe und Gynäkologie, gebracht hätte, wie das Neunzehnte, und zwar dank den gewaltigen Fortschritten der Anatomie, der pathologischen Anatomie, der Physiologie und der Chemie: So ist es kein Wunder, daß die junge Generation des 20. Jahrhunderts mit viel umfassenderen Kenntnissen ausgerüstet an ihr Fachstudium herantreten konnte, als ihre Vorgänger. Infolge der fabelhaften, aufklärenden Entwicklung, welche die Naturwissenschaften genommen hatten, wandte sich die junge Medizinerwelt von der Schellingschen Naturphilosophie ab und den rein naturwissenschaftlichen Fächern zu, auf welchen nunmehr die Medizin aufgebaut werden sollte. Johannes Müller und Justus von Liebig waren die ausgezeichneten Männer, deren Lehren die Grundlage der neuen Richtung bildeten.

Vielfach wurde das Fach der Geburtshilfe von der Chirurgie, aus welcher sie hervorging, erst losgetrennt, um sich dann langsam zu einer selbständigen Disziplin weiter zu entwickeln. Erst in den sechziger Jahren vollzog sich die vollständige Trennung beider Fächer, und erst Ende des 19. Jahrhunderts gab es überall an allen Universitäten selbständige Kliniken der Geburtshilfe.

Da ich persönlich das Glück hatte, diese Zeit der großartigsten Entdeckungen, die gewaltigen und umwälzenden Fortschritte auf dem Gebiet der Naturwissenschaften und Medizin mitzuerleben, glaubte ich dazu berechtigt zu sein, meinen Kollegen, alten und jungen, diese beispiellose Entwicklung, besonders in meinem Spezialfach der Geburtshilfe und Gynäkologie, zusammenstellend vor Augen zu führen. Den Einen als Repetitorium ihres eigenen Studiums, und der medizinischen Jugend zur Vervollkommnung ihrer

Fachbildung und zur Anfeuerung für die Mitarbeit an der weiteren Fortentwicklung unsrer herrlichen Wissenschaft.

Stillstand wäre Rückschritt. Und wie das 19. Jahrhundert in allen Kulturnationen: Deutschland, Österreich, England, Frankreich und Italien große Fachmänner hervorgebracht hat, deren, auf fleißige und gründliche Forschungen beruhende Lehren unsere Wissenschaft so glänzend gefördert haben, so hoffen wir zuversichtlich, daß uns auch im 20. Jahrhundert noch weitere Erkenntnisse geschenkt werden, und noch ungelöste Fragen zur Klärung reifen — zum Segen für die leidende Menschheit!

Baden-Baden, im November 1924. Fehling

INHALTSVERZEICHNIS

I. GEBURTSHILFE

II. GYNÄKOLOGIE

Erster Teil

GEBURTSHILFE

1. EINLEITUNG, ALLGEMEINES

Zweifellos hat die Geburtshilfe und die Lehre von den Frauenkrankheiten in keinem einzigen der vorangegangenen Jahrhunderte solche Umwälzungen und Fortschritte gezeitigt wie in der zweiten Hälfte des 19. Jahrhunderts, dem Jahrhundert der Naturwissenschaften. Glänzende Errungenschaften waren den beiden Disziplinen beschieden, die im laufenden Jahrhundert bis auf die neueste Zeit noch nachwirken.

Es ist eine erhebende Freude und ein Stolz für jeden in der wissenschaftlichen Praxis tätigen Arzt, dem es vergönnt war, gerade die letzten 70 Jahre miterlebt haben zu dürfen, in denen, gestützt durch die wissenschaftlichen Forschungen eines *Koch*, *Lister*, *Pasteur*, daneben durch die bahnbrechende Tätigkeit eines *Virchow* und so vieler hervorragender Kliniker, eine solch vollkommene Umwälzung der wissenschaftlichen und praktischen Seite dieser beiden Disziplinen stattfand wie nie zuvor in 4—5000 Jahren, und wie es voraussichtlich auch nicht so bald wieder sein wird.

Die wissenschaftliche Geburtshilfe und die Gynäkologie sind ohnehin die jüngsten selbständigen Zweige am Stamme der Medizin, obwohl die erstere in ihrer praktischen Betätigung so alt ist wie die Menschheit selbst.

Von der Entstehung des Menschengeschlechts ab mußte sich Gelegenheit bieten, der leidenden Frau hilfreich beizustehen, die in ihrer Aufgabe, das Menschengeschlecht fortzupflanzen, in peinlichen Kindesnöten lag. Die Stammutter, falls es zu Beginn eine solche gab, mußte noch ohne Hilfe bleiben, von da ab aber war naturgemäß das Weib, welches Kinder geboren hatte, die gegebene Helferin, um mit ihren sogenannten Erfahrungen ihrer Leidensschwester beizustehen. So bildete sich schon frühzeitig, soweit unsere geschichtlichen Kenntnisse zurückreichen, eine gewisse Kaste der geburtshelfenden Frauen aus.

Darin ist der Grund zu suchen, warum im alten Rom, in Griechenland, bei den alten Arabern wenig von Geburtshelfern und geburtshilflicher Tätigkeit die Rede ist, während die Medizin und

Chirurgie schon von alters her bei ihnen auf einer hohen Stufe standen.

Bis in das Dunkel des Mittelalters hinein beherrschte das Weib ihren Platz am Gebärbett, und erst mit *Ambroise Paré*, dem berühmten Wundarzt der französischen Heere Mitte des 16. Jahrhunderts, welcher die Wendung auf die Füße wieder einführte, war die Allmacht der helfenden Frau am Gebärbett gebrochen.

Es darf dabei allerdings nicht verschwiegen werden, daß schon damals, wie in den darauffolgenden Jahrhunderten, in Frankreich und England, in Deutschland und Italien es tüchtige Frauen gab, deren Namen uns noch erhalten sind, welche die Geburtshilfe nicht bloß praktisch, sondern auch wissenschaftlich förderten.

Eine Umwälzung in der praktischen Geburtshilfe, und damit zugleich in den meisten wissenschaftlichen Indikationen, brachte die Erfindung der Zange durch die Familie *Chamberlen* Mitte des 17. Jahrhunderts, deren allgemeine Einführung in die Praxis *Palfyn* (1723) zu danken ist.

Weitere wissenschaftliche Fortschritte brachten der Geburtshilfe im 18. Jahrhundert *Smellie* in England, *Levret* in Frankreich, beide in ihrer Art turmhoch über ihren Kollegen stehende *Männer*. *Levret*, entsprechend dem Charakter und Wesen seiner Landsleute, vertrat mehr eine tätige, aggressive Geburtshilfe, während *Smellie*, gemäß dem ruhigen und bedächtigen Charakter der Engländer, ein mehr abwartendes Verhalten am Kreißbett einschlug. Der Unterschied dieser beiden Richtungen prägt sich auch in deren Zangen aus. *Levret* verwandte die mit starker Beckenkrümmung mit kräftigen Zughacken versehene schwere Zange, die einen hochstehenden Kopf fassen kann, *Smellie* gebrauchte die einer Beckenkrümmung entbehrende kurze schwache, mit Leder überzogene Zange.

Ein ähnlicher Kontrast spielt sich auch im Anfang des 19. Jahrhunderts auf deutschem Boden ab. *Boër* in Wien, dem Begründer einer konservativen Richtung, stand *Osiander* in Göttingen mit seiner Entbindungskunst, die in eine übertriebene Geschäftigkeit ausartete, gegenüber.

Im Vordergrund des 19. Jahrhunderts steht *Lucas Boër* (1751 bis 1835), der seine Laufbahn in Würzburg begann, aber durch glückliche Umstände frühzeitig unter Kaiser Joseph II nach Wien gelangte und dort als kaiserlicher Leibarzt das Glück hatte, eine für damalige Zeit große Gebäranstalt mit etwa 1000 Geburten jährlich seiner Leitung unterstellt zu sehen, deren wissenschaftliche Verwertung in seinen Lehren zum Ausdruck kam.

Es beginnt mit seinen Lehren für die Länder deutscher Zunge eine neue Epoche der Geburtshilfe. Er hatte die Befriedigung,

Schüler aus allen gebildeten Ländern um sich zu versammeln. Er lehrte, der Natur am Geburtsbett den Lauf zu lassen. Der beste Beweis für sein exspektatives Verhalten ist, daß er auf seiner Abteilung eine Zangenfrequenz von nur 0,7 % erreichte. Der Wert seiner Lehren fußte auf der richtigen Erkenntnis des Mechanismus der Geburt, sowohl bei Schädellagen als bei Gesichts-, Steiß- und Fußlagen.

Diese Erkenntnis brachte ihn zur Überzeugung, daß bei Gesichtslage ein Eingreifen für gewöhnlich nicht nötig sei, daß bei Steißlage das Bein nicht gestreckt werden soll, daß, abgesehen von abnormen Verhältnissen, der zweite Zwilling nicht gewendet zu werden braucht.

Bei schwieriger, für die Naturkräfte nicht vollendbarer Geburt, zieht er im Interesse der Mutter die Perforation des Kindes dem Kaiserschnitt vor, dessen Ergebnisse damals noch recht unsicher waren.

Seine Grundsätze legte *Boër* in sieben Bänden über natürliche Geburtshilfe nieder. Die Macht seiner Persönlichkeit und seine Lehren ebneten nicht nur in Deutschland, sondern auch in Frankreich, England, Dänemark usw. einer vernünftigen, ruhigen, wissenschaftlichen Anschauung den Boden, so daß wir mit allem Recht *Lucas Boër* im Anfang des 19. Jahrhunderts als Begründer einer neuen Richtung in der Geburtshilfe feiern.

In vollen Gegensatz zu *Boër* tritt anfangs des Jahrhunderts die Schule von *Fr. Benj. Osiander*, einem Schwaben, der zuerst auf der Tübinger Hochschule, dann bei *Fried* in Straßburg und *Stein* in Kassel seine Ausbildung erhielt, leider aber nie ein so großes Material wie *Boër* zu beobachten hatte. Die Verhältnisse der Wiener Hochschule, welche er mit Wort und Schrift bekämpfte, hatte er nie aus eigenem Augenschein kennengelernt. Das seinen Lehren zugrunde liegende geburtshilfliche Material betrug während seiner ganzen Lehrtätigkeit in Göttingen nur 2590 Geburten in 36 Jahren, wozu noch die spärlichen Geburtsfälle seines ersten Wirkungskreises Kirchheim unter Teck kamen. *Osiander* war zweifellos ein klarer, für Geburtshilfe besonders begabter Kopf. Mehr hätte er leisten können, wenn ihm ein Material wie das der Wiener Schule zu Gebote gestanden hätte. Seine genaue Beobachtung des Geburtsmechanismus bei Schädellagen setzte ihn in den Stand, seinen Schülern klare Lehren über diesen zu geben. Das kleine Göttinger Material trieb ihn, möglichst viel seine Entbindungskunst zu zeigen. Unter den obengenannten 2540 Geburten sind nur 1381 = 54 % natürlich und spontan verlaufen, 1016 wurden mit der Zange beendet. So mußte ihm leider die Kenntnis der natürlich wirkenden Kräfte bei einer Geburt fehlen.

Entsprechend seiner Vorliebe für die Zange schuf er sich ein kräftiges, gewaltiges Instrument, das in vielem dem von *Levret* ähnelte. Die Perforation des vorangehenden Kopfes erklärte er für eine den Geburtshelfer entehrende Operation und führte sie nur einmal in seinem Leben aus. Ebenso verwarf er die künstliche Frühgeburt, deren erste Andeutungen zu der Zeit von England auf den Kontinent herübergekommen waren. Was mögen die armen Frauen damals gelitten haben, denen er allerdings durch seine Kunst lange Geburtsarbeit ersparen wollte; 100 Traktionen und mehr und ohne Narkose!

Neben der Zange pflegte *Osiander* auch die Wendung sowohl auf die Füße als die auf den Kopf. Seine zahlreichen Schüler trugen seine Lehren in die Welt hinaus.

Merkwürdig ist, daß sich in seinen Schriften nichts über Kindbettfieber findet. Das geringe Material und die noch nicht übliche Beschäftigung mit pathologischer Anatomie bot damals noch keinen Anlaß zur Entstehung von Epidemien durch gehäuft auftretende Infektionen.

Eine wohltuende Mitte zwischen den beiden Vorgenannten stellt *Adam El. von Siebold* dar, der seine Studien in Würzburg und Jena begann, aber in Wien unter *Boër* vollendete. Sein Unterricht und seine Schriften bewegen sich auf einer mittleren Linie. Im Gegensatz zu *Osiander* pflegte er die künstliche Frühgeburt mittels Preßschwämmen. Bei ihm finden wir auch die ersten Anfänge der Beschäftigung mit Frauenkrankheiten und entsprechenden Veröffentlichungen. Seine gebogene Polypenschere zur Abtragung gestielter Myome gebrauchen wir noch heute. Auch soll er zweimal die vollständige Exstirpation carcinomatöser Uteri gemacht haben. Bei ihm finden wir endlich zuerst eine Darstellung des Kindbettfiebers, aber ohne daß er sich Gedanken über die Entstehung desselben machte. Ich übergehe hier absichtlich die Schilderung der Lehren und Tätigkeit weiterer verdienstvoller Geburtshelfer, wie *Wigand, L. von Froriep, Stein,* der ältere und jüngere, *Joerg,* deren Leben und Wirken ausführlich in der Geschichte der Geburtshilfe von *Siebold* zu finden ist.

Mein Plan ist, in den vorliegenden Blättern die *Geschichte des Faches als solches* darzulegen. Ein würdiger Vertreter der deutschen Geburtshelfer in der ersten Hälfte des 19. Jahrhunderts war *Franz Carl Naegele*, seit 1810 ordentlicher Professor des Faches in Heidelberg. Er hat das Verdienst, der Geburtshilfe als selbständigem Fach ihren Platz neben innerer Medizin und Chirurgie angewiesen zu haben. Ihm verdanken wir eine der Natur entnommene Lehre vom Geburtsmechanismus, die heute noch Geltung hat: *Naegele*sche

Obliquität. Nur bei Abweichung vom regelmäßigen Mechanismus ist Hilfe notwendig. Grundlegend sind heute noch seine Untersuchungen über das Becken, Stellung und Richtung der Beckenhöhe. Sein Werk über schrägverengtes Becken, Ankylose des Kreuzbein-Ileosakralgelenkes und angeborener Mangel der Kreuzbeinflügel ist heute noch mit seinen prachtvollen Abbildungen ein schätzbares Hilfsmittel beim Unterricht. Er gab in seinen Schriften auch schon eine lesenswerte Schilderung des Kindbettfiebers, ohne sich aber näher auf die Entstehung desselben einzulassen.

Naegele sen. war befreundet mit *Stolz* in dem benachbarten Straßburg. Während meiner Straßburger Zeit entdeckte einer meiner Schüler in der in Professor *Stolz'* Heimatsort Andlau aufbewahrten Bibliothek des ehemaligen Straßburger Lehrers einen Briefwechsel zwischen ihm und *Naegele,* der interessante Schlaglichter auf die wissenschaftliche Stellung und Anschauungen der beiden Gelehrten wirft. Wir haben denselben in Buchform der Deutschen Gesellschaft für Gynäkologie bei ihrer Straßburger Tagung (1909) überreicht.

An die Tätigkeit *Naegeles* schloß sich *Stein jr.* in Marburg an, mit einer gründlichen Bearbeitung des weiblichen Beckens und Schilderung mißgestalteter Becken; ebenso *Kilian,* dem wir außer dem schönen Atlas mißgestalteter Becken eine die damalige Zeit würdig vertretende Operationslehre verdanken.

In dieselbe Zeit fällt auch die Einführung der von der internen Medizin übernommenen Auscultation in die Geburtshilfe, deren Verdienst der französische Arzt *Léjumeau de Kergaradec* und neben ihm der Genfer Arzt *Mayor* hat.

Beide fußten auf den Lehren *Laennecs,* welcher bahnbrechend für die Auscultation in der Medizin voranging, und führten die geburtshilfliche Auscultation ein. *Kergaradec* erkannte die Bedeutung des Doppelschlags der kindlichen Herztöne für Leben oder Gefahr der Frucht an; er kannte auch die Bewegungen der letzteren. Das Uterusgeräusch wurde von ihm zunächst als Placentargeräusch gedeutet und für den Sitz der Placenta verwertet. In Deutschland verbreitete zuerst *Froriep* diese Anschauungen, ferner widmeten sich besonders *Hohl* und *Naegele* mit Eifer der neuen, für Diagnose und Prognose des Kindeslebens so wichtigen Untersuchungsmethode.

Um dieselbe Zeit, erste Hälfte des 19. Jahrhunderts, wurden mit den meisten Kliniken Hebammenschulen, unter der Direktion der klinischen Professoren, verbunden; seltener schufen die Gemeinden für sich allein Hebammenschulen. Der Segen der neuen Einrichtung konnte nicht hoch genug geschätzt werden, im Gegensatz zu der bis dahin üblichen Unterweisung der Hebammen durch die Amtsphysici in ihrer Privatpraxis.

Indem die deutsche Geburtshilfe in dieser Zeit an ihren unverrückbaren Grundlagen, der Lehre vom Geburtsmechanismus, der Betrachtung des normalen und fehlerhaften Beckens, der Vervollkommnung der Operationsausbildung festhielt, entging sie den Einwirkungen der naturphilosophischen Richtung *Schellings*, die hemmend auf die weitere Entfaltung der internen Medizin in damaliger Zeit einwirkte.

Die deutsche Geburtshilfe der damaligen Zeit war vom Ausland beeinflußt, wesentlich von Frankreich, dann auch von England; die übrigen Länder Holland, Dänemark, Rußland kommen für diese Zeit mit ihren Leistungen weniger in Betracht.

Die französische Geburtshilfe stand im 19. Jahrhundert noch völlig unter dem Einfluß des großen *Baudelocque*, dessen Lehren noch fortwirkten, so unter seinem Neffen *Baudelocque dem Jüngeren*, unter seinen Schülern *Mayguer, Gardien, Mittet*. Der letztere lehrte die Kompression der Gebärmutter in Fällen von Blutung nach Austritt der Nachgeburt, er ist also ein Vorläufer von *Kristeller* und *Credé*. Der hervorragendste Nachfolger *Baudelocques* war *Dubois*, bedeutungsvoller als Lehrer denn als Schriftsteller.

Einen nicht unwesentlichen Einfluß auf die französische Geburtshilfe übte in damaliger Zeit Straßburg aus, wo *J. J. Fried* im Jahre 1723 die erste Klinik „teutscher Zunge" gegründet und dem Unterricht der Studierenden und Ärzte geöffnet hatte. Sein würdiger Nachfolger im 19. Jahrhundert war *Lobstein*, der den Vorteil hatte, zahlreiche Schüler zur praktischen Ausbildung in die Gebäranstalt aufnehmen zu können, im Gegensatz zu Paris, wo die zwei großen Gebäranstalten, auch die des Hôtel Dieu, nur Hebammen zum Unterricht offenstanden, während die Ärzte nur in privaten, von Hebammen gehaltenen Amphitheatern ihren Unterricht finden konnten.

Zur selben Zeit mit *Lobstein* wirkte in Straßburg auch *Schweighäuser*, der mit großem Erfolg die Lehren der Physiologie auf die Geburtshilfe übertrug und ihr auf diese Weise einen wissenschaftlichen Boden schuf. Infolge des Umstands, daß die großen, mit reichem Material versehenen Anstalten von Paris den Ärzten verschlossen waren, ergab sich, daß die praktische Ausbildung Studierender sehr weit hinter der in Wien und Prag ausgebildeten Schüler zurückstand, daß demnach weibliche Kräfte dort weit eher in der Lage waren, hervorragende Kenntnisse zu sammeln und dieselben der geburtshilflichen Welt zu übermitteln; denn die Maternité stand nur Hebammen und den an ihren Anstalten angestellten Ärzten offen.

Während Deutschland früher nur seine *Justine Siegemundin* hatte, finden wir in der Geschichte der französischen Geburtshilfe eine Reihe berühmter Namen. Vor allen ist hier zu nennen Mme. *Maria Lachapelle,* die lange Jahre sagefemme en chef im Hôtel Dieu war und unter *Dubois* Leitung, der später in der Ecole de médecine eine Entbindungsanstalt für Ärzte schuf, theoretischen und praktischen Hebammenunterricht gab. Eine weiche, schmiegsame Hand muß ihr eigen gewesen sein, die ihr eine staunenswerte Operationstechnik ermöglichte. Sie hat das Verdienst, die 94 Geburtslagen von *Baudelocque* auf 22 reduziert zu haben. Selbstverständlich mangelten ihr die für Geburtshilfe nötigen physiologischen und pathologischen Kenntnisse, aber ihre praktischen Regeln waren durchaus klar und zeitigten Erfolge besonders in Behandlung der Querlage, der Gesichtslage, während sie Kaiserschnitt und künstliche Frühgeburt verwarf.

Würdig an ihre Seite trat Mme. *de Boivin*, mehr noch denn als Geburtshelferin heute noch durch ihren wertvollen Atlas der Krankheiten des Uterus und seiner Adnexe berühmt.

Im 19. Jahrhundert gab dann zu Beginn *Baudelocque* den von ihm sog. Cephalotripter an, ein Instrument, das die angeblichen Gefahren der Perforation vermeiden und eine Verkleinerung des kindlichen Schädels erzielen sollte, wodurch der Kaiserschnitt für die meisten Fälle überflüssig wurde. Das Instrument hatte Vorgänger an *Coutouly* und *Assalini.* Der rechte Wert des Instruments wurde erst später durch deutsche Geburtshelfer in Verbindung mit vorangehender Perforation festgestellt.

Später haben dann die trefflichen Instrumente von *Busch, C. Braun, Breisky* das schwere Instrument von *Baudelocque* verdrängt und ersetzt.

Wesentlich anders als in Frankreich entwickelte sich die Geburtshilfe in der ersten Hälfte des 19. Jahrhunderts in England. Hier standen den Geburtshelfern zum Unterricht große Gebäranstalten zur Verfügung, so in London, Edinburgh, Glasgow, Dublin. Der Geist *Smellies* wirkte noch nach und bedingte eine Auffassung und Ausübung der Geburtshilfe, wie sie der Wiener Klinik unter *Boër* nahestand. Die Beibehaltung der kurzen Zange *Smellies,* gegenüber der langen, gekrümmten *Levrets,* zeigte den Geist der englischen Geburtshilfe, die damit nur den auf dem Beckenboden stehenden Kopf entwickeln konnte, so daß bei zu schwerem Mißverhältnis eher zu Perforation oder Kaiserschnitt gegriffen wurde.

Für die hochentwickelte wissenschaftliche Richtung sprach die schon im Jahre 1825 erfolgte Gründung der jetzt noch blühenden London Obstetrical Society.

Andere und noch strengere Grundsätze herrschten in Irland, wo *R. Collins* während seiner siebenjährigen Masterschaft des Rotunda-hospitals in Dublin unter 16654 Geburten nur 24 mal zur Zange, aber 118 mal zur Perforation griff (1 Zange auf 694 Geburten).

In Edinburgh folgte auf *Hamilton* der später durch Einführung des Chloroforms berühmt gewordene *James Simpson*, dessen Lehren und praktische Richtung mehr der von *Smellie* entsprach. *Simpson* schrieb eine Schrift über Krankheiten der Placenta.

In Holland lehrt *von Solingen* zum Geburtsmechanismus, daß zum Zweck einer naturgemäßen Geburt die kleinsten Durchmesser des Kopfes in die vorteilhaftesten Durchmesser des Beckens fallen.

Vrolik erwarb sich das Verdienst, zuerst auf die Verschiedenheit der Becken nach Rasse hingewiesen zu haben.

In Italien wirkte *Assalini* als Schüler von *Baudelocque* und gab neue Instrumente zur Entwicklung des toten Kindes an und trepanförmige zur Perforation des Kopfes.

In Kopenhagen wirkte damals *Saxtorph.* Seine Anstalt wurde 1844 wegen Häufung des Puerperalfiebers geschlossen und erst 1848 wieder eröffnet. *Cederschöld* in Stockholm verfaßte ein ausführliches Lehrbuch der Geburtshilfe.

In Rußland blühten mehr die Schulen zum Unterricht der Hebammen als dem der Studierenden; die ersteren erhielten eine dreijährige gründliche Ausbildung, um bei dem Ärztemangel auf dem platten Lande selbständige Geburtshilfe leisten zu können.

In Deutschland gab der Umsturz des naturphilosophischen Systems *Schellings* durch die physiologische Heilkunde von *Wunderlich, Griesinger* und *Roser* den Anstoß zum Aufschwung der Naturwissenschaften und Befreiung der Medizin von den Fesseln der Philosophie und zum Aufstieg der Medizin auf dem neugegründeten naturwissenschaftlichen Boden.

Anfangs hatte nur die interne Medizin und die Chirurgie ihren Vorteil davon, erst später – die Geburtshilfe hatte längst ihren praktischen Platz erworben – gelangte auch die Frauenheilkunde in die ihr gebührende Stellung.

Ein Zusammenhalt der Forscher in naturwissenschaftlichen Fächern und den medizinischen Disziplinen fand durch die von *Lorenz Oken* im September 1822 erstmals nach Leipzig einberufene Versammlung deutscher Naturforscher und Ärzte statt, auf welcher in den von Beginn ab meist jährlichen Versammlungen die führenden Männer der Naturwissenschaften und Medizin sich zusammenfanden. Hier war der Platz, wo alle neuesten Entdeckungen und Errungenschaften zur Erörterung und Besprechung kamen; aber für die Geburtshilfe währte es noch bis zum Jahre 1861, wo in der Versammlung von Speyer zum ersten Male das in der Luft liegende Thema des Kindbettfiebers besprochen wurde.

2. KINDBETTFIEBER

hatte es ja sicher gegeben seit Entbindungen ärztlicher oder Hebammenhilfe bedurften. Beschreibungen solcher Krankheitsfälle und sogar pathologisch-anatomische Befunde finden sich schon bei *Hippokrates*. Aber diese Fälle blieben mit wenig Ausnahmen vereinzelt. Eine Häufung fand erst statt, als Ärzte und noch mehr, als Studierende sich auf der Universität mit pathologischer Anatomie und zu gleicher Zeit mit Geburtshilfe beschäftigten, also im 19. Jahrhundert.

Ein solches Feld war Wien, wo in den vierziger Jahren des 19. Jahrhunderts die *Rokitansky*sche Schule den wißbegierigen Ärzten aller Länder breit ihre Pforten öffnete und wo in benachbarten Räumen das reiche geburtshilfliche Material der damals unter *Klein* stehenden Klinik für Ärzte von denselben Schülern eingehend ausgenutzt wurde. Da erst entstand die Gelegenheit, die Krankheit in ihrem Ursprung und in ihrem weiteren Verlauf zu verfolgen.

Schon in der ersten Hälfte des 19. Jahrhunderts waren da und dort, besonders in England, Stimmen laut geworden, die sich mit der Entstehung des Puerperalfiebers beschäftigten. Frühzeitig stellten dort hellblickende Ärzte die Tatsache fest, daß, wenn in ihrer Praxis Erysipel oder Scharlach herrschte, den pflegebefohlenen Gebärenden Puerperalfieber drohte. Einzelne derselben hatten hellsehend die Folgerung daraus gezogen, daß nur durch vorübergehende gänzliche Einstellung der praktischen Tätigkeit die Kindbettfieber in ihrer Weiterverbreitung gehemmt wurden.

Einer der ersten, welcher sich im 19. Jahrhundert in Deutschland eingehend mit dem Studium der Kindbettfieberfrage beschäftigte, war *Eisenmann* (1837), dem wir eine erschöpfende Darstellung der damals herrschenden Anschauungen verdanken. Sein mit großem Fleiße verfaßtes und auf gründliche Literaturkenntnis gestütztes Werk ist betitelt: Die Wundfieber und Kindbettfieber, Erlangen 1837.

Der Verfasser, von dem noch eine Reihe ähnlicher Schriften, sowie solche über Syphilis und Tripper erschienen sind, scheint ein sehr gelehrter Arzt, aber kein großer Praktiker gewesen zu sein.

Sein Buch ist noch vielfach beeinflußt von der naturphilosophischen Schule *Schellings*; seine pathologische Anatomie liegt noch schwer im argen. Es war 10 Jahre vor *Semmelweis*, also noch ein völliges Tappen im Dunkeln betreffs der Ätiologie. Miasmen und Kontagien, erstere teils direkt örtlich auf die Wunde wirkend, teils ins Blut aufgenommen und von da aus wirkend, spielen noch die Hauptrolle.

In der ersten Hälfte seiner Schrift, Einleitung zur Lehre von den Kindbettfiebern, beschreibt er die verschiedenen Wundprozesse in ihrer Bedeutung für Kindbettfieber im allgemeinen. Wir hören vom phlogistischen Prozeß und der Wundphlogose, vom erysipelatösen Prozeß und dem Wunderysipel, vom Variolenprozeß, vom rheumatischen Friesel-, katarrhalischen, pyrösen, typhösen, cholösen, skorbutischen, septischen, phthorischen Prozeß und den zugehörigen Wundprozessen. Einzelne dieser Krankheitsstoffe lehrt er genauer kennen, andere, wie der des phlogistischen Prozesses, sind ihm selbst fremd. Bei der Entstehung der verschiedenen Gifte soll stets eine gespannte oder eine verminderte Luftelektrizität im Verein mit Ausdünstung von Wasser, Seen, Bächen eine große Rolle spielen.

Die Miasmen und Kontagien sollen auf dreierlei Wegen in die Zirkulation gelangen: durch die Respiration, durch die unverletzte Oberhaut, durch unmittelbaren Zutritt zur Capillarität, welche zufällig bloßgelegt ist. Ein Kontagium, besonders ein fixes, soll leichter wirken, wenn es mit einer Wunde in Berührung kommt, als vom Respirationstraktus aus; ebenso sollen aber auch in der Luft befindliche Miasmen auf einer zufälligen oder absichtlichen (operativen) Wunde eine Infektion bewirken können.

An die Aufzählung der verschiedenen Krankheitsprozesse knüpft er noch die Lehre von der Phlebitis und der Phlegmasia alba an, die zwar mit der Wundverderbnis in keiner Beziehung stehe, aber doch bei Wöchnerinnen öfter vorkommen. Nicht eine venöse Stase und Venenverstopfung soll die Ursache sein, sondern eine in den Capillaren des Zellgewebes entstandene Stase, welche durch rheumatisches, pyröses, typhöses und carcinöses Gift hervorgebracht werden kann.

In der zweiten Abteilung des Buches wird dann die Lehre von dem eigentlichen Kindbettfieber eingehend besprochen. Vorangeschickt wird dieser Abteilung eine reiche Literaturangabe von beinahe 400 Nummern, beginnend mit den Schriften des *Hippokrates*; an ihn schließt sich *Galen*, dann folgen sofort die Schriften des 16. Jahrhunderts; ein Beweis dafür, daß aus der Zeit, wo die Entbindungskunst in den Händen der Frauen allein ruhte, keine Publikation vorliegt. In der zweiten Hälfte des 18. Jahrhunderts taucht zum ersten Male der Name Puerperal- und Kindbettfieber auf, um von da ab nicht mehr von der Tagesordnung zu verschwinden.

Eisenmann führt dann ausführlich die verschiedenen über das Wesen des Kindbettfiebers aufgestellten Theorien der Reihe nach auf. Zunächst die von *Hippokrates* stammende Theorie der Lochienanomalien, dann die der Milchmetastase, die gastrisch-biliöse Theorie, die phlogistische, erysipelatöse, typhöse, physiologische Theorie, ferner die von der wandelbaren Natur des Kindbettfiebers. In dieser letzten Rubrik wird ein Schema von *Sacktleben* mitgeteilt, mit folgender komplizierten Einteilung:

1. Endzündliches Kindbettfieber.
2. Gallichtes Kindbettfieber:
   a) das entzündlich-gallichte,
   b) das faulig-gallichte Kindbettfieber.
3. Schleimiges Kindbettfieber:
   a) das entzündlich-schleimichte,
   b) das gallicht-schleimige,
   c) das faulig-schleimichte,
   d) das nervicht-schleimige Kindbettfieber.
4. Fauliges Kindbettfieber:
   a) das entzündlich-faulige,
   b) das nervicht-faulige,
   c) das entzündlich-nervicht-faulige Kindbettfieber.
5. Nervichtes Kindbettfieber:
   a) das entzündlich-nervichte,
   b) das gastrisch-nervichte,
   c) das faulig-nervichte Kindbettfieber.

Es ist für uns heute unfaßlich, wie sich die Ärzte in solch gekünstelten Einteilungen zurechtfinden konnten, und daß nicht die post-mortem-Examinationen sie belehrten, mit welch überflüssigen Künsteleien sie sich quälten.

Als Ergebnis seiner Forschungen spricht *Eisenmann* den Satz aus, daß wir auch heute noch bis zu einem gewissen Grade annehmen können, Kindbettfieber sind solche fieberhafte Krankheiten, die auf der durch Ablösung der Placenta entstandenen wunden Fläche der Gebärmutter keimen, wurzeln und gedeihen, die sich aber von diesem ihrem ursprünglichen Sitz aus auch auf andere, dem jeweiligen Krankheitsprozeß zusagende Gebiete verbreiten. Die Krankheit kann aber auch in andern Gebieten keimen und sich von da auf den Uterus verbreiten, z. B. wenn die Infektion durch eine eben herrschende Seuche kurz vor der Entbindung stattfand.

Ermüdend wirkt nach einem allgemeinen Kapitel über Begriff, Ätiologie, Vorkommen, Nosologie, Ausgänge, Prognose, Diagnose und Therapie des Kindbettfiebers nun die Aufzählung der einzelnen Formen, welche sich eng an die oben aufgeführten einzelnen Krankheitsprozesse anschließt. Wir lernen da kennen das phlogistische Kindbettfieber, das erysipelatöse, variolöse, rheumatische Kindbettfieber, die Kindbettfriesel, ferner katarrhöses, pyröses, typhöses, galliges, intermittierendes und fauliges Kindbettfieber, also 16 verschiedene Formen. Man staunt, wie man wagen konnte, bei dem damals niederen Stande der pathologischen Anatomie, solche verwickelte Feststellungen zu bringen, und dazu wurde noch jede Art Kindbettfieber in dynamische, didynamische und adynamische Unterabteilungen geschieden. Man darf sich billig wundern, daß es zwei konsultierenden Ärzten bei diesem Wust überhaupt möglich war, sich zu *einer* bestimmten Diagnose zu vereinigen.

Naturgemäß mußte die Therapie für all die verschiedenen Formen des Kindbettfiebers sehr einheitlich ausfallen, und konnte kaum große Variationen bieten. Neben zahlreichen inneren Mitteln spielt der Aderlaß und Blutegel eine Rolle, bemerkenswert aber ist, daß schon damals desinfizierende Injektionen in den Uterus mit Aqua chlorata und anderen Mitteln gemacht wurden; ebenso wird das Sublimat, innerlich 1–2 Gran pro die, mit viel Wasser verdünnt oder in Arnica infus gelöst verordnet. Für manche Fälle wird auch eine örtliche Behandlung der Placentarstelle mit Sublimatlösung empfohlen. Nur gegen das Miasma des Wund- wie des Puerperaltyphus vermöge das Chlor nichts. Sehr sonderbar wirkt dagegen der therapeutische Vorschlag, die in den Krankensälen frei werdende, übermäßig angehäufte freie Elektrizität durch entsprechende Konduktoren abzuleiten.

Sehr naturgemäß ist der Hinweis darauf, daß die Bauchfellexsudate beim Kindbettfieber ein eigentümlich deletäres Prinzip enthalten, dessen Dasein sich durch Vergiftungszufälle verrät, die das Gift bei Leichenuntersuchungen so häufig veranlaßt, wenn die Hände des Sekanten bereits eine wunde Stelle hatten oder erst während der Sektion verwundet wurden. Das deletäre Agens dürfte nach *Eisenmann* wohl als ein organisches Gift zu bewerten sein.

Hier ist also *zum ersten Male* ein deutlicher Hinweis auf die *Infektiosität* der *Krankheitssäfte* für den Arzt. Wie nahe hätte es gelegen, umgekehrt die Möglichkeit einer Infektion der Gebärenden oder Wöchnerin durch den unreinen Finger des Arztes in Betracht zu ziehen.

Doch unterläßt Verfasser nicht, an einer Stelle darauf hinzuweisen, daß ein delikates Verfahren des Geburtshelfers und der Hebamme bei der Entbindung zuweilen dem Ausbruch eines Kindbettfiebers vorbeugen könne; er geht aber nicht soweit festzustellen, daß ein undelikates Verfahren dieser Personen das

Kindbettfieber hervorrufe. Wie eng der Verfasser zuweilen urteilt, erhellt z. B. aus dem Satz gegen Dr. *Haen*, dessen Anschauung, daß der Friesel nur eine symptomatische Bedeutung habe und durch unpassendes diaphoretisches Verfahren hervorgerufen werde, strikt und höhnisch zurückgewiesen wird.

Sehr abfällig wird über den Engländer *Lee* abgeurteilt, welcher die Lehre vertrat, daß beim Kindbettfieber sich alles um die Entzündung des Uterus oder seiner Venen, seiner Lymphgefäße und seiner adnexen Gebilde drehe, und daß derjenige Meister der Kunst sei, welcher den Sitz der Entzündung richtig zu diagnostizieren versteht.

Geradezu komisch wirkt ein Vorschlag *Eisenmanns* bei Behandlung des Puerperaltyphus. Da dieser die mehr gespannte Luftelektrizität der Höhen nicht ertragen könne, solle man eine solche Kranke in einem Luftballon einige tausend Fuß über die Meereshöhe erheben und sie bei entsprechender Diät 8—10 Tage oben verweilen lassen, da werde sicher Heilung eintreten. Schade, daß *Eisenmann* diesen Versuch nicht in der Ära der Zeppeline machen konnte.

Als Beitrag für den damaligen Stand der Lehre vom Puerperalfieber ist das *Eisenmann*sche Werk gewiß wertvoll, vor allem durch die Wiedergabe der damaligen pathologisch-anatomischen Anschauungen sowie der therapeutischen Versuche; es ist nur bedauerlich, daß er trotz seiner Gelehrsamkeit und der Sichtung des zusammengetragenen Materials nicht als ein Vorläufer von *Semmelweis* anzusehen ist.

Einen wesentlich höheren und wissenschaftlicheren Eindruck gewährt die Arbeit von *Litzmann:* Das Kindbettfieber in nosologischer, geschichtlicher und therapeutischer Beziehung (1844). *Litzmann* beschreibt das Kindbettfieber als eine miasmatisch-kontagiöse, der Wöchnerin eigentümliche fieberhafte Erkrankung, welche auf einer spezifischen Alteration des Blutes beruht, und die sich entweder durch entsprechende Entzündungen in verschiedenen Organen oder selten durch heftige Störungen des Nervensystems zu erkennen gibt. Das Kindbettfieber hat entweder einen miasmatischen oder einen kontagiösen Ursprung; das Kontagium ist ein Produkt des Körpers und kann nicht außerhalb desselben entstehen. Das Miasma begreift die vom Körper unabhängige Veränderung der Atmosphäre. Die Annahme eines Miasmas ist für ihn notwendig, um die erste Genesis einer Epidemie zu begründen.

Der andere Faktor neben dem Miasma ist die Puerperalkonstitution. Dieselbe besteht in dem eigentümlichen Lebenszustand der Generationsorgane und dem gereizten Nervensystem. Kontagiosität ist für ihn eine erwiesene Tatsache. Merkwürdigerweise erwähnt Verfasser Fälle von Ärzten und Hebammen, welche die Krankheit von einer Person auf andere verschleppten, ohne daraus weitere Konsequenzen zu ziehen. Das Kontagium sei schwer zu zerstören, am meisten scheine noch das Chlor gegen dasselbe zu leisten.

Die Kontagiosität der Puerperalgeschwüre ist sicher; die Übertragung der Ansteckung auf gesunde Wöchnerinnen durch Mitgebrauch derselben Schwämme ist erwiesen. Das Kontagium soll nach *Litzmann* in den meisten Fällen durch Respiration ins Blut aufgenommen werden; die lokale Aufnahme des Kontagiums durch die Uterinawunde ist möglich, aber nicht bewiesen.

Es folgt eine sehr ausführliche und erschöpfende Geschichte der Puerperalfieberepidemien in Europa und Amerika. Die von *Hippokrates* seinerzeit beschriebenen Fälle sollen entgegen der allgemeinen Auffassung kein Puerperalfieber gewesen sein. *Litzmann* verlegt den ersten Beginn des Puerperalfiebers ins Hôtel Dieu zu Paris im 17. Jahrhundert.

Nirgends findet sich bei ihm ein Hinweis auf die Steigerung der Epidemien seit der Beschäftigung mit pathologischer Anatomie. Als Prophylaxe betont er die Trennung der gesunden Wöchnerinnen von den Kranken, und das Verbot für die ersteren, Geschirre, Schwämme, Handtücher von den letzteren zu benutzen. Sind Puerperalfieberfälle vorgekommen, so müssen Zimmer, Betten, Bettzeug, Geschirre einer gründlichen Reinigung unterworfen werden.

Ärzte und Hebammen sollen die Vorsicht üben, *nicht unmittelbar von Kranken und in derselben Kleidung* zu gesunden Wöchnerinnen zu gehen; sie sollen öfters Waschungen mit Chlorwasser anstellen, um ein an ihnen haftendes Kontagium zu zerstören.

Man ersieht aus seinen Ausführungen, der Gedanke der Ansteckungsmöglichkeit (Schwämme) dämmert, aber er wirkt noch nicht so gewaltig, um das Miasma zu erwürgen.

Litzmann ist direkt der Vorgänger von *Semmelweis;* sein Werk gibt eine gute Übersicht über den Stand der Puerperalfrage kurz vor *Semmelweis.*

Von da ab verschwindet das Puerperalfieber nicht mehr aus der Literatur, meist handelt es sich um Mitteilung von Krankheitsfällen, Epidemien oder therapeutische Vorschläge.

Bemerkenswert sind einige kleine Vorläufer von *Semmelweis.*

So spricht *Holmes* im Jahre 1843 (Boston Med. Soc.) über Übertragbarkeit des Kindbettfiebers und verlangt, daß man nach Sektionen keine Untersuchung einer Gebärenden machen dürfe, sondern gründliche Waschung und Wechsel der Bekleidung vorzunehmen habe. Nach einem in der Praxis eingetretenen Todesfall einer Entbundenen sei die größte Rücksicht auf eine Kreißende zu nehmen, nach zwei Todesfällen verlangt er Aussetzen der Praxis für einen Monat; aber nur vier Fälle in der Praxis beweisen, daß die Hebamme oder der Arzt Träger der Ansteckung ist.

Merkwürdigerweise wurden *Holmes*' Anschauungen von seinen sonst so berühmten Landsleuten *Hodge* und *Meigs* aufs heftigste angegriffen und bekämpft.

Zu ähnlichen Anschauungen gelangt der Däne *Schleisner* (1846) in seiner Arbeit über Pathologie des Kindbettfiebers und purulente Infektion. Das maligne Kindbettfieber ist identisch mit der purulenten Infektion, modifiziert durch die der Wöchnerin eigenen Verhältnisse, und geht von den Gebärmuttervenen aus.

In der ersten Hälfte des 19. Jahrhunderts lesen wir in unsern geburtshilflichen Zeitschriften wesentlich klinische Berichte über Puerperalfieber und Epidemien von solchen. Eine große Rolle spielt das Krankheitsbild, Betrachtungen über Prognose und Therapie; allmählich gegen die Mitte des Jahrhunderts kommen auch Berichte über die pathologische Anatomie desselben. Die Vorstände größerer Krankenhäuser bemühen sich auch wohl, Betrachtungen über die Ätiologie anzuschließen; zumal wenn die Zahl der Opfer durch größere Epidemien stark angeschwollen war.

Ich muß darauf verzichten, alle hiervon vorliegenden Berichte anzuführen; es möge genügen, die tonangebenden Geburtshelfer der Zeit zu hören.

Merkwürdig sind die Äußerungen von *Boër*. Im vierten Buch seiner Geburtshilfe findet sich ein Traktat vom Puerperalfieber, das aber im Gegensatz zu seinen sonstigen Lehren von Redensarten der naturphilosophischen Schule strotzt. Recht gut sind die Symptome der schweren Erkrankungen und besonders der Sektionsbefund wiedergegeben. Bei Besprechung der Ursache des Kindbettfiebers wird als die frequenteste zur Entstehung sporadischer Fälle angegeben: das Fehlerhafte hinsichtlich auf Temperatur in zu jähem Wechsel derselben, in der Störung und dem Zurückschlagen der Hautausdünstung und anderer Exkretionen, in Exzessen in Speise und Trank, öfter aber in zu strenger Diät, sonderlich aus Vegetabilien und zu vielen wäßrigen salzarmen Getränken, im Gebrauch schwächender, zumal purgierender Arzneien und in zähen, heftigen oder länger anhaltenden unangenehmen Leidenschaften. Wie weit der treffliche *Boër* von klarer Anschauung entfernt ist, zeigt der Satz: „Selbst das Kontagium von diesen Krankheiten, wie unsere Beobachtungen, um nicht zu sagen Versuche, mich überzeugen, ist unwirksam auf andere Weiber und Schwangere.“

In den meisten epidemischen Puerperalfiebern scheint der dieselben erregende Reiz spezifisch und ur vermittelt aus der Atmosphäre in die Kindbetterinnen zu fallen.

Unter den Mitteln ihrer Behandlung stellt er obenan den Aderlaß von 5–7 Unzen, besser an den Füßen (!) gemacht als am Arm; er wendet sich aber gegen größere Aderlässe von 80 und mehr Unzen in ein paar Tagen.

Sehr viel wertvoller sind die Betrachtungen von *Busch* (Zeitschr. f. Geb. Bd. 1. 1827). Seine Definition des Kindbettfiebers ist folgende: Das Kindbettfieber besteht in einer Sistierung der Funktionen, durch welche die Rückbildung des weiblichen Körpers und insbesondere der Geschlechtsteile nach vollbrachter Geburt in den nicht schwangeren gesunden Zustand bewirkt wird, und welche sich äußert in krankhaft erhöhter Gefühlslosigkeit, entzündlichen Lokalleiden des Unterleibs oder vikariierend ergriffener Organe, in Alteration des Nervensystems mit mehr oder minder allgemeiner Störung der diese Rückbildungen bedingenden Sekretionen und Neigung zu serösen Ausscheidungen in den entzündlich ergriffenen Organen.

Er bekennt sich also damit zur Anschauung, daß das Kindbettfieber eine den Entbundenen eigentümliche Erkrankung ist und nicht bei unverheirateten Mädchen oder selbst Männern vorkommt, wie andere behauptet hatten. Das Kindbettfieber muß gewürdigt werden als Wochenbettkrankheit, als entzündliche Erkrankung eines Unterleibsorgans und als epidemische Krankheit. Von dem epidemischen Kindbettfieber unterscheidet er das kontagiöse, wobei sich durch miasmatische Übertragung die Krankheit auf gesunde Wöchnerinnen verpflanzt und gewöhnlich einen hohen Grad von Bösartigkeit erreicht. Unter prädisponierenden Ursachen führt er besonders Witterungskonstitution an: Spätherbst, Winter und Frühjahr.

Das Kontagium wird in Entbindungsanstalten erzeugt, wenn mehrere an Kindbettfieber leidende Wöchnerinnen länger in demselben Raum liegen. *Busch* bestreitet aber merkwürdigerweise, daß das Kontagium außerhalb des Hauses durch Hebammen auf gesunde Wöchnerinnen verschleppt werde; von Ärzten sagt er merkwürdigerweise kein Wort. In einer späteren Abhandlung empfiehlt *Busch* als wirksames Mittel zur Zerstörung des Puerperalmiasmas Erwärmung der Zimmertemperatur auf 52–60 ° R.

Ritgen (Zeitschr. Bd. 6 und 7) macht in einer etwas schwulstigen Abhandlung über Kindbettfieber, das er wesentlich in die Darmschleimhaut verlegt, verschiedene Gifte als Ursache des Puerperalfiebers verantwortlich: allgemeines Luftgift, Stellengift der Luft, sumpfiges Zerfallgift in der Luft, animales Zerfallgift in der Luft der Gebärhäuser, Keimgift in der Luft der Zimmer der Gebärhäuser.

d'Outrepont betont den Unterschied des Kindbettfiebers in den großen und kleinen Gebäranstalten; in den ersteren herrscht es viel mörderischer. Große Gebäranstalten sind demnach keine Wohltätigkeitsanstalten für die Menschheit. *Cruveilhier* (Puerperalfieber in der Maternité, Paris 1830 und 1831) gibt eine durchschnittliche Mortalität der Maternité von 1801—1830 von einer Wöchnerin auf 22 Geburten. Der Keim des Puerperalfiebers steckt in den eigentlichen Wochenzimmern; Luftverderbnis entsteht bei zu großer Anhäufung von Menschen. Die Krankheit werde erst aufhören, wenn die Wöchnerinnen in größere Räumlichkeiten verlegt würden und strengere Reinlichkeit möglich wäre.

Nach *Roßhirt* (Zeitschr. Bd. 6) ist Puerperalfieber jener schnell entstandene fieberhafte Krankheitszustand im weiblichen Organismus, welcher bedingt ist durch eine Störung des eigentümlichen Lebens des Geschlechtssystems während des Rückbildungsaktes im Kindbett und durch die Rückwirkung dieses gestörten Geschlechtslebens auf den weiblichen Organismus. Die naturphilosophische Richtung herrscht also noch sehr vor.

Meißner stellt die Behauptung auf, daß, wenn das Puerperalfieber kontagiös sei, so werden Wöchnerinnen auch nach leichtester Entbindung davon befallen. Er warnt davor, Schwangere zu untersuchen nach vorheriger Exploration einer Wöchnerin mit Merkmalen brandiger Entzündung des Muttermundes.

Mit der Zunahme der pathologisch-anatomischen Studien auch an den kleineren Hochschulen nahm das Kindbettfieber auch an diesen zu und manchmal beängstigende Formen an, so daß der Vorschlag des Franzosen *Le Fort* an die Pariser Akademie, man solle die Entbindungsanstalten ganz aufheben, kein leeres Wort war.

Alle die theoretischen, am Schreibtisch ausgedachten Anschauungen über die Bedeutung des immer wiederkehrenden Miasmas hatten zu keinem Erfolg geführt, erst *Semmelweis*, für den so gut wie keine Vorgänger existierten, war es beschieden, von der Praxis heraus Licht in das ätiologische Dunkel des Puerperalfiebers zu bringen.

Um dies zu verstehen, ist es nötig, das Leben, das Studium und den Werdegang von *Semmelweis* zu analysieren.

3. IGNAZ SEMMELWEIS

Ignaz Semmelweis, geboren 1818 in Ofen, fand in seinen Studiensemestern den Aufschwung der *Rokitansky*schen Schule und die zunehmende Beschäftigung der Medizinstudierenden mit pathologischer Anatomie neben eifrigen geburtshilflichen Studien vor. Bis zum Beginn der *Rokitansky*schen Ära hatte das Wiener Gebärhaus in den ersten 25 Jahren seines Bestehens auf 71395 Wöchnerinnen nur eine Mortalität von 1,25% gehabt und das weit größere Rotundahospital in Dublin auf 159749 Wöcherinnen ebenfalls nur 1,23% Todesfälle.

In den Zeiten, da *Semmelweis* Medizin studierte, und vollends während seiner Assistentenzeit an der Wiener Gebärklinik veränderten sich die Verhältnisse.

Die Sterblichkeit der Wöchnerinnen stieg in die Höhe, manchmal sprungweise; sie bewegte sich dauernd zwischen 5–15%, schnellte zuweilen über 25% hinauf, d. h. von vier Entbundenen starb eine.

Dazu kam die merkwürdige, bisher unerklärte Beobachtung, daß die Sterblickeit auf der Abteilung für Hebammen, auf welche die auswärtigen Ärzte und Studierenden keinen Zutritt hatten, stets eine gleichmäßig niedrige blieb, nie 2–3% überschritt. Dieses eigentümliche Verhalten hatte schon zur Untersuchung von seiten der Spitalkommission Anlaß gegeben, Kontrolle von ungleicher Behandlung der Erkrankten, Vertauschung beider Abteilungen nach Räumlichkeiten veranlaßt, alles umsonst.

Infolge dieser eigentümlichen Verhältnisse stand im ganzen Wiener k. k. allgemeinen Krankenhaus die Abteilung für Ärzte in einem schlechten Ansehen; und das nicht bloß innerhalb des Spitals, worin die Ärzte darum scheel angesehen wurden, sondern sogar draußen in der Stadt. Vier Tage in der Woche gehörten die aufzunehmenden Schwangeren und Kreißenden der Abteilung für Ärzte an, die in den übrigen drei Tagen Aufgenommenen kamen auf die Hebammenabteilung.

Das Verhältnis der ungleichen prognostischen Ergebnisse auf beiden Abteilungen war so stadtbekannt, daß die Personen, welche ihr Verhängnis an einem der Aufnahmetage der Ärzte ins Krankenhaus zur Aufnahme führte, todunglücklich waren, und mit Klagen und Tränen die Verlegung auf die Hebammenabteilung erbaten.

Semmelweis war nicht nur ein denkender, fein beobachtender Arzt, sondern auch eine zarte, subtil angelegte, nervöse Natur, wie das ja auch der spätere Verlauf seines Lebens und seiner Krankheit erwies. Ihn schmerzten tief die vielen Verluste seiner Abteilung;

der Jammer der Sterbenden und ihrer Angehörigen ging ihm sehr zu Herzen. Er suchte allein, noch als erster der am Wiener Krankenhaus beschäftigten Geburtshelfer, die Ursache dieses merkwürdigen, mit geringen Schwankungen feststehenden Unterschieds zu ergründen. Die Theorie eines gelegentlich zur Epidemie anschwellenden Miasmas stimmte nicht mit den eigentümlichen Aufnahmebedingungen der beiden Abteilungen, auf welchen die übrigen Verhältnisse, was Ernährung, Behandlung, Ventilation, Kanalisation betrifft, ganz die gleichen waren. Warum sollte das Miasma an vier Tagen der Woche sich seine Opfer suchen, die anderen drei Tage nicht? Von dem Gedanken der miasmatisch-endemischen Infektion ausgehend, war eine neue Ventilation auf beiden Abteilungen erstellt worden, aber diese änderte nichts an der Sachlage.

Die vielen schweren Erkrankungsfälle der 1. Abteilung bedingten das häufige Erscheinen des die Sakramente spendenden Priesters auf der Abteilung, wobei demselben der das Nahen des Allerheiligsten mit Klingeln anmeldende Chorknabe voranging. In dem Wahne, daß dieses Klingeln die Wöchnerinnen erschrecke und sie dadurch zur Erkrankung disponiere, gelang es ihm, auch diese Maßnahme abzuschaffen, ebenso vergeblich. Noch weitere Momente verglich er auf beiden Abteilungen, suchte in der 1. Abteilung gleiche Verhältnisse zu schaffen wie auf der Hebammenabteilung, vergeblich, die Zahlen der an Puerperalfieber erkrankten und sterbenden Wöchnerinnen blieb immer gleich und wesentlich höher als auf der 2. Abteilung.

Auch die Sterblichkeit der Neugeborenen war auf der 1. Abteilung jederzeit ungleich höher als auf der 2. Die Sektion ergab dieselben Verhältnisse wie bei den Müttern. *Semmelweis* prägte dafür den Begriff Puerperalfieber der Neugeborenen.

Da ergriff ihn eine gelinde Verzweiflung darüber, daß all sein Mühen vergeblich war, er nahm im Frühjahr 1847 einen kurzen Erholungsurlaub, um diese Widerwärtigkeiten aus seinem Sinn zu verbannen.

Zurückgekehrt von dieser Erholungsreise empfing ihn die Trauerbotschaft, daß sein Freund *Kolletschka*, der Vertreter der gerichtlichen Medizin, infolge einer Sektionsverletzung gestorben sei. Er gelangte eben ins überfüllte Auditorium und hörte von weitem, ohne näher treten und etwas sehen zu können, das von *Rokitansky* diktierte Protokoll der Sektion und vernahm dabei dieselben Befunde von den innern Organen, wie er gewohnt war, sie bei den Sektionen seiner Wöchnerinnen und der neugeborenen Kinder zu finden.

Nun fiel es wie Schuppen von seinen Augen! War *Kolletschka* einer Leicheninfektion zum Opfer gefallen, so mußten auch seine

Wöchnerinnen und deren Kinder demselben ätiologischen Moment zum Opfer fallen. Gelegenheit zu derartiger Infektion war ja reichlich geboten, und er mußte sich selbst der Schuld zeihen, daß er durch die zahlreichen von ihm selbst vorgenommenen Zergliederungen weiblicher Leichen dazu beigetragen habe.

So kam er zu der ersten, allerdings noch zu engen Vorstellung, daß Leichengift das ätiologische Moment für die Infektionen im Wochenbett sei. Nachdem aber bald darauf von einer bei der klinischen Untersuchung im ersten Bett liegenden, an Medullarkrebs der Gebärmutter erkrankten Gebärenden sämtliche nach derselben untersuchten Frauen tödlich infiziert worden waren, erweiterte er seine Theorie dahin, daß überhaupt tierisch-organische, an den Händen befindliche faulige Stoffe, in die Geburtswunden eingebracht, Kindbettfieber hervorrufen. Dazu war auf der Abteilung für Ärzte genügend Gelegenheit. Weiter erweiterte sich seine Anschauung, als von einer auf dem Kreißsaal liegenden jauchigen Kniegelenkscaries aus zahlreiche Infektionen ausgingen. Hier beschuldigte er allerdings merkwürdigerweise die Luft.

Die logische Konsequenz seiner errungenen Anschauungen führte zur Vermeidung der Infektion durch Abbürsten der Hände in Seifenwasser und Aqua chlorata *vor jeder* Untersuchung; später folgte gesättigte Chlorkalklösung der Ersparnis halber. Der Erfolg rechtfertigte seine Anschauungen; die Mortalität sank von 15% auf 1–2% und hielt sich längere Zeit so.

Neben den äußeren Übertragungen als Ursache führte er auch schon als eine Quelle der Infektion die Selbstinfektion an. Er erkannte, daß nicht berührte Frauen, bei welchen die Placenta oder nur ein Stück derselben oder ein abgestorbenes Ei im Uterus zurückgeblieben ist, ganz an denselben Fäulniserscheinungen erkranken und sterben. Die genauere Definition dessen, was man Selbstinfektion heißen darf, blieb allerdings einer späteren Zeit vorbehalten. Ich werde später noch auf die großen, wissenschaftlichen Kämpfe, welche durch dieses Wort hervorgerufen worden sind, zurückkommen.

Semmelweis' Anschauungen traten *Skoda*, *Rokitansky* und *Brücke* bei, während die übrigen Mitglieder der Fakultät, zumal sein Chef *Klein*, sich feindlich dagegen verhielten. *Semmelweis* war anfangs sehr zurückhaltend mit Publikationen, während *Skoda* in öffentlichen Vorträgen energisch für ihn eintrat.

Man hätte erwarten sollen, daß die Geburtshelfer aller Länder sich mit Begier auf die neue Lehre stürzen, sie aufnehmen und verteidigen würden. Merkwürdigerweise war dies nicht der Fall. War es der Schlendrian der Gewohnheit, der die Fachgenossen abhielt, der neuen Lehre zu folgen, oder das Gefühl der Verantwortlichkeit, die aus der neuen Lehre den Vorständen der geburtshilflichen Kliniken erwuchs?

Die Zeit war noch nicht reif für solche Ideen. 20 Jahre später haben die Chirurgen unter dem Einfluß der Naturwissenschaften mit ganz anderer Vehemenz die Lehren *Listers* aufgenommen. Die tonangebenden Geburtshelfer um das Jahr 1850 herum waren noch zu sehr in naturhistorischen Anschauungen befangen und nicht in der Lage, so ganz neue Begriffe in sich aufzunehmen.

Anhänger für seine neue Lehre fand *Semmelweis* in Österreich so gut wie keine, in Deutschland *Michaelis* (Kiel) und *Kugelmann* (Hannover). Ersterer bezahlte die Erkenntnis der neuen Lehre mit seinem Leben, indem er sich aus Kummer darüber, den Tod einer von ihm entbundenen geliebten Kusine verschuldet zu haben, vor einen daherrollenden Eisenbahnzug stürzte. Die tonangebenden Männer *Scanzoni, Seyfert, Kilian* erklärten sich vorerst dagegen.

Nur aus dem Elsaß erklang eine Stimme für ihn. *Wieger* in Straßburg trat in einem Artikel der Gaz. médic. de Strasbourg, April 1849, für ihn ein. Sein Aufsatz fand leider weder in Frankreich noch in Deutschland genügend Beachtung. *Wieger* stellte sich in seiner Mitteilung völlig auf den Boden von *Semmelweis*, daß die Infektion mit putriden Stoffen die Ursache des Puerperalfiebers sei, und sieht den Beweis in der von *Semmelweis* gebrachten Statistik. Besonders beweisend scheint ihm der große Unterschied nach der im Jahre 1836 erfolgten Trennung in Klinik für Ärzte und für Hebammen; die erstere hatte im Jahre 600 Todesfälle, die letztere 32 bei annähernd gleichem Material. Die Übertragung des Giftes findet hauptsächlich am Mutterhals statt, dessen Schleimhaut leichter resorbiert als die der Vagina. Sehr gut ist der Ausspruch von *Dubois*, den er zitiert: Wenn das Kontagium schwer zu beweisen ist, so ist das Miasma im Gegenteil leichter zuzulassen, weil es nicht zu beweisen ist. *Wieger* schließt mit der Aufforderung an alle Ärzte, die Versuche von *Semmelweis* nachzumachen. Es ist im höchsten Grade bedauerlich, daß, wie es scheint, es *Wieger* nicht gelang, *Stolz* zu seinen Anschauungen zu bekehren, und daß seine Stimme ungehört verhallte. Wir weisen ihm unter den frühzeitig Erkennenden ein Ehrenplatz neben *Michaelis* an.

Im ersten Dezennium nach der Veröffentlichung von *Semmelweis* urteilten die meisten sich äußernden Männer der Wissenschaft gegen ihn. Vor allem kam die Pariser Akademie unter dem Vorsitz von *Dubois* zu einem ablehnenden Urteil. In einer Sitzung vom 25. Februar 1856 sprachen sich alle die damals führenden Männer über die Puerperalfieberfrage aus. Nach *Depaul* ist die einzig richtige Prophylaxe in der Beschränkung der in die Klinik Aufzunehmenden zu suchen, „solange wir Gebärhäuser haben, wird auch Puerperalfieber herrschen"; er denkt also nicht daran, einen Versuch mit dem von *Semmelweis* vorgeschlagenen Vorbeugungsmittel zu machen.

Trousseau dagegen betont weitblickend, das Puerperalfieber unterscheide sich nicht vom chirurgischen Wundfieber, daher auch dieselben Veränderungen bei Neugeborenen und Müttern. Die Kontagiosität der Krankheit ist ein Beweis der Spezifität. Ebenso ist *Dubois* für Spezifität. Eine Übertragung des Krankheit findet statt durch die Ausströmungen der Kranken, außerdem durch zufällige und unwillkürliche Einimpfung des Giftstoffes. Die Berichte von Übertragung der Krankheit sind nach *Dubois* übertrieben. Die Ansicht von *Semmelweis* habe sich nicht bewährt.

Cruveilhier ist der gleichen Anschauung wie *Dubois* und spricht für Aufhebung der großen Gebärhäuser, nur kleine für 12 bis 20 Wöchnerinnen seien zulässig. *Cazeaux* andererseits betont warm den Standpunkt, es sei größte Vorsicht nötig, daß Ärzte und Hebammen nicht Puerperalfieber verschleppen.

Velpeau dagegen steht auf dem Standpunkt, die Höhe der Sterblichkeit an Puerperalfieber stehe weder mit der Zahl der Entbindungen noch mit den Gesundheitsverhältnissen der Anstalten im Verhältnis; für das Kontagium müßten erst neue Beweise gebracht werden. Nach *Cazeaux* ist das Wesen des Puerperalfiebers als primäre Blutveränderung zweifellos, es tritt fast immer als Epidemie auf und wütet in Gebärhäusern. Die kontagiöse Natur ist ihm klar; eine Übertragung findet durch Infektion und wahrscheinlich auch Kontakt statt.

Nach den Schlußworten des Vorsitzenden haben die Verhandlungen keinen Apfel der Zwietracht in die Akademie geworfen, aber auch nicht das Dunkel geklärt, das noch wichtige Punkte verhüllte. Bedauerlicherweise fand niemand den Mut, einer Prüfung der Vorschläge von *Semmelweis* das Wort zu reden.

Ähnlich war es *Semmelweis* schon 10 Jahre zuvor in Wien ergangen. Der Antrag des Wiener Professorenkollegiums, zur Prüfung der Tragweite der *Semmelweis*schen Lehren eine besondere Kommission einzusetzen, fiel auf Protest von *Klein*, dem Chef von *Semmelweis*, durch, man weiß nicht, war das Unverständnis, Neid oder schlechtes Gewissen. Man kann den Wiener Größen nicht den Vorwurf ersparen, daß sie zu ignorant oder indolent waren, um eine der größten Entdeckungen des Jahrhunderts vorurteilslos zu prüfen. *C. Braun* macht ruhig im alten Schlendrian fort und zählt in seinem 1857 erschienenen Lehrbuch noch 30 Ursachen des Kindbettfiebers auf, darunter als Nr. 28 die kadaveröse Infektion.

Ähnliche Unterlassungssünden wälzt *Scanzoni* für Deutschland auf sein Haupt, Sünden, die um so verderblicher waren, als *Scanzoni* damals der anerkannteste Vertreter der Geburtshilfe in Deutschland war, dessen Lehren durch seine zahlreichen Schüler in alle Welt verbreitet wurden.

Ein Beweis für seinen Mangel an Kritik ist die Prämiierung der seinerzeit berühmten Arbeit von *Silberschmidt* durch die medizinische Fakultät Würzburg im Jahre 1859 auf die von *Scanzoni* gestellte Preisfrage.

Bei der Bedeutung der Arbeit von *Silberschmidt* für die damalige Zeit und ihre Anschauung kann ich ein ausführliches Referat nicht unterdrücken, das wenigstens einen erfreulichen Fortschritt der Anschauungen gegenüber der Arbeit von *Eisenmann* 20 Jahre zuvor zeigt. Der Titel lautet: „Historisch-kritische Darstellung der Pathologie des Kindbettfiebers von der allerältesten Zeit bis auf die unsrige. Erlangen 1859.“

Es ist verständlich, daß die frühesten Anschauungen der Genese des Puerperalfiebers an *Störungen* der *Lochialsekretion* anknüpften. Den Praktikern konnte nicht verborgen bleiben, daß beim Kindbettfieber in irgendeiner Form Störungen des Wochenflusses auftreten, entweder Vermehrung desselben mit Zersetzung nebst üblem Geruch und Aussehen oder im Gegenteil Verminderung des Wochenflusses bis zur fast völligen Unterdrückung. Da man damals von Bakterien noch nichts wußte, wurde der Ursprung der krankhaften Störung im Krampf der Uterusgefäße gesucht, wo giftige, zur Ausscheidung bestimmte Stoffe im Blute der Wöchnerin zurückgehalten, diese krank machen sollten.

Diese zuerst von *Hippokrates* aufgestellte Theorie, der später Männer wie *Eucharius Rößlin*, *Morgagni* huldigten, konnte sich naturgemäß nur im Mittelalter, also nicht in dem aufgeklärten Zeitalter der Naturwissenschaften halten.

Eine nicht geringere Verbreitung fand die zunächst aufgestellte Theorie, das Kindbettfieber verdanke seinen Ursprung Milchmetastasen, zuerst aufgestellt von *Mercurialis*, welcher Männer wie *Levret*, *Smellie*, *Boër*, in unserem Zeitalter noch *Hecker* und *Ed. Martin* huldigten. Nach dieser Anschauung wird das Milchgeschäft nicht bloß in die Brüste, sondern auch in den Uterus verlegt. Wenn nun nach der Geburt „die Milch“ vom Uterus gegen die Brüste ströme, entstehe die Krankheit dadurch, daß in diesen der Abfluß der Milch gestört wird, sie stagniert, zersetzt sich und verdirbt dadurch die Säfte. So entstehen Depots der geschädigten Milch im Unterleib, der Brusthöhle, den Muskeln, im Gehirn.

Der tiefe Stand der damaligen Chemie ermöglichte den angeblichen Befund von wirklichem Käse und saurer Milch unter der Epidermis der kranken Wöchnerinnen. Es ging die Naivität so weit, daß *Rommel* aus der durch den Darm ausgeleerten Milch Butter dargestellt haben wollte. Diese Milchparadoxie hat sich lange erhalten. Noch im Jahre 1852, also lange nach *Semmelweis'* bahnbrechender Entdeckung, findet man die Angabe, daß das Exsudat bei Phlegmasia alba dolens aus unterdrückter Milchformation herrühre, welche im Zellgewebe abgelagert werde.

Noch heute spielt nicht bloß beim Landvolk, sondern auch bei Gebildeten die ins Blut übergetretene Milch durch Versetzung in die Gefäße des Kopfes eine große Rolle; und selbst eine Anzahl unserer besten Lehrbücher sprechen noch von Milchfieber, welchem zumal in der Hebammenpraxis eine große Bedeutung beigelegt wird und heute noch ein so bequemes Erklärungsmittel für Fieber im Wochenbett abgibt.

Weit weniger Anhänger fand die phlogistische Theorie, deren Vertreter die entzündliche Natur der Krankheit betonen, ohne sich über den Sitz derselben klar zu sein. Während die einen die Entzündung des Uterus als Hauptursache betonten, stellte *Naegele* die Entzündung der Tuben und Ovarien als Ausgangspunkt hin, von denen aus sich die Entzündung über den Unterleib verbreite.

Diese Anschauung vom entzündlichen Wesen des Puerperalfiebers betonte die mit hohem Fieber einhergehenden Erscheinungen an der Lebenden und die post mortem gefundenen Entzündunserscheinungen der inneren Organe; je nach dem verschiedenen Sitz erhoben, beschuldigte man mehr eine Entzündung des Uterus als das Primäre, vereint mit Puerperalgschwüren und Lymphangitis des Uterus oder eine Entzündung der Därme und des Netzes, welche bald primär, bald sekundär sein sollte und z. B. nach *Eisenmann* erst vom Uterus auf die anderen Organe übergehe.

Noch weniger Verbreitung fand die gastrisch-biliöse Theorie. Darnach sollte eine Anhäufung galliger und schleimiger Bestandteile im Blute und den ersten Wegen die Ursache des Kindbettfiebers abgeben. Die im Laufe eines Fiebers auftretenden gastrischen Störungen konnten aber unmöglich das Wesentliche vorstellen, daher fand diese Theorie auch keine namhaften Vertreter.

Nach den so häufigen Sektionsbefunden mußte eigentlich die Theorie der Peritonitis naheliegen. Man darf sich also nicht wundern, daß diese unter den Theorien über das Wesen des Puerperalfiebers als eine besondere fungierte. Je nach dem Befund, der aber naturgemäß lange nicht für alle Fälle maßgebend war, erklärte man die Peritonitis für das Wesentliche im Bilde des Puerperalfiebers. Diese sollte bald durch endemische, bald durch epidemische Verhältnisse entstanden sein und in verschiedenen Formen auftreten. Diese Anschauung vertraten *Osiander* und *Schönlein*. Der letztere hält die Peritonitis halb für eine Phlogose, halb für eine Neurophlogose des Peritoneums, die sich gern mit anderen Krankheiten, so mit Phlebitis und Putrescentia uteri kompliziere.

Die erysipelatöse Theorie des Puerperalfiebers besagt, daß es sich dabei wesentlich um eine rosige Entzündung des Uterus, der Därme oder des Peritoneum handele. Diese Theorie gedieh besonders auf englischem und amerikanischem Boden und wurde durch Beobachtungen gestützt, daß zur selben Zeit, wo derartige Erkrankungen bei Wöchnerinnen vorkamen, rosige Erkrankungen bei Nichtwöchnerinnen, besonders auch Pflegepersonal und Ärzten auftraten, ebenso auch bei Neugeborenen als erysipelatöse und phlegmonische Prozesse der Haut und des Unterhautzellgewebes, und daß zu gleicher Zeit Epidemien von Puerperalfieber und Erysipel mit gegenseitiger Übertragung konstatiert wurden. Die Anhänger dieser Theorie mußten demnach annehmen, daß dem Puerperalfieber das gleiche Miasma zugrunde liege wie dem Erysipel, also damals schon unbewußt ein Schritt zur späteren Erkenntnis der gleichen Infektionserreger, der Streptokokken.

Während nun die meisten Ärzte das Puerperalfieber als eine Krankheit sui generis bezeichneten, waren andere geneigt anzunehmen, daß die Wöchnerinnen allen Krankheiten leichter unterworfen seien als andere Menschen, daß diese in allen möglichen Formen bei Wöchnerinnen auftreten könnten; daher die *Theorie der wandelbaren Natur* des *Puerperalfiebers.*

Der bekannte Ausspruch von *Stoll* kennzeichnet diese Anschauung: Nulla febris est quae non aliquando cadat in puerperam, ea vero praeprimis quae constitutioni praeest. Demnach sollten dieselben Krankheiten wie beim puerperalen Weibe auch bei Männern vorkommen.

Nach dieser Anschauung soll im Wochenbett jede beliebige Krankheit auftreten können, die aber von ihm erst ihren besonderen Charakter bekomme. Am prägnantesten drückt diese Anschauung der Satz aus: Es gibt gar kein Puerperalfieber, sondern das Kindbett modifiziert alle Krankheiten. Alle Krankheitskeime, welche auf Wunden gedeihen, können bei Wöchnerinnen Puerperalfieber hervorrufen. Man sieht, diese Theorie war nahe daran, die Verwandtschaft zwischen Puerperalfieber und Hospitalbrand der Wunden zu erkennen.

Die nächste Theorie war die typhöse des Puerperalfiebers. Es war *Cruveilhier*, welcher zuerst den Namen typhöses Puerperalfieber gebrauchte. Dabei ist aber nicht außer acht zu lassen, daß damals der Typhus noch keine einheitliche, spezifische, genau abgegrenzte Krankheit darstellte wie jetzt, sondern daß unter diesem Sammelnamen verschiedene Formen von Erkrankungen der Unterleibsorgane zusammengefaßt wurden. Man unterschied dann wieder verschiedene Unterarten dieses Puerperaltyphus. So gab *Martin le jeune* (Paris 1835) verschiedene Unterarten an. *Mende* verlegt, von derselben Theorie ausgehend, den Sitz der Krankheit in die Genitalien, selten in die Verdauungs- und Respirationsorgane.

Sehr allein steht *Holmes* mit seiner Anschauung, wonach das Erysipel-, Typhus- und Kindbettfiebermiasma identisch seien. Der Gedanke an Typhus scheint vielfach durch die so häufigen schweren und nervösen Gehirnstörungen mit Bewußtseinsumnebelung hervorgebracht worden zu sein. Es ist aber bemerkenswert, daß unter den Berichten von Sektionen sogenannter typhöser Puerperalfieber nie von den charakteristischen Darmgeschwüren und auffallender Milzvergrößerung die Rede ist; daß also tatsächlich das, was wir heute als Typhus bezeichnen, vorgelegen hätte.

Ebenso konnte mit Recht die Intermittenstheorie nur geringe Verbreitung finden. Es ist ja denkbar, daß zufällig Wöchnerinnen in infizierten Gegenden vom Wechselfieber befallen wurden, aber ebenso häufig konnte es sich um pyämische Schüttelfröste mit dazwischenliegenden fieberfreien Tagen handeln.

Auch die physiologische Theorie *Autenrieths* fand keine große Zahl von Anhängern. *Autenrieth* betont nämlich die Schwäche des Organismus als letzte Ursache des Kindbettfiebers. Diese bedingt Störungen in der gegenseitigen Tätigkeit der äußeren und inneren Organe. Durch die Verhinderung der Verbreitung der Lebenstätigkeit gegen die peripheren Teile entsteht eine vikariierende Tätigkeit innerer Organe, eine krankhafte Sekretion von Stoffen in denselben, welche nach außen hätten ausgeschieden werden sollen; so entstehen tödliche Erkrankungen.

Nach *Joerg* ist der Körper der Puerpera nach der Entbindung überreich an Nahrungsstoffen, welche ursprünglich für den Foetus bestimmt, nach Ausstoßung desselben normalerweise durch Lochien, Schweiß und Milch entfernt werden sollten. Sind diese Sekretionen durch Affektion eines Organes gestört, so werden die Nahrungsstoffe nach dem gereizten Organ geleitet und bedingen Entzündung desselben.

Ähnlich äußern sich *Siebold, Ritgen, Busch*. Diese Theorie steht am nächsten der der Lochienanomalien. Woher eigentlich die Bezeichnung physiologische Theorie stammt, ist unklar; es handelt sich doch wesentlich um eine pathologische Störung physiologischer Vorgänge.

Mit der Annahme des bestimmten Wesens der puerperalen Erkrankungen war aber noch nicht deren Ursache geklärt. Es bedurfte erst der massenhaften Zunahme der puerperalen Erkrankungen unter dem Einfluß der regen pathologisch-anatomischen Beschäftigung an den Universitäten, um endlich Licht ins Dunkel zu bringen.

Das gehäufte Vorkommen der genannten Krankheitserscheinungen in Gebärhäusern mußte den Gedanken einer Übertragungsfähigkeit der Krankheit von Person auf Person, also einer Ansteckung, hervorrufen. So entstand der Glaube an ein Miasma, das besonders an den Boden oder die Luft der Gebärhäuser geknüpft sei. Und die nicht zu leugnende Tatsache des Auftretens derselben Krankheit bei nebeneinanderliegenden, unter denselben Bedingungen entbundenen Wöchnerinnen mußte die Möglichkeit einer miasmatisch-kontagiösen Entstehung und Verbreitung des Kindbettfiebers nahelegen.

So sprach schon *Collins* 1836 von einem spezifischen Kontagium, und *Cruveilhier* verglich die Wöchnerin mit einer Verwundeten. Die dem Kontagium Einlaß gewährende Wunde sucht er auf der Innenfläche des Uterus. Nach seiner Anschauung kann Kontagium und Miasma direkt auf die Wunde des Uterus einwirken, aber wahrscheinlich erst durch Vermittlung des Blutes. Es muß also eine hämatogene Infektion der Uteruswunde stattfinden.

Mit der primären Erkrankung des Blutes als Ursache des Kindbettfiebers hängt die von *Scanzoni* betonte Hyperinose des Blutes, die übermäßige Faserstoffvermehrung zusammen, welche, durch ein Miasma bedingt, Erkrankungen innerer Organe, ferner Infektion des gesamten nervösen Apparates und damit tödliche Infektion bedingen sollte. Die anormale Blutmischung äußert sich durch ihre Produkte, die Exsudate, die an Orten entstehen, welche sich ohnehin durch großen Blutreichtum auszeichnen; daher im Wochenbett im Uterus und seinen Anhängen.

Mit der Hyperinose hängt auch die Pyämie zusammen, die zustande kommt, wenn die gesetzten Exsudate eitrig zerfallen und an verschiedenen Körperstellen eitrige Depots hinterlassen; ebenso die Blutentmischung oder Blutdissolution, wenn die Infektion desselben von einem Jaucheherd ausgeht (Septicämie). Diese Erscheinungen können auftreten, ohne daß zuvor Zeichen einer hyperinotischen oder pyämischen Krase vorhanden waren.

Scanzoni behauptet ferner, diese krankhafte Veränderung des Blutes könne schon in der Schwangerschaft entstehen, wodurch auch die Krankheiten der Neugeborenen und Tod derselben erklärt seien.

Auch *Litzmann* spricht von einer spezifischen Alteration des Blutes, welche eine miasmatisch-kontagiöse Entstehung des Puerperalfiebers bedinge, das sich durch Entzündungen in den verschiedenen Organen, besonders Uterus und seinen Adnexen, oder durch heftige Störungen im Nervensystem zu erkennen gebe. Primäre Krasen dieser Erkrankungen sind die Hyperinose, Hypinose und Spanämie. Bei den normalen Formen des Puerperalfiebers entstehen die krankhaften Veränderungen in den Unterleibsorganen, bei den anormalen auch auf der Haut, im Zellgewebe, in den Lungen.

Die von *Semmelweis* und *Skoda* vertretene Anschauung, daß das Puerperalfieber durch Ansteckung mit Leichengift oder zersetzten tierisch-organischen Stoffen entstehe, behandelt *Silberschmidt* in seiner sonst so gründlichen und erschöpfenden Arbeit nicht, wie dieselbe verdient hätte, als besondere Theorie; sondern fertigt sie mit ein paar Worten im Kapitel der Hämatotheorie ab, wohin sie gar nicht gehört.

Scanzoni bekämpft die Ansteckungslehre durch die eigentümliche Behauptung, daß er gerade bei der Waschung der Hände mit Chlorwasser Epidemien von Kindbettfieber in Prag erlebte, die nach Aussetzung der Waschungen aufhörten. Das muß eine eigene Art der Desinfektion gewesen sein, oder eine merkwürdige Kontrolle derselben durch *Scanzoni.* Auch die schon erwähnten Anschauungen *Wiegers*, daß durch Einimpfung putrider Stoffe ins Collum Puerperalfieber entstehe, finden vor *Scanzonis* Auge keine Gnade.

Nach ihm liegt also jedem Puerperalfieber eine Bluterkrankung, eine Hyperinose zugrunde, welche durch zahlreiche Untersuchungen des Aderlaßblutes festgestellt sei. Bei zu großer Menge des Faserstoffes entstehen Ausschwitzungen, Exsudate, besonders in den durch puerperale Blutüberfüllung dazu geeigneten Genitalien. Geht die fibrinöse Krase in die pyämische über, dann entsteht Pyämie der Wöchnerinnen oder durch Blutdissolution Septicämie. Die Hämatose erkläre auch das häufige Vorkommen der Geburt toter oder bald nach derselben erkrankender Kinder zur Zeit einer Epidemie.

Ein angeblich weiterer Beweis für die Richtigkeit der Hämatose sei der Umstand, daß die verschiedenen Organe und Gewebe als Lokalisationsort des Kindbettfiebers auftreten können. Von wesentlicher Einwirkung sind hierbei nach *Scanzoni* atmosphärische Einflüsse.

Von einem Manne von der notorischen Bedeutung *Scanzonis* muß es uns heute unbegreiflich erscheinen, daß er 12 Jahre nach der Entdeckung der wahren und so einleuchtenden Ursache des Puerperalfiebers durch *Semmelweis* sich nicht zur Wahrheit durchringen konnte, sondern in seiner alten Anschauung befangen blieb. Die Schlüsse, die *Semmelweis* aus dem Vergleich der Gesundheitsverhältnisse der 1. und 2. Abteilung des Wiener Gebärhauses zog, mußten eigentlich wirken wie ein klassisches Tierexperiment im Großen am Lebenden, und doch wollten fast alle deutschen Geburtshelfer nicht sehen.

Man kann den damals führenden Männern den Vorwurf nicht ersparen, daß sie durch ihre Voreingenommenheit und zähes Haften an den alten Vorstellungen vom Miasma Hekatomben von Menschen geopfert haben, die bei rechtzeitiger Erkenntnis hätten gerettet werden können.

Eine solche Verwirrung der Ideen und Anschauungen über das Puerperalfieber, wie die angeführten 10 Theorien in der Arbeit von *Silberschmidt* zeigen, herrschte zur Zeit, als *Semmelweis* seinen Posten als Assistent der 1. Wiener Gebärklinik antrat, um schon *ein* Jahr darnach, 1847, mit richtigen Anschauungen über die Ätiologie des Puerperalfiebers hervorzutreten. Im Gegensatz zu all den Heroen der Wissenschaft, welche ihre Lehren am Schreibtisch ausdachten, gebührt *Semmelweis* das Verdienst, zum erstenmal nach Beobachtungen am Lebenden und nach praktischen Vergleichen der Gesundheitsverhältnisse der beiden Geburtsabteilungen seine Theorie entwickelt zu haben.

Nun war ja damals die Gelegenheit zu Publikationen in Zeitschriften, Zentralblättern usw. nicht gegeben wie heute. Es scheint auch, daß *Semmelweis* eine gewisse Schwierigkeit in Führung der wissenschaftlichen Feder innewohnte; und so konnte die neue Lehre nur langsam Verbreitung und Boden gewinnen.

Es ist ganz auffallend und bedauerlich, welch große Schwierigkeiten und Hindernisse die neue Lehre fand, und daß es fast 20 Jahre und des Umweges über die Chirurgie bedurfte, bis sie ihren Siegeseinzug in Deutschland hielt. Es war entschieden ein Fehler der damals tonangebenden Lehrer, wie *Scanzoni, Klein, C. Braun, Seyfert, Ed. Martin,* daß sie die Entdeckung von *Semmelweis* nicht vorurteilslos prüften und ihren Schülern mitteilten; nur einzelne von ihnen gingen an eine halbe Antisepsis, die nichts leisten konnte. Zu den wenigen, welche sich frühzeitig voll zur neuen Lehre bekannten, gehörte *Winckel, Kugelmann* und der unglückliche *Michaelis.*

Zur vollen Auswirkung kam die Lehre von *Semmelweis* durch die Einführung der Antiseptik von *Lister*; weshalb ich hier schon einige Worte über *Listers* epochemachende Entdeckungen einflechte.

Im Jahre 1867 erschien die erste Publikation von *Lister* über antiseptische Maßnahmen bei Operationen in englischer Sprache. Im Kriege 1870/71 waren unsere deutschen Feldlazarette nur mit einem Fläschchen Carbolsäure von 100 g ausgerüstet. Die Abgesandten vom englischen Roten Kreuz, welche die Belagerungsarmee vor Paris bereisten, brachten uns zuerst mehr Carbolsäure und auch Carbolverbände; man wußte aber noch keinen rechten Gebrauch davon zu machen.

Es ist interessant zu sehen, wie diese beiden bahnbrechenden Entdeckungen, die größten für die Medizin im 19. Jahrhundert, ihren Erfindern durch praktische Überlegungen zuteil wurden.

Semmelweis hatte das Glück, in seiner Stellung die Verhältnisse der beiden Wiener Gebärkliniken prüfen und vergleichen zu können, und da konnte einem scharfsinnigen Kopfe die bestehende Theorie unmöglich für die zwei unter sehr verschiedenen Bedingungen stehenden Abteilungen passen, und so kam er dazu, das Besondere der 1. Gebärabteilung in der Tätigkeit der Ärzte auf derselben zu finden. Der Tod des unglücklichen *Kolletschka*, ein Opfertod für die Wissenschaft, brachte den ersehnten Lichtblick.

Für *Lister*, der ein sehr feiner, gut beobachtender Chirurg war, gab der Unterschied im Verlauf offener Knochenwunden und subcutaner Frakturen die Erleuchtung. Bei subcutanen Wunden konnte keine Schädlichkeit von außen in dieselben hereindringen, bei durch Haut- und Muskelverletzungen komplizierten Frakturen war der Außenwelt und, worauf *Lister* anfangs den Hauptwert legte, der Luft der Eingang geöffnet. Damals waren die Versuche von *Pasteur* schon bekannt, daß durch Filtration der Luft, durch Abhalten des Luftzutritts und der in ihr enthaltenen Keime von Flüssigkeiten, die Zersetzung derselben hintangehalten werden konnte. *Lister* sagte sich demnach, es müssen die in der Luft enthaltenen Keime sein, welche die Wunde infizieren. Er suchte sie durch den Carbolspray, durch Waschung der Haut mit Carbolwasser, durch einen mit Antisepticis getränkten Verband abzuhalten. Erst allmählich wurde es ihm und den ihm nacheifernden Chirurgen klar, daß nicht in der zu der Wunde tretenden Luft die Hauptgefahr liege, sondern in den an den Händen, Instrumenten, Verbandstoffen haftenden Außenkeimen. So änderte sich im Laufe von 10 Jahren das *Lister*sche System ganz gewaltig. Das Prinzip der Abhaltung und Ableitung der Außenkeime, und damit das Verdienst *Listers*, blieb dasselbe.

Listers System wurde durch günstige Umstände rasch unter den Chirurgen verbreitet. Diese waren nicht so schwerfällig wie die alten Geburtshelfer und führten das Prinzip sofort in ihrer Tätigkeit durch. *Semmelweis'* Anordnungen wurden nur sehr langsam von den Kollegen angenommen. Es brauchte von der ersten Bekanntgabe fast 30 Jahre, bis seine Lehre wirklich in ein System gebracht war, und seine Todesstunde war nicht erhellt durch die Gewißheit, daß das Puerperalfieber verschwunden war.

Auch sonst ging es *Semmelweis* nicht so glänzend, als dem Entdecker einer so großen Wahrheit gebührte. Neid und Mißgunst der Verhältnisse verdrängten ihn bald von seiner Wiener Stellung. Er war als Apostel einer neuen Lehre den führenden Herren unbequem, in seiner Sprache auch zu schroff und aggressiv und mußte bald die Stellung, welche ihm die gewaltige Entdeckung ermöglicht hatte, aufgeben. Er siedelte in seine Heimat nach Pest über, wo er zuerst Primararzt am Rochusspital und später ordentlicher Professor an der Universität wurde.

Das Glück begünstigte *Semmelweis* nicht wie er es verdient hätte. Seine klinischen geburtshilflichen Erfolge waren nicht so groß, wie zu erwarten war, und seine publizistischen Unternehmungen nicht zweckmäßig. Bekannt sind seine offenen Briefe an sämtliche Professoren der Geburtshilfe, in welchen er stellenweise die Grenzen des Anstandes eines literarischen Gegners stark überschritt. Eine Entschuldigung dafür liegt in seiner so früh eintretenden psychischen Erkrankung. Er starb 1865 in Wien im Irrenhaus an Pyämie, die sich aus einer im Tobsuchtsanfall verschlimmerten Wunde entwickelte oder, wie andere berichten, von der Sektion eines Neugeborenen herrührte.

Glücklicher war der andere große Entdecker *John Lister*. Er erntete noch in eigener Tätigkeit die Früchte seiner Lehre und sah in fremder Arbeit die Erfolge seines allmählich allerdings sehr gewandelten Systems. Er starb hochbetagt als Lord mit Ehren überhäuft, während die dankbare Nachwelt *Semmelweis* erst weit später (1906) die verdienten Ehren erwies.

Die Geburtshilfe der zweiten Hälfte des 19. Jahrhunderts ist auf der allmählichen Erkenntnis der puerperalen Vorgänge aufgebaut. Eine ausführliche Erörterung der Kämpfe und Anschauungen über die Genese des Puerperalfiebers ist sehr lehrreich.

Als wir Anfang der siebziger Jahre Assistenten waren, zu einer Zeit, wo die großen *Koch*schen Entdeckungen noch nicht bekannt waren, kam uns die Lehre von der Infektiosität des Puerperalfiebers, der Entstehung der Einzelfälle durch äußere Übertragung, als so klar und selbstverständlich vor, daß wir nicht begriffen, daß unser Lehrer *Credé* sich noch nicht voll zur neuen Lehre bekannte. Ich sehe uns noch bei der Sektion einer an Peritonitis verstorbenen Wöchnerin um den Sektionstisch versammelt, *Ahlfeld*, der älteste Assistent, erklärte damals noch, er glaube nicht an Infektion. Wie bald wurde aus dem Saulus ein Paulus! Wir zwei Jüngeren traten für Infektion ein. Der Chef wand sich darum, der einen oder anderen Partei recht zu geben; aber desinfiziert wurde schon damals bei Geburten, wenn auch nicht streng.

Noch in den sechziger und siebziger Jahren des 19. Jahrhunderts hatte die *Semmelweis*sche Lehre mehr Feinde als Freunde. Besonders nachteilig wirkte das vom böhmischen Landesausschuß veranlaßte Gutachten über die Ätiologie der Puerperalfieberfälle, worin sich die ersten Autoritäten gegen *Semmelweis* erklärten. In diesem Gutachten erklärten sich *Rokitansky*, *Oppolzer* und *Skoda* für kontagiöse Entstehung und Verbreitung des Puerperalfiebers. Nach *Virchow* sollte eine Prädisposition die Hauptsache sein; lokale Infektion, d. h. Kontagiosität, tritt erst bei einer gewissen Größe der Epidemie ein. Nach *Lange* entsteht das Puerperalfieber durch einen zersetzten tierisch-organischen Stoff; nach *Hecker* und *Schwarz* durch Effluvien, ähnlich dem Hospitalbrand.

Sehr wertvoll sind die historischen pathologischen Enthüllungen von *Hirsch* über das Puerperalfieber vom Jahre 1869. Er weist die miasmatische Entstehung zurück und bringt zahlreiche Beweise für die Infektiosität bei. Er stellte 176 Epidemien aus den letzten zwei Jahrhunderten zusammen. Es spricht für die kontagiöse Entstehung, daß 129mal das Puerperalfieber auf Gebärhäuser beschränkt war. Die Lehre von der septicämischen Entstehung des Puerperalfiebers ist ihm bewiesen durch die Art der Entstehung in den Epidemien. *Hirsch* erklärt, daß *Semmelweis* den Beweis der septicämischen Entstehung des Puerperalfiebers erbracht habe. Mit dem einfachen Erysipel stehe das Puerperalfieber in keinem Zusammenhang. Dasselbe entstehe durch jede beliebige faulige Zersetzung, nicht durch ein spezifisches Gift.

Hecker konnte sich nicht dazu entschließen, die Lehre von *Semmelweis* ohne weiteres anzunehmen. Er betonte noch 1861 auf der Naturforscherversammlung in Speier, das Puerperalfieber entstehe durch schädliche Effluvien ähnlich dem Hospitalbrand, Ansammlung eines Virus, der sich überall in den Gebärhäusern verbreitet, an den Wänden, an der Wäsche, am Körper der Schwangeren und Kreißenden haftet, bis schließlich die Spannung so groß wird, daß die Krankheit blitzähnlich einschlägt. Er leugnet aber nicht, daß das Puerperalfieber in vielen Fällen als Infektionskrankheit betrachtet werden muß.

Im Gegensatz dazu stellte sich *Lange* (Heidelberg) auf derselben Versammlung voll auf den Boden der *Semmelweis*schen Lehre und schildert, wie er eine vorhandene Epidemie durch strenge Maßregeln und Chlorkalkwaschungen unterdrückte.

Merkwürdig ist für uns zu sehen, wie schwer *Virchow*, der große Forscher, sich von seinen eingewurzelten pathologisch-anatomischen Anschauungen losmachen konnte. Bei ihm spielt noch die Prädisposition eine Rolle. Bei einer solchen könne auch ohne Kontagium eine Erkrankung erfolgen und damit eine lokale spezifische Infektion. Er kann aber die blitzähnlich auftretende Epidemie nicht aus der Welt schaffen und nimmt daher an, daß ein Kontagium erst bei einer gewissen Höhe der Epidemie in Tätigkeit trete. In ätiologischer Beziehung sind die puerperalen Erkrankungen, in welchen die örtliche Infektion an den durch die Geburt verwundeten Stellen der Geschlechtsteile nachzuweisen ist, von den anderen Formen des Puerperalfiebers getrennt zu betrachten.

Ganz unumwunden stellt sich *G. Veit* in dem Bericht über die Ereignisse in der Bonner Klinik im Jahre 1864/65 auf den Standpunkt von *Semmelweis*. Das Puerperalfieber ist nach ihm nichts weiter als das Produkt einer septischen Infektion; dasselbe ist nicht von einer besonderen Luftkonstitution oder einem in der Atmosphäre verbreiteten schädlichen Agens abhängig. Er weist die Infektion durch Assistenten und Personal nach. Da sein Assistent auch spezielle Studien an Entbundenen machte, so blieb die spätere Infektion nicht aus. Wenn ihm schon damals die fermentähnliche Wirkung des Giftes feststand, so ließ er doch die Frage unentschieden, ob es sich dabei um ein chemisches Gift oder die von *Mayrhofer* beschriebenen Vibrionen handle.

Sehr klar spricht sich der Pariser *Hervieux* (1865) dahin aus, daß die Übertragung des Puerperalfiebers von Kranken auf Gesunde stattfinde, vornehmlich durch das Personal. Nachteilig für die gehäuften Fälle von Erkrankung ist ein übergroßer Eifer der Internen und damit der untersuchende Finger. Das Kontagium muß nach seiner Ansicht ein fixes sein.

Auch *Stadtfeld*, der Leiter der Kopenhagener Gebäranstalt, bekennt sich als Anhänger der Lehre von der Infektion und weist vornehmlich auf die Hände der Hebammen hin. Nicht ganz stimmt seine Methode, die Hebammen zu desinfizieren, die ich noch Anfang der achtziger Jahre auf seiner Klinik sah. Die ganzen Hebammen wurden in einem geschlossenen Raume durch Schwefeldämpfe desinfiziert, während der Kopf durch eine freie Öffnung frische Luft genoß. Ganz ähnlich primitiv, wie wir im Jahre 1871 bei der Rückkehr aus Frankreich in Kehl wegen der Gefahr der Übertragung der Rinderseuche desinfiziert wurden.

Sehr richtig erkannte frühzeitig der klare Kopf *Spiegelbergs* die Sachlage, indem er das Kindbettfieber als eine Wundkrankheit ansah, deren Übertragung von einer Kranken auf Gesunde durch Finger und Instrumente bedingt sei. Nur *Ed. Martin* vertrat noch lange einen zurückhaltenden Standpunkt, indem er die damals sog. diphtheritischen Prozesse als das Wesentliche beim Kindbettfieber ansah. *Kehrer* machte frühzeitig Impfungen an trächtigen Tieren mit normalem und krankem Lochialsekret und wies nach, daß dasselbe durch die darin enthaltenen Entzündungserreger bei vorhandener Disposition Puerperalfieber hervorrufe. Ähnliche Versuche machte auch *Mayrhofer* in Wien und stellte fest, daß gewisse mikroskopisch nachweisbare Vibrionen, besonders große Kugelbakterien, in den krankhaften Sekreten vorhanden seien.

Bedeutend später stellte *v. Bergmann* sein Sepsin dar, einen krystallinischen Stoff, der der Träger des chemischen Giftes sein sollte, ähnlich wie *Sulzer* und *Sonnenschein,* die ein krystallinisches Alkaloid als Krankheitserreger darstellten. Mit der Ausbildung der Bakteriologie und den Übertragungsversuchen mittels Bakterien ist die Bedeutung des Sepsins als Giftträger verschwunden.

Sehr interessant war die Debatte, welche in der damals hochangesehenen Lond. Obstetr. Soc. im Jahre 1875 über die *Semmelweis*sche Entdeckung stattfand. Man ist erstaunt zu lesen, wie verschieden damals noch die Anschauungen über diese brennende Frage waren. Nur wenige, wie *Swaine*, nahmen als ätiologisches Moment ausnahmslos die Infektion durch die Hand an. Auffallend hartnäckig haftete in den Köpfen der Engländer der Glaube an einen Zusammenhang des Puerperalfiebers mit Scharlach; mit mehr Berechtigung vielleicht der an einen Zusammenhang mit Erysipel.

Hugenberger in Petersburg äußert sich in derselben Zeit dahin, daß für Infektion durch Leichengift die seltensten Fälle sprechen; die meisten für Selbstinfektion. Die Mehrzahl der Fälle spricht ihm noch für eine Infektion durch die zersetzte organische Stoffe führende Spitalluft.

Maßgebend für die Umwandlung der Anschauungen in Deutschland war ein im Jahre 1871 von *Hirsch* erstattetes Gutachten über die Puerperalfieberfrage, welches die Bodenverhältnisse für bedeutungslos erklärt, die Gebärhäuser dagegen als schuldig an den Epidemien. Es wird ferner festgestellt, daß Komplikationen der Geburt, lange Dauer derselben, notwendige Operationen, besonders intrauterine, die Gefahr steigern. Ein längerer Aufenthalt vor der Geburt im Gebärhause schadet nichts, besonders wenn die

Betreffende dadurch gelernt hat, sich der Untersuchung möglichst zu entziehen. Am meisten gefährdet sind die in der Eröffnungszeit ins Gebärhaus eintretenden Schwangeren, am wenigsten die erst nach der Entbindung eingelieferten. Erstgebärende sind mehr gefährdet als Mehrgebärende. Die anfänglich von *Hugenberger* festgestellte Tatsache, daß Frauen mit todfauler Frucht mehr zu Fieber disponiert sind, wurde später widerlegt und das Gegenteil bewiesen. Gassengeburten verlaufen wider alles Erwarten sehr günstig. Die Verlegung von nicht berührten entbundenen Frauen zwischen kranke herein gefährdet die ersteren in keiner Weise, wenn in der Besorgung mit den gleichen Händen und Instrumenten Vorsicht geübt wurde.

Sehr deutlich und klar sprach sich *Späth* (Wien) aus, daß das krankmachende Agens im Kinderzimmer selbst liege, daß die Übertragung eines Kontagiums durch die Luft nicht erwiesen sei; über die Übertragung durch Leinenzeug und Wäsche der Hebammen und Ärzte drückt er sich noch unentschieden aus. Damit stimmen auch die Beobachtungen der *Credé*schen Klinik. Traten in den siebziger Jahren gehäufte Fälle von Puerperalfieber auf oder kam sogar ein Todesfall vor, dann wurde die ganze klinische Untersuchung auf mindestens 8 Tage gesperrt; die schweren Erkrankungen hörten dann sofort auf, aber merkwürdigerweise hatten die darnach zuerst Entbundenen immer noch Fiebersteigerungen, Resorptionsfieber, die allmählich nachließen und verschwanden, und die einem doch den Gedanken nahelegten, ob nicht Infektionsstoffe an Wäsche, Vorlagen haftend, leichte Entzündungen an den Genitalien hervorriefen? Eine ähnliche Beobachtung machte ich später in Halle, daß in den Ferien während der Zeit des großen Hausputzes mehr sog. Resorptionsfieber auftraten, eine Beobachtung, die auch von anderer Seite bestätigt wurde.

Es war ein interessanter Kampf der Geister, der damals in den sechziger und siebziger Jahren des vergangenen Jahrhunderts ausgefochten wurde. Es behauptete sich auch hier der Ausspruch eines anerkannten Geburtshelfers: „Der Glaube an das Miasma erleichtert das Gewissen“, ein Grund, warum besonders die alten Herren, die Jahrzehnte hindurch diesem Glauben gefrönt hatten, so schwer davon abzubringen waren. Und auch die Berge der vielen tausend Leichen, welche die Wiener Gebärhäuser gekostet haben, waren ein trauriges und beschämendes Zeugnis für die wissenschaftlichen Irrtümer der Menschheit.

Andererseits ist denselben die große Wahrheit *Semmelweis*' zu danken. Hier handelt es sich allerdings um das Opfer von

Menschenleben, bei der Lehre des Pythogoras nur um das von 100 Ochsen.

Eine Klarheit über das Wesen der puerperalen Erkrankung; eine systematische Einteilung derselben in solche, die auf äußerer Infektion beruhten, und andere, die nicht damit zusammenhingen, konnten im Laufe der neunziger Jahre des letzten Jahrhunders noch nicht zustande kommen. Es bedurfte erst der großen Entdeckungen *Robert Kochs,* der Darstellung und Scheidung der Bakterien durch feste und flüssige Nährböden und damit zusammenhängend die umfangreichen Arbeiten der *Pasteur*schen Schule, um allmählich Klarheit in die Erkenntnis und Einteilung der puerperalen Erkrankungen zu bringen. Erst nachdem zuerst die Erreger des Milzbrands, dann des Typhus, des Erysipels, der Tuberkulose und dann verschiedene Entzündungserreger gesondert erkannt worden waren, konnte man an eine ätiologische Abgrenzung der verschiedenen puerperalen Prozesse gehen.

Während man anfangs geneigt war, nur *einen* Erreger des Puerperalfiebers anzunehmen, kam die Pathologie allmählich zur Erkenntnis, daß für die puerperalen Prozesse sowohl Streptokokken als Staphylokokken, unter Umständen Bact. coli oder Pneumokokken in Betracht kommen, unter Umständen Gemische derselben.

Einen Schritt vorwärts brachte die Trennung in die lymphatische Form und die thrombophlebitische des Puerperalfiebers. Als die gefährlichste Form wurde die akute allgemeine Septicämie erkannt, die ohne Lokalisation zum Tod führt. Es folgt die Phlegmone der Uterusanhänge, besonders der Ligamenta lata, die sog. Diphtherie der Placentarstelle, eine Streptokokkeninfektion mit teilweiser Nekrose; die Lymphangitis der Ligamente des Uterus, besonders seiner Seitenkannten bis zu den Tubenansätzen hinauf; die Pelveoperitonitis; die Beteiligung des Diaphragmas mit nachfolgender Pleuritis, Perikarditis.

Die Infektion des phlebitischen Systems stellte sich dar als Thrombose der Uterusgefäße, primär von der Placentarstelle ausgehend, mit nachfolgender Infektion der Thromben; die Phlebothrombose der Parametrien mit oder ohne Beteiligung der Spermatikalvenen; die Phlebothrombose der Beckenvenen, meist wohl von V. uterina auf die V. hypogastr. und Venae iliacae übergehend, daran anschließend die Schenkelvenenthrombose, endlich die Metastasen, hervorgerufen durch septische Thromben in Lunge, Milz, Leber, Muskeln, Bindegewebe usw., und damit das Bild der Pyämie.

Die Kombination beider Erscheinungsformen bezeichnen wir als Septicopyämie.

Mit fortschreitender und immer genauerer Erkenntnis der Bedeutung der bakteriellen Beteiligung hat uns allmählich die Pathologie, besonders unter Anführung und Leitung von *Aschoff*, ein System der puerperalen Erkrankungen entwickelt, wie es besser kaum für andere Krankheitssysteme vorliegt.

Entsprechend der langsam dämmernden Erkenntnis der Ätiologie des Puerperalfiebers mußte sich allmählich auch ein Schema der Reinlichkeit und Prophylaxe ausbilden, anlehnend an die chirurgischen Fortschritte. Auch das sog. *Lister*sche System entwickelte sich daraus, die Antisepsis der Geburtshilfe, aus der später die sog. Asepsis herauswuchs, die allmählich wieder durch eine gemilderte Antisepsis verdrängt ist.

Die früheste Prophylaxe, die wir kennen, ist die Enthaltung von der Leitung einer Geburt, das Aufgeben der ganzen geburtshilflichen Tätigkeit für eine kürzere oder längere Zeit, die wir bei den praktisch veranlagten Engländern schon frühzeitig, 1—2 Jahrzehnte vor *Semmelweis*, finden.

Darin lag ein gewisser Beweis, daß die betreffenden Geburtshelfer sich selbst der Übertragung verdächtig wähnten. Das gleiche gilt für die Sistierung der Hebammen in ihrer Tätigkeit durch die Ärzte. Es ist aber nicht ersichtlich, ob diese Maßregel auch an den Wiener Kliniken stattfand, wo sie zeitweise sehr angebracht gewesen wäre.

An deutschen Kliniken war dies schon in den sechziger Jahren der Fall, so an der Leipziger Klinik unter *Credé*, der das Verfahren wohl von seinem Lehrer *Busch* übernommen hatte. Diese Maßregel wurde vielfach nachgeahmt und erstreckte sich dann nicht bloß auf das Verbot der Vornahme von Untersuchungen durch die Ärzte und Hebammen, sondern besonders auch durch die Studierenden. Es war schon früh klar geworden, daß ein besonderer Eifer der Studierenden für den Gesundheitszustand schädlich wurde. Man erkannte auch frühzeitig, daß das Wintersemester mit seinem erhöhten Fleiß und Eifer neben der Beschäftigung der Studierenden mit pathologischer Anatomie besonders nachteilig wirkte.

Erst die Erkenntnis, daß ein fixes Kontagium, ein greifbarer Infektionsstoff der Träger und das veranlassende Moment des Puerperalfiebers sei, mußte natürlich dazu führen, Mittel anzuwenden, um diese Träger zu zerstören.

Von wann ab regelmäßig eine Waschung mit Seife und Bürste stattfand, ob regelmäßig oder nur in gewissen Fällen, ist nachträglich unmöglich festzustellen.

Es war logisch, daß *Semmelweis*, nachdem er entdeckt hatte, daß zersetzte tierisch-organische, an den Händen haftende Stoffe die Infektionsträger waren, eine Zerstörung derselben mit chemischen Mitteln versuchte. Er wandte dazu zuerst das Chlorwasser (Aqua chlorata) an, später eine gesättigte Chlorkalklösung. Kein geringerer als *Liebig* hatte ihm brieflich bestätigt, daß der Chlorkalk unzweifelhaft desinfizierende Eigenschaft besitze. Der Erfolg war bekanntlich der, daß die Mortalität der Abteilung von 15% auf 1,5% heruntersank, allerdings nicht dauernd. Daran mag schuld sein, daß nicht alle seine Mitarbeiter gleich streng und gewissenhaft verfuhren und wohl auch nicht gleich geschickt in der Ausübung der Desinfektion zuwege gingen.

Natürlich konnte die Feststellung mittels des Geruchsinnes, da die Hand noch riecht, nicht maßgebend sein. Eine bestimmte Anzahl Tage, wie lange die Hand nach stattgehabter Infektion gefährlich bleibt, wußte man nicht anzugeben. Erst mit der Einbürgerung der bakteriologischen Forschung in die Medizin konnte man daran gehen, die Hände exakt auf die erzielte Reinlichkeit zu untersuchen.

Leitung der normalen Geburt. Auf der *Credé*schen Klinik fand eine obligate Waschung der Hände mit Seife und Bürste schon Ende der sechziger Jahre statt und darnach ein Eintauchen der Hände in Phenolwasser, evtl. auch unter Abbürsten darin. Eine ähnliche Desinfektion fand Anfang der neunziger Jahre auf den Wiener Kliniken statt. Merkwürdigerweise war trotzdem damals noch üblich, daß man nach einstündigem geburtshilflichen Operationskurs an der Leiche auf den Kreißsaal ging und unter Leitung des gleichen Assistenten geburtshilfliche Untersuchungen vornahm. Die Desinfektion fand damals, soviel ich mich erinnere, mit Kal. hypermang. statt.

Eine Änderung, auch für die geburtshilfliche Untersuchung, brachte die Einführung des von der Chirurgie übernommenen *Lister*schen Desinfektionsverfahrens. Dieses wurde erst im Laufe der siebziger Jahre in Deutschland bekannt. *Nußbaum* hat das große Verdienst, unglücklich darüber, daß er keine einzige komplizierte Fraktur durchbrachte, sich zuerst mit der *Lister*schen Methode befaßt zu haben. Er schickte seinen ersten Assistenten nach Edinburgh, der alsbald durch eine Schrift den deutschen Chirurgen das Verfahren zugänglich machte.

Ich selbst habe die Methode bei *Lister* im Jahre 1875 in Edinburgh kennengelernt. Damals war die Waschung der Hände in 5 proz. Carbollösung üblich; Abspülungen der Wunden wurden mit 1–2 proz. Lösung gemacht, darauf der strenge *Lister*sche Okklusionsverband. *Lister* war ja ursprünglich von der Luft, als der Trägerin der schädlichen Keime, ausgegangen, daher der

Spray, den er noch streng gebrauchte und der auch in Deutschland eingebürgert wurde. So führten wir auch zunächst in der Geburtshilfe die Carbolsäure als Desinfiziens ein, für die Hände die 5 proz. Lösung, für die Reinigung der Genitalien 1–2 proz. Lösung in Waschungen und Spülung. An einzelnen geburtshilflichen Kliniken wurde auch der Spray gehandhabt. Auch auf der Leipziger Geburtsabteilung wandte ich ihn während 6 Wochen an; gab ihn dann aber wieder auf, weil ich den Eindruck hatte, daß atonische Nachblutungen darnach häufiger und stärker wurden. Bei gynäkologischen Operationen wurde er dagegen noch bis Mitte der achtziger Jahre vielfach gebraucht, bis der Ruf von *Bruns sen.*: „Fort mit dem Spray" ihn endgültig verbannte, was der Operateur als Wohltat empfand, ebenso auch die Assistenten und Kranken; denn es war keine Kleinigkeit, stundenlang Carboldämpfe einzuatmen; nach langen Operationen empfand man ein Gefühl der Mattigkeit, des Eingenommenseins im Kopfe; bei manchen traten sogar leichte Erscheinungen der Carbolvergiftung in Gestalt geringer Albuminurie ein. Nicht alle Hände ertrugen gleich gut die Carbolsäure, man bekam rauhe, rote, rissige Hände, deren Tastgefühl abgestumpft war. Es war daher zu begreifen, daß die chemische Industrie allmählich andere Mittel auf den Markt brachte, die weniger reizten.

Durch *Rob. Kochs* bakteriologische Untersuchungen wurde für lange Zeit die Sublimatlösung 1 : 1000 bis 1 : 4000 das weitaus verbreitetste Desinfektionsmittel. In der Tat war die Einwirkung auf die in Frage kommenden Bakterien eine vorzügliche, sie hatte keinen Geruch und meist keine Reizwirkung. Erst nach mehrjähriger Anwendung entwickelte sich bei mancher empfindlichen Epidermis ein immer mehr zunehmendes Sublimatekzem, lästig durch das verursachte Jucken und die allmählich entstehenden kleinen Hautwunden, die Anlaß zur Infektion geben konnten. Mitte der achtziger Jahre litt ich selbst so stark darunter, daß ich mir ernstlich die Frage vorlegte, ob ich die operative Tätigkeit fortsetzen könnte und dürfte.

An das Sublimat schloß sich das Kreolin, Lysol, Lysoform an. Lysol in 2 proz. Lösung erwies sich so stark bactericid wie 5 proz. Carbol, reizte die Hände nicht so stark und machte durch seine Schlüpfrigkeit das Einfetten der Finger in der Geburtshilfe unnötig. Unter Lysolgebrauch heilten die Sublimatekzeme ab; das Lysol erwies sich für geburtshilfliche Tätigkeit zweckmäßiger als Sublimat. Eine Lösung von Kal. hyperm. von ziemlich dunkler Farbe war eine Zeitlang im Gebrauch; sie hatte den Vorteil, weder die Haut des Operateurs noch die der Patientin zu schädigen. Sie wurde dann allmählich verlassen wegen der unangenehmen Braunfärbung der Haut, welche leicht den Gedanken an Schmutz hervorrief.

Später kam dann nach den Untersuchungen von *Fürbringer* der Alkohol als wertvolles Desinfektionsmittel hinzu, um dessen Verbreitung sich besonders *Ahlfeld* große Verdienste erwarb. Man hatte bei der Untersuchung der lebenden Haut sowie bei der in Schnitten untersuchten toten Haut erkannt, daß die Bakterien längs der Haarbälge und Schweißdrüsen in die Tiefe der Cutis dringen und dort für Desinfektionsmittel schwer zugänglich sind. Man hoffte, ihnen durch Anwendung des das Fett auflösenden Alkohols beizukommen. Eigentlich ist nie sicher entschieden worden, ob tatsächlich der Alkohol, in die Tiefe dringend, die Bakterien selbst abtötet oder aber durch zusammenziehende Wirkung auf Haut, ihre Gefäße und Drüsen ein Empordringen derselben an die Oberfläche der Epidermis im Verlauf einer Operation hindert. Die günstige Wirkung war aber eklatant, besonders auch die wohltätige Einwirkung auf die Epidermis des Operateurs.

Die besten Vorschriften für Desinfektion der Haut und der Schleimhäute der Kranken, der Hände des Operateurs finden wir bei *Schimmelbusch* (Aseptische Wundbehandlung). Darnach arbeitete *Ahlfeld* eine Heißwasser-Alkohol-Desinfektionsmethode aus mit Vermeidung der chemischen Desinfizienzien. Es genügt tatsächlich ein ca. 10 Minuten währendes Abbürsten der Hände und Vorderarme in heißem Wasser mit Seife, darnach 3—5 Minuten lange Desinfektion der Haut mit gewärmtem 70proz. Alkohol, statt mit Bürste besser mittels eines Gaze- oder Flanelläppchens; besonders eingehend muß damit der Nagelfalz und Subungualraum bearbeitet werden. Darnach sind die Finger nach *Schimmelbusch* in chirurgischem Sinne als steril zu betrachten. Für geburtshilfliche Zwecke habe ich stets ein Abbürsten der Hände mit 2proz. Lysollösung hinzugefügt, um den Fingern eine gewisse Schlüpfrigkeit zu geben. Für gynäkologische Zwecke läßt man das Desinfiziens weg; man geht nach Abreiben des Alkohols mit sterilem Tuch direkt zur Operation über.

Im Kreißsaal der Straßburger Klinik stand, mit großen Buchstaben in schwarzer Farbe gemalt, über den Waschtischen folgende Desinfektionsordnung an der Wand:

I. Abwaschen und Abbürsten der Hände und Vorderarme 5 Minuten lang in heißem Seifenwasser. Abtrocknen der Hände mit sterilem Tuch. Reinigung der Nägel und Subungualräume mit Nagelreiniger und Schere.

II. Erneutes Abbürsten der Hände mit warmem Seifenwasser, 5 Minuten lange Desinfektion der Hände und Vorderarme, besonders der Fingerspitzen und des Subungualraumes mit in heißen Alkohol getauchtem Läppchen.

III. 2 Minuten langes Bürsten in 2 proz. Lysollösung.

Bei gynäkologischer Operation unterblieb Nr. III. Auf diese Weise ließ sich nachweislich eine bis an die Grenze der Sicherheit gehende Desinfektion erreichen.

Über die Möglichkeit und Sicherheit der Desinfektion der Hände sind zahlreiche Untersuchungen gemacht worden. Ich erinnere hier nur an die von *Schimmelbusch, Krönig, Menge, Sarwey* u. a. veröffentlichten Resultate.

An meiner Klinik hat zuletzt *Schumacher* im Jahre 1901/02 zahlreiche Untersuchungen an den Händen des Personals und der Studierenden vorgenommen. Die Desinfektion der Hände wurde in der oben geschilderten Weise vorgenommen, am Schlusse derselben wurden die Hände mit sterilem Wasser abgespült, um jeden störenden Rest vom Desinfektionsmittel zu entfernen. Dabei zeigte sich vor allem die Ungleichheit des Desinfektionserfolges der einzelnen. Es ergab sich, daß mit derselben Methode manche viel schlechter desinfiziert waren als andere, und daß sich dieses Verhalten auch bei öfterer Wiederholung bei den gleichen Personen wiederholte, so daß man die Beschaffenheit der Haut, die Art und Stärke der Behaarung als bedeutungsvoll für den Erfolg der Desinfektion ansehen muß. In ca. 95% der Fälle waren allerdings die gefährlichsten Keime, die Streptokokken sowie Staphylococcus aureus geschwunden, aber in 80—85% der Fälle war die Haut trotz der genauesten Desinfektion nicht keimfrei. Allerdings waren es zumeist ubiquitäre, unschädliche Keime, die noch wuchsen. Aber es ist nach diesen Versuchen das Ergebnis zu beherzigen, daß man sich eigentlich nie auf seine Desinfektion verlassen darf, und daß die Sicherheit je nach Person sehr wechselt. Zugleich wurde durch die Versuche bestätigt, daß die Desinfektion nicht auf längere Zeit wirksam ist, sondern *vor jeder* Untersuchung wiederholt werden muß.

Selbstverständlich müssen auch die Hehammen obligatorisch angehalten werden, eine strenge Desinfektion vor jeder geburtshilflichen Untersuchung vorzunehmen. Sehr lange wurden, wie *Böhr* in einem trefflichen Aufsatze beklagt, die preußischen Hebammen in absoluter Unkenntnis über die Ätiologie des Puerperalfiebers gelassen. Prophylaktisch ist zu betonen, daß die Geburtshilfe von ihnen nur mit reinen Händen ausgeübt werden darf, und daß eine Hebamme, welche eine kranke Wöchnerin besorgt, sofort ausgeschaltet werden muß.

Die Desinfektion muß jederzeit in der gleichen Strenge ausgeübt werden. Keinesfalls darf man denen nachgeben, welche die Desinfektion ablehnen, weil sie ja doch nicht sicher schütze.

Frühzeitig kam als Hilfsmittel für die Desinfektion das Auskochen der Instrumente in Gebrauch, welches der in heißer Luft oder strömendem Dampf vorzuziehen ist. Es sind wesentlich die Untersuchungen des zu früh verstorbenen *Schimmelbusch*, welche hier Klarheit schufen. Daß kochendes Wasser alle Keime abtötet, wußte man ja bald. Es ergaben sich aber doch Unterschiede je nach der Art der Keime; besonders hartnäckig gegen Kochen erwiesen sich z. B. die Sporen vom Milzbrand. *Schimmelbusch* wies nach, daß ein Zusatz von Natr. carbon. in 1–2% die Wirksamkeit und Sicherheit der Auskochung erhöht. Um das lästige Rosten der Instrumente zu verhüten, kam man bald darauf, alle Instrumente zu vernickeln. Die ausgekochten Instrumente ließ man bis zum Gebrauch teils in der Sodalösung, teils legte man dieselben auf trockene sterile Tücher, wo sie allerdings während der Operation den Luftkeimen des Operationssaales ausgesetzt waren. Andere zogen vor, die Instrumente während der ganzen Operation in eine desinfizierende Flüssigkeit, 1proz. Carbollösung, zu legen.

Für Verbandstoffe aller Art, für Gaze, Tupfer, Unterlagen, Handtücher, Ärzteröcke, Operationskittel erwies sich der strömende Dampf als unschädliches und zuverlässigstes Desinfektionsmittel. Nach dem System des alten Dampfkochtopfes von *Koch* für Sterilisation im Laboratorium stellte die Technik Dampfsterilisationsapparate für Verbandstoffe her, die bei $1^1/_2$–2 Atmosphären Druck in 1–2 Stunden eine genügende Durchströmung mit heißem Dampf und nachheriges Austrocknen erzielten.

Durch diese Maßnahmen der Verschärfung und doch wieder der Vereinfachnng der Händedesinfektion und der zu Operationen nötigen Instrumente und Verbandmittel hat die Sicherheit für den geburtshilflichen und gynäkologischen Operationsdienst einen gewaltigen Fortschritt gegen früher erzielt.

Als weiteres Hilfsmittel für die Sicherheit der Asepsis kamen Ende des 19. Jahrhunderts die von *Friedrich* angegebenen Gummihandschuhe hinzu, um deren Vervollkommnung sich *Döderlein* Verdienste erwarb. Diese nahtlosen, nach einem Patentverfahren hergestellten Gummihandschuhe ergaben eine vermehrte Sicherheit, Handkeimfreiheit und die Möglichkeit, auch einmal, trotz stattgehabter Infektionsmöglichkeit, eine Operation oder geburtshilfliche Untersuchung vorzunehmen.

Man lernte bald die Handschuhe inwendig gepudert zu sterilisieren und trocken anzuziehen. Für absolute Sicherheit bei längerer

Operation tut man gut, erst nach genauer Handsterilisierung die Handschuhe anzuziehen. Bei sehr dünnen Handschuhen, wie sie die Technik allmählich herstellte, konnten kleine Verletzungen derselben entstehen, wobei der angesammelte Handschuhsaft mit der Operationswunde in Berührung kommen konnte. Man schützte daher die dünnen Gummihandschuhe durch darübergezogene, im Dampf sterilisierte Zwirnhandschuhe, die, wenn beschmutzt, während der Operation gewechselt wurden. Die Tastfähigkeit der Finger litt aber doch unter dem letzteren Verfahren. Ich habe daher später die Verwendung der Zwirnhandschuhe wieder aufgegeben.

Der Hauptnutzen für den in großer Tätigkeit stehenden Arzt und Operateur ist, durch Verwendung der Gummihandschuhe die Hände vor Infektion zu bewahren; keinen Fall von Jauchung, Eiterung, keine Exploration eines Carcinoms, eines Mastdarms, eines jauchenden Aborts ohne Handschuhschutz vorzunehmen. Das ist ein kolossaler Fortschritt, den uns das 19. Jahrhundert gebracht hat; denn es ist leichter und wichtiger, die Hand vor Infektion zu schützen, als die infizierte keimfrei zu machen.

Eine weitere Methode war, die ausgekochten Gummihandschuhe direkt aus der warmen Desinfektionsflüssigkeit auch an die undesinfizierte Hand anzuziehen. Am zweckmäßigsten erwies sich hierzu 1–2proz. Lysollösung, die das Hereingleiten erleichterte. Durch diese Möglichkeit, mittels der Verwendung des ausgekochten Handschuhs die 20 Minuten währende Desinfektionszeit zu umgehen, war ein großer Vorteil für Ärzte und Hebammen der Klinik gewonnen. So konnte die Oberhebamme, besonders auch bei Nacht, dringende Fälle rasch untersuchen; der Chef konnte sich die 20 Minuten Desinfektionszeit sparen, wenn er mal einen Fall mit seinen Studierenden untersuchen wollte, wovon ich im Interesse des Unterrichts fleißig Gebrauch machte.

Da die innere Untersuchung als Infektionsquelle erkannt war, gingen bald manche Kliniken so weit, daß sie bei der Geburt gar nicht mehr untersuchen lassen wollten. In der Tat ist es möglich, eine normale Geburt ohne innere Untersuchung zu leiten. Aber ausnahmsweise riskiert man doch mal eine Täuschung in der Diagnose der Lage, man übersieht Abnormitäten, wie Nabelschnurvorfall, Vorliegen einer Hand. An einer Unterrichtsstätte darf man unter keinen Umständen so weit gehen, die innere Untersuchung zu beschränken oder gar aufzuheben. Wenn der Schüler die normalen Verhältnisse nicht durch Untersuchung kennengelernt hat, kann er sich in pathologische nicht zurechtfinden. Es ist demnach ein Fehler und kein Fortschritt, wenn man im Interesse der Kreißenden die Untersuchung beschränkt und dadurch den Lernenden schadet.

Immerhin ist eine gewisse Einschränkung am Platze. Es genügt für Kliniken je einmal in der Eröffnuugs- und einmal in der Austreibungszeit untersuchen zu lassen. Es gab nichts Widerlicheres in der früheren Zeit, als zu sehen, wie alte Hebammen am Schlusse der Austreibungszeit bei jeder Wehe nachfühlten, ob der Kopf nicht vorwärtsrücke. Am schärfsten war zu verurteilen, daß man bei noch engem Muttermund im scheinbaren Interesse des Studiums des Mechanismus die Studierenden nach Nähten und Fontanellen suchen ließ; dabei wurde sicher am meisten infiziert. Die Erfahrung hatte gelehrt, daß, je früher in der Eröffnungszeit Kreißende in die Klinik eintreten, dieselben um so eher infiziert wurden. In normalen Fällen kann man sich also mit *einer* Untersuchung in der Austreibungszeit begnügen, um die Rotation zu studieren und zu erkennen. Ich warne aber davor, den Nutzen der Desinfektion gar zu sehr zu unterschätzen und die geburtshilfliche Untersuchung in der Klinik einzuschränken. Ich habe trotz fleißiger Untersuchung der Studierenden im letzten Jahrzehnt meiner Klinik durchschnittlich im Jahre nicht mehr als 6% Morbidität gehabt.

Verhältnismäßig früh, schon Anfang der siebziger Jahre, lehrte *Credé* die exakte äußere Untersuchung mittels der 4 Griffe, und *Leopold* hat das Verdienst, dieselben durch mehrfache Publikationen und Aufnahme in sein sächsisches Hebammenlehrbuch zum Dogma erhoben zu haben.

Dieselben wurden besonders in der Schwangerenuntersuchung sehr gepflegt, da sie zu dieser Zeit nicht so schmerzhaft sind wie in der Geburt. Unersetzlich im Wert war der 3. und 4. Griff, um das Vorliegen des Kopfes und sein Verhalten zum Becken festzustellen. Mittels des 4. Griffes kontrolliert man das Einrücken des Kopfes ins enge Becken. In der Tat hat man gelernt, eine langdauernde Geburt bei engem Becken mit dem 4. Griff allein zu leiten und den Fortschritt zu beurteilen, wenn man daran festhält, daß der senkrechte Durchmesser des reifen Schädels ca. 10 cm beträgt. Besonders wichtig hierbei ist das exakte Fühlen des Stirnhöckers, dessen Stellung am genauesten Auskunft über das Tieferrücken im Becken gibt. Die Ausübung dieses Griffes ist absolut ungefährlich und belästigt bei schonender Ausführurg die Kreißende nicht. Man mache sich nur klar, wieviel Gelegenheit zur Infektion durch seine Anwendung vermieden wird. Recht häufig habe ich auch den 5., von *Peter Müller* angegebenen Griff, eingeübt, der die Höhe der Nackenfurche über dem Beckeneingang bestimmt. Diese beträgt normal 10 cm. Es ist kein Zweifel, daß die

Geburtshilfe *Credé* und *Leopold* für die Ausbildung dieser 4 Griffe sehr dankbar sein muß, und daß sie dazu geholfen haben, vielen Gebärenden Schmerzen und Infektion zu ersparen.

Ein weiterer Fortschritt der Geburtshilfe im 19. Jahrhundert schien manchem in der Empfehlung der Mastdarmuntersuchung gegeben zu sein, die im letzten Viertel des Jahrhunderts aufkam und die aus Angst vor schädlichem Einfluß der inneren Untersuchung empfohlen wurde; zuerst von *Ries* und *Krönig* (1893) vorgeschlagen. Dieselbe bekam erst eine praktische Nutzanwendung, als man gelehrt wurde, die Finger durch Gummifinger oder -handschuhe vor Kotbeschmierung zu schützen. Der Finger genügt meines Erachtens nicht, selbst wenn man zum Schutze der übrigen Hand den Finger durch das Loch eines Billroth-Batistlappens führt, auf welchen der Daumen der untersuchenden Hand zu liegen kommt; denn zu leicht kann die übrige Hand verschmiert werden, zumal wenn eitriger Fluor vorhanden ist.

Es müßte also mindestens die ganze Hand mit einem Gummihandschuh geschützt werden, der bekanntlich leicht zerreißen kann, und ein kleinstes Loch genügt, um eine Kotinfektion der Hand herbeizuführen, die vielleicht nachher vaginal operieren muß. Bei den heutigen Preisen ist kaum zu verlangen, das die Hebamme für die Praxis sich genügend mit Handschuhen und Fingerlingen ausrüstet; der Fingerling kann zudem nur einmal verwendet werden. Die Prämissen werden hier zu leicht genommen; man bedenkt nicht, daß die Auflockerung und lymphatische Durchtränkung der Mastdarmschleimhaut in der Geburt dieselbe ist wie die der Scheiden- und Cervixschleimhaut. Dabei ist zu bedenken, daß leicht kleine Verletzungen am Analring selbst oder in der Mastdarmschleimhaut entstehen, Beweis: Blutung bei der Untersuchung, die durch Mastdarmkeime, also vor allem Coli oder Gonokokken, infiziert werden können und hernach zu kleinen Phlegmonen im perirectalen Bindegewebe Veranlassung geben.

Die Vertreter der rectalen Untersuchung geben zu, daß erst die vaginale Untersuchung exakt gelernt sein muß, ehe man an die rectale geht. Dann ist doch zweifellos sicher, daß die Untersuchung des vorliegenden Schädels, seiner Nähte und Fontanellen durch die gedehnte Mastdarmschleimhaut hindurch lange nicht so exakt gemacht werden kann wie von der Vagina aus; ein Nabelschnurvorfall kann der untersuchenden Hand entgehen, ebenso ist nicht sicherzustellen, ob die Blase gesprungen, ob Placenta praevia vorhanden ist.

Es mutet doch seltsam an, daß dieselben Geburtshelfer, die sich nicht scheuen, die größte und schwierigste Laparotomie ohne Sorge vor Infektion zu unternehmen, eine solche Angst vor der vaginalen Exploration Kreißender zeigen. Die Gefahr ist sehr gering; die Morbilität unserer klinischen Anstalten ist gering, mehr als 5—6 %; Fälle von Puerperalfieber gibt es kaum mehr, wozu also der Umstand? Die Puerperalfieberfälle der Kliniken sind heutzutage die septischen Aborte, die, schwer infiziert, von außen hereinkommen. Die Vorbereitungen zur rectalen Untersuchung und der nachherigen Desinfektion sind zudem in der Privatpraxis viel schwieriger vorzunehmen als in der Klinik. Die Mehrzahl der deutschen Kliniken ist daher mit Recht von der rectalen Untersuchung abgekommen. Merkwürdigerweise halten die Schweizer Kliniker noch fest an ihr. *Guggisberg* hat dieselbe auf der Innsbrucker Versammlung der deutschen Gynäkologen sehr warm empfohlen, besonders für die Hebammenpraxis. Die Unterschiede in der Morbilität sind aber sehr gering, ebenso in der Mortalität, und hier vielleicht nur Zufall. Die Majorität unserer deutschen Kollegen hält an der vaginalen Untersuchung fest. Wozu die Desinfektion, wenn wir sie nicht zur Untersuchung verwerten dürfen!

Ich habe innerhalb der letzten 20 Jahre nie einen dauernden Schaden von fleißiger Exploration Kreißender erlebt und prinzipiell eine zweimalige Untersuchung in der Geburt durchgeführt; je einmal in der Eröffnungs- und Austreibungszeit. Geübten älteren Studierenden habe ich sogar eine Untersuchung in der Nachgeburtszeit erlaubt, damit sie sich über die Art und Weise der Lösung und Ausstoßung der Nachgeburt orientieren lernten. Ich habe mich oft darüber gefreut zu hören, wie dankbar meine Schüler sind, daß sie Geburtshilfe bei mir gelernt haben.

Ganz anders verhält es sich mit der Rectalpalpation in der Gynäkologie, deren Einbürgerung wir wesentlich *Hegar* verdanken. Gegen diese läßt sich nichts einwenden, sie ist für uns eine notwendige Unterstützung und Ergänzung der vaginalen Untersuchung, zumal bei Virgines; auf den Wert derselben werde ich im Kapitel der gynäkologischen Untersuchung hinzuweisen haben.

Stand es nach den Anschauungen von *Semmelweis* fest, daß alles, was von außen her in Gestalt von Fingern, Instrumenten, Verbandstoffen an die Genitalien gebracht wird, desinfiziert sein mußte, so erhob sich bald ein Streit darüber, wie weit die Desinfektion auf die äußeren und inneren Genitalien ausgedehnt werden sollte?

Sobald die bakteriologische Untersuchung imstande war, den Gehalt der äußeren Genitalien und des Introitus vaginae an fremden Bakterien festzustellen, wußten wir, daß die Schamhaare und Labien regelmäßig Staphylokokken, Colibakterien und andere Mastdarmbewohner enthielten; nicht selten auch Streptokokken. Es ergab sich also die logische Folge, vor jeder Exploration und vollends vor vaginalen Eingriffen, eine Desinfektion der äußeren Genitalien vorzunehmen. Dabei wurde anfangs weit über das Ziel geschossen. Logischerweise konnte man eine richtige Desinfektion der Vulva nur erreichen nach Abschneiden und Rasieren der Schamhaare und strenger Desinfektion der Haut mit Wasser, Seife und Bürste und einem Desinfiziens von 1proz. Carbollösung. Vielfach ertrug die empfindliche Vulvahaut und -schleimhaut diese Prozeduren nicht, und vor allem wehrten sich in der Privatpraxis die Frauen, sich ihres Haarschmuckes berauben zu lassen. Also war eine gewisse Vorsicht geboten. Wir mußten uns darauf beschränken, die Labien mit warmem Seifenwasser, mittels eines weichen Lappens oder Watte abzuwaschen und darnach eine nicht zu scharfe Desinfektion mit den obengenannten Mitteln oder Sublimatlösung $^1/_2\,{}^0/_{00}$ vorzunehmen.

Bei Einführung der Hand in die Vulva kann diese vermeiden, in innige Berührung mit den Labien zu kommen, und bei Operationen muß ohnehin die ganze Gegend durch sterile, gut fixierte Tücher geschützt sein.

Anders steht die Frage betreffs Desinfektion der Vagina. Diese enthält schon beim Kind vom Durchtritt durch den Geburtsschlauch der Mutter ab Keime; nur die Kaiserschnittkinder sind nach den durch *Kneise* auf meiner Hallenser Klinik ausgeführten Untersuchungen nachweislich frei davon. Die ubiquitären Keime werden wohl bald im Bad, bei der Reinigung, durch die Finger der Pflegerin eingebracht. Bei der intakten Virgo sind wohl nur die *Döderlein*schen Scheidenbacillen vorhanden, welche die leichtsaure Reaktion des Scheidensekrets bedingen. Sehr leicht werden aber durch die Finger der Besitzerin, durch Explorationen, durch andere Manipulationen und Spülungen weitere Keime hereingebracht; so die benachbarten Mastdarmkeime, Keime der Vulva der Labien. Durch das Einwandern infektiöser Keime wird das Vaginalsekret alkalisch, dünneitrig, schaumig.

Es erhob sich nun frühzeitig die Frage, ob man in jedem Falle bei der geburtshilflichen Untersuchung und bei der Geburt selbst eine Desinfektion der Scheide vorangehen lassen soll. Diese Frage wurde im Beginn der antiseptischen Ära naturgemäß bejaht, und so wurden Spülungen, Waschungen, Ausreibungen der Vagina und Cervix mit antiseptischen Flüssigkeiten, vornehmlich Carbol- und Sublimatlösung vorgenommen. Dann wurde empfohlen, diese Desinfektion nur einmal vorzunehmen; andere wollten dies vor und nach jeder Exploration tun. Aber bald erkannte man, daß die

Ausreibung der Scheide mit Fingern oder Bürste ein rohes Verfahren sei, welches unter Umständen mehr schadet als nützt, indem es Verletzungen setzt, die erst recht schädlichen Keimen zugängig werden; vor allem leidet das Epithel selbst, die Zellen quellen, werden trüb, das normale Sekret wird geschädigt oder zerstört. Am konsequentesten hat wohl *Hofmeier* diese Spülungen intra partum mit Sublimatlösung auf seiner Klinik durchgeführt; und tatsächlich waren damals die Ergebnisse seiner Klinik, was Morbidität betrifft, besser als die der meisten übrigen. Andere Kliniker, wie ich, haben zunächst abwechselnd ein Semester gespült, das nächste nicht; da ergab sich, daß die nicht gespülten Fälle bessere Morbidität hatten als die gespülten; ähnliche Ergebnisse veröffentlichte die Leipziger Klinik. *Bumm* wies tatsächlich durch bakteriologische Untersuchungen nach, daß durch die Antiseptik im Scheidensekret Schwangerer ein Florawechsel begünsigt wird, wobei die harmlosen Scheidensaprophyten in den Hintergrund gedrängt werden, während andere durch Hände und Instrumente der geburtshilflichen Person eingeführte Keime auf der durch die Antiseptik malträtierten Schleimhaut sich ansiedeln und massenhaft entwickeln.

Die Frage, ob man bei der normalen Geburt Scheidenantiseptik treiben soll, ist jetzt wohl dahin entschieden, daß diese der Gebärenden keine Vorteile bringt. Als zweckmäßig wird dagegen erachtet, daß man einem geburtshilflichen Eingriff, wie Zange, Wendung, Placentarlösung, eine laue desinfizierende Vaginalspülung vorangehen läßt. Anders ist die Sachlage, wenn eine Kreißende mit pathologischem Vaginalsekret, so mit gonorrhoisch eitrigem, sich zur Geburt stellt, dann muß neben tunlichster Vermeidung innerer Untersuchung ein- oder mehrmals, bei längerer Geburtsdauer 2—3stündlich, eine desinfizierende Vaginalspülung vorgenommen werden; vor allem auch bei übelriechendem Sekret, bei Febris intra partum, bei langdauernder Geburt wegen engem Becken, aber nie heiß und nie intrauterin. Ob in solchen Fällen nach Austritt der Placenta gespült werden soll, ist ebenfalls eine noch unentschiedene Frage, die nicht generell, sondern besser nach dem Einzelfall entschieden wird.

Während *Schröder* in einer der früheren Auflagen seines Lehrbuches sagt, der Arzt brauche für gewöhnlich nur eine Zange zur Entbindung mitzunehmen, hat sich die Sachlage seit Einführung der Antiseptik sehr verändert. Der Arzt soll in seinem antiseptischen Besteck, das womöglich auch einen Apparat zum Auskochen enthält, sämtliche evtl. nötigen Apparate mit sich führen: Instrumente zur Dammincision und Dammnaht, zur Desinfektion, sterile Seide, sterile Watte, Tupfergaze und zum Tamponieren, dazu kommen in jetziger Zeit die verschiedenen Injektionsflüssigkeiten, wie Ergotin, Pituglandol, Morphium, Campher, Chloroform. Die Einbürgerung der Antisepsis in der Praxis mußte sich naturgemäß zunächst in der Leitung der normalen Geburt, dann in den Indikationen zur Ausführung geburtshilflicher Eingriffe geltend machen.

Dasselbe gilt für die Hebamme, diese soll sich für den Dammschutz ebenso streng desinfizieren wie vor jeder Untersuchung; sie soll sterile Tücher und Watte bereitlegen; der alte *Ritgen*sche Mastdarmgriff ist ihr verboten, allenfalls kann sie den Hinterdammgriff ausführen, falls sie ihn in der Schule gelernt hat. Sofort nach Austritt der Frucht muß jetzt der Damm mit antiseptischem Material gereinigt auf Verletzungen untersucht werden; ist ein Dammriß entstanden, so muß sie einen antiseptischen Verband auflegen, bis der Arzt zur Dammnaht erscheint. Auch die Abnabelung des Kindes hat mit sterilen, in antiseptischer Lösung aufbewahrten Bändchen zu erfolgen; der Nabelrest ist in trockene sterile Gaze oder Watte einzuwickeln. In der Hochflut der Carbolanwendung wurden mehrfach Carbolvergiftungen der Neugeborenen beobachtet, bis man merkte, daß schon 1proz. Carbolumschläge bei Neugeborenen Carbolvergiftung hervorrufen können.

Damit im Zusammenhang steht auch die Frage des Bades des Neugeborenen. Dieses war von jeher üblich, schon um dasselbe von Vernix caseosa, Blut, Meconium zu reinigen. Nun glaubte man aber, vom Bad ausgehende Nabelinfektionen beobachtet zu haben. Eine Reihe von Kliniken schaffte daraufhin das regelmäßige tägliche Bad der Neugeborenen ab.

Ich habe nach genügend großen systematischen Vergleichszahlen gefunden, daß die von Beginn ab regelmäßig gebadeten Neugeborenen weniger Fiebersteigerungen und Nabelinfektionen zeigten als die, wo das Bad suspendiert wurde.

Selbstverständlich ist, daß die Hebamme bei Verabreichung des Bades sich größter Reinlichkeit befleißigt und von Beginn ab zum Abtupfen des Nabels sich antiseptischer Gaze bedient. Der Tetanus der Neugeborenen entsteht nicht durch zu heiße Bäder, wie früher mal in der Praxis einer Hebamme festgestellt wurde, sondern ist zweifellose Infektion, die entsteht durch Beschäftigung der Hebamme mit Garten- oder Feldarbeit.

Immerhin ist zu verlangen, daß das Bad für das Neugeborene regelmäßig mit dem Thermometer auf 33—35 ° C gemessen wird.

4. CHLOROFORM IN DER GEBURTSHILFE

Die nächstwichtigste Errungenschaft der Geburtshilfe im 19. Jahrhundert ist die Einführung des *Chloroforms in die Geburtshilfe* durch *James Simpson*.

Das Geburtsjahr dieser Neuerung ist dasselbe wie das der Entdeckung der Ätiologie des Kindbettfiebers. Schon im Jahre 1846 hatte der amerikanische Zahnarzt *Morton* die anästhetisierende Wirkung des Schwefeläthers entdeckt und denselben zu Zahnextraktionen benutzt. Ihm folgte im Frühjahr 1847 *J. Simpson*, welcher den Schwefeläther zur Schmerzstillung bei Geburten gebrauchte. Aber schon im November 1847 wandte er erstmals das von *J. von Liebig* schon 1832 dargestellte Chloroform an. Seinem fleißigen Studium der Wirkung, aber auch der Vor- und Nachteile des Mittels verdankt die Geburtshilfe die Einführung und rasche Verbreitung desselben. Wenn man bedenkt, daß die Einbürgerung der Lehre *Semmelweis*' gut 30 Jahre brauchte, so darf man sich wundern, wie rasch das Chloroform seinen Siegeszug in der alten und neuen Welt feierte. Allerdings lag hier der platte Erfolg auf der Hand, und die leidende Frauenwelt, die von der zauberischen Wirkung des Mittels gehört hatte, verlangte dasselbe. *Semmelweis* hatte gegen die vergilbten und eingerosteten Theorien der Männer vom Fach zu kämpfen. Bei Einbürgerung des Chloroforms wirkte der einfache Landarzt so gut mit wie der berühmte Professor. Das Glück war, daß beim Schwefeläther sowenig wie anfangs beim Chloroform Unglücksfälle vorkamen. An Versuchen mit Schwefeläther beteiligten sich außer *Simpson El. v. Siebold, Dubois* u. a.

Simpson hat das Verdienst, nach Versuchen an sich selbst, das Chloroform in die Praxis eingeführt zu haben. Er machte nach 30 Narkosen Gebärender die erste Mitteilung davon. Während *Simpson*, wie alle Entdecker, anfangs übers Ziel schoß und in jedem Geburtsfall Chloroform anwendete, rieten andere zur Mäßigung und nur zur Anwendung individuell je nach dem Fall. Es zeigte sich bald, daß das Mittel immerhin in manchen Fällen ungünstig die Wehentätigkeit beeinflußt; die Wehen wurden seltener, schwächer, die Wehenpausen länger; einige Male wurde auch Atonie in der Nachgeburtszeit beobachtet. Manche Geburtshelfer in Deutschland, Frankreich und England wollten daher die Anwendung auf sehr schmerzhafte und auf operative Geburten beschränken. *Kilian* erklärte nach physiologischen Versuchen mit Chloroform, daß dasselbe dem Uterus seine Reizbarkeit lasse; von Paralyse sei keine Rede, das Mittel gehe auch in die Zirkulation des Foetus über. Die Wirkung des Mittels geht von den Zentralorganen aus.

Ablehnend gegen narkotische Mittel stellte sich *Hueter*, der angeblich einen Todesfall nach Ätherisieren erlebte; er will das Chloroform nicht ganz aus der Geburtshilfe verdrängen, aber doch sehr beschränken. Anfangs wurde wohl mancher Todesfall dem neuen Mittel zur Last gelegt, der aufs Konto des Puerperalfiebers ging; immerhin wurden schon Beobachtungen bekannt, daß die schlimmste Gefahr in dem akut eintretenden Herztod bestand.

Zur Einbürgerung des Chloroforms in den besseren Kreisen trug besonders der Umstand bei, daß *Simpson* die Königin Viktoria von England bei ihren Entbindungen leicht chloroformierte, nur im Beginn der Wehen einige Tropfen Chloroform aufgießend. Diese Methode war darnach in England sehr beliebt und verbreitet; von den Deutschen wurde sie geschmackloserweise Narkose à la reine bezeichnet.

Während in Schottland schon innerhalb der drei ersten Jahre 400000 Geburten mit Chloroform geleitet worden sein sollen, spricht sich *Montgomery* (Dublin) weit vorsichtiger aus. Er betont den Unterschied der Schmerzen bei natürlicher Geburt und bei chirurgischer Operation. Das Chloroform kann die Geburtstätigkeit schwächen oder ganz aufheben; er warnt daher vor unterschiedsloser Anwendung bei jeder Geburt; empfiehlt es sehr für geburtshilfliche Operationen, nicht aber für Placentarlösung wegen der möglichen Atonie. *Simpson* habe auf 245 Gebärende 5 Todesfälle, also 1:49. Auch *Denkam* empfiehlt auf 56 Beobachtungen hin das Chloroform als schätzbares Mittel für alle operativen Geburten, ebenso auch für einzelne Fälle von natürlichen schweren Geburten; bei langer Anwendung und Verbrauch größerer Mengen wird die Muskeltätigkeit aufgehoben, was bei Mangel an organischen Leiden keine Gefahr bringt.

Bemerkenswert ist, daß es schon 1853 in England eigene Chloroformeure gab, wie Dr. *John Snow*; wie später in den siebziger Jahren *Sp. Wels* seinen bestimmten Narkotiseur hatte. Nur im Beginn der Wehen sollten 10–20 Tropfen Chloroform auf ein Tuch geträufelt werden oder auf einen zweckmäßigen Apparat, der Luftzutritt gestattet. Von allen Seiten, so von Paris, Dublin, wurde die Wirksamkeit des Chloroforms gegen Konvulsionen betont, wenn auch nicht immer Heilung eintrat.

Scanzoni erklärte die Anwendung des Chloroforms bei völlig normalen Geburten nicht für statthaft wegen Abnahme der Wehenkraft, Verlängerung der Pausen; er empfiehlt es aber bei allen Störungen der Geburt, wie Krampfwehen, Strikturen, bei sehr schmerzhaften Wehen, operativen Entbindungen, bei Tetanus uteri, Eklampsie.

Hohl ist auch nur für beschränkte Anwendung des Chloroforms; nur bei sehr schmerzhaften Wehen, bei schwerer Zange und Wendung will er es zulassen, aber merkwürdigerweise nicht bei Perforation und Cephalotripsie.

In der London Obstetrical Society sprach sich *Kidd* nach einer Erfahrung von 40000 Fällen dahin aus, daß Chloroform auch in normalen Fällen keinen Schaden bringe, und empfiehlt es besonders für Operationen, schwierige Wendungen usw.

Nach einem Bericht der R. Medical and chirurg. Society in London sind die Wirkungen des Chloroforms und Äthers in bezug auf Respiration und Puls einander entgegengesetzt. Aus der Geburtshilfe liegt kein beglaubigter Fall von Chloroformtod vor, ebensowenig von schädlichem Einfluß auf das Kind. Der Bericht läßt unentschieden, ob durch unvollständige Zusammenziehungen eine vermehrte Neigung zu Blutungen entstehe. Zur Vermeidung der Nachteile des Chloroforms wie des Äthers empfiehlt *Harley* eine Mischung von 1 Teil Alkohol mit 2 Teilen Chloroform und 3 Teilen Äther, die auch vielfach in Deutschland zu Narkosen Verwendung fand. *Sinclair* erklärt, daß die angeblichen ungünstigen Resultate der Chloroformierung mehr auf schwere und komplizierte Fälle zu schieben seien als auf das Mittel selbst; tödlicher Effekt oder bleibende Nachteile seien nicht erwiesen.

In Deutschland hat sich die *Esmarch*sche Maske für Darreichung des Chloroforms sehr eingelebt, sowohl für Spital- als für Privatpraxis; im Gegensatz zum Aufträufeln auf ein Tuch spart sie Chloroform und schützt die Haut vor Schädigung; zur Ätherisierung dagegen empfiehlt sich die weit größere Äthermaske, weil diese den Luftzutritt hemmt. Der sehr praktische Apparat von *Braun* zur abwechselnden, evtl. gemeinschaftlichen Darreichung von Chloroform und Äther paßt besser für Spitalpraxis als für die Tätigkeit in der Stadt. Soviel ich übersehe, ist die Medullarnarkose für Geburten im 19. Jahrhundert noch nicht angewandt worden, ebenso auch nicht die Hypnose, welche in unserem Jahrhundert in Kliniken gute Erfolge gegeben hat.

Aus der geburtshilflichen Praxis ist mir kein Todesfall bekannt, kaum ein beängstigender Zufall, obwohl die Verabreichung der Narkose meist in ungeschickten Hebammenhänden ruht. Es ist zweifellos, daß Gebärende das Mittel weit besser ertragen als andere Menschen, besonders gynäkologische Fälle, wie Laparotomien; bemerkenswert ist dies schon deshalb, weil Kreißende gewöhnlich nicht vorbereitet sind wie Laparotomien; die von Kreißenden benötigte Menge ist meist eine sehr kleine. Der Wert der *Simpson*schen Entdeckung ist ein bleibender für die Geburtshilfe geworden, sein Name ist dadurch als Wohltäter der gebärenden Frauenwelt fixiert.

Es wäre verständlich, daß unter dem Schutze der Antisepsis und unterstützt von der Milderung der Schmerzen durch Chloroform ein Anreiz zu erhöhter operativer Tätigkeit, wie sie *Osiander* in der ersten Hälfte des Jahrhunderts ausübte, gelegen hätte; trotzdem ist aber mit Genugtuung zu konstatieren, daß unter dem Einfluß tüchtiger geburtshilflicher Lehrer die Indikationsstellung viel strenger geworden und sogar in der zweiten Hälfte des Jahrhunderts die Operationsfrequenz zurückgegangen ist; dies zeigt sich vor allem an der Entbindung durch die Zange.

5. ZANGE

Im Anfang des Jahrhunderts spielte in Deutschland die *Osiander*sche Zange noch eine große Rolle; ein Instrument, das in Bau und Größe noch sehr an das französische Modell von *Levret* erinnerte, besonders was Schloß, Kopfkrümmung und Mangel der Zughaken betrifft; während kurze gerade, der *Smellie*schen ähnliche Zangen weit weniger üblich waren. Einen großen Fortschritt brachte dann der deutschen Zange das von *Brüninghausen* angegebene Schloß, das eine glückliche Kombination des englischen und französischen Schlosses mit schrägen Berührungsflächen brachte. Nachdem im Beginn des Jahrhunderts *Naegele* sein Modell angegeben hatte, welches ebenfalls in glücklicher Weise die englische und französische Zange vereinte, besitzen wir seither eine Zange, die sich, abgesehen von gewissen Modifikationen, fast 100 Jahre gehalten hat und in dieser Zeit dem Geburtshelfer alles bot, was er von einem guten Zangenmodell verlangen konnte. Die *Naegele*sche Zange mit ihrer zweckentsprechenden Kopf- und Beckenkrümmung, versehen mit dem *Brüninghausen*schen Schloß und den Zughaken von *Busch*, fand so allgemeine Verwendung, daß keine berechtigten Wünsche für Verbesserungen und Modifikationen auftreten konnten; so vermochte die Zange von *Richard* mit veränderlichem Schloß, die von *Kristeller*, welche dynamometrische Spiralen im leicht, teilweise hohl gearbeiteten Griff mit einer Skala zum Ablesen der angewandten Kraft besaß, ebenso die galvanische Zange von *Kilian* keine allgemeine Verbreitung zu gewinnen. Sehr vereinzelt blieb der Vorschlag von *Ronus* (Belgien), ein Instrument mit einer dritten Branche zu verwenden. Neben der Zange von *Naegele* hat besonders das Instrument von *Hohl*, welches *Olshausen* in Halle vorfand und von da nach Berlin verpflanzte, sich durch die Verwendung an der Zentrale Berlin einen größeren Kreis von Anhängern verschafft.

Das Wesentliche dieser Zange besteht darin, daß sie nicht gefenstert ist, die Löffel sind leicht gearbeitet, schmal, haben eine kurze Kopfkrümmung. Als einen Nachteil derselben möchte ich den Mangel von Zughaken bezeichnen; die Berliner Klinik und Poliklinik hat aber jahrzehntelang ohne Nachteil mit dem Instrument gearbeitet.

Mitte des Jahrhunderts erklärte *Kilian*, der Bedarf an Zangen mit über 200 Modellen sei gedeckt, da erschien *Tarnier* mit seinem Modell der Achsenzugzange. Hierher ist als Zuginstrument bis zu einem gewissen Grade auch zu rechnen der Aerotraktor von *James Simpson*; ein Instrument, das aber nicht weit über Schottland hinauskam. Der Aerotraktor ist ein trompetenförmiger Scheibenspiegel, dessen Rand in eine zweite, ebenso geformte Scheibe hineinpaßt, deren Rand mit Kautschuk belegt ist. Das Instrument ist mit einem Doppelventil nach Art der Luftpumpe versehen und soll nach festem Aufsitzen am Schädel eine Zugkraft von 60 bis 80 Pfund entfalten. Das Instrument kommt mit den mütterlichen Teilen nicht in Berührung und nimmt keinen Raum zwischen Kopf und Becken ein. Jedenfalls ist das Instrument, trotz des Namens seines bewährten Erfinders, nicht imstande gewesen, sich einen Platz neben der Zange zu erringen.

Interessant ist der Vergleich der Frequenz der Anwendung der Zange im Laufe dieses Jahrhunderts. *Siebold* (Berlin) hatte eine Frequenz erzielt von 1:7, *Boër* (Wien) 1:199, *Simpson* (Edinburgh) 1:354. Nach *Ploss* hatten die verschiedenen deutschen Kliniken folgende Frequenzzahlen:

Hecker (München) 1860—1867 2,2%,
Credé (Leipzig) 1852—1856 5,2%,
Busch (Berlin) 1829—1847 7,1%
Ritgen (Gießen) 1814—1818 11,1%,
Osiander (Göttingen) 1792—1822 40%.

Ein neues Modell der Zange, das nach anderen Prinzipien gebaut war, gab 1877 *Tarnier* an, die sog. Achsenzugzange. Er ging von der gewiß richtigen Anschauung aus, daß bei der gewöhnlichen Zange die Zugrichtung eine falsche sei, daß beim üblichen Zug in der Richtung der Griffe zu viel Kraft verlorengehe, und andererseits in der zur Zugrichtung senkrechten unnötige Kraft die Weichteile gegen die Beckenwand andrücke; je nach der Größe des Winkels gehe die halbe Kraft verloren und werde fälschlicherweise zum Druck der Weichteile gegen die vordere und seitliche

Beckenwand verwendet. Man dürfe weder in der Richtung der Zangengriffe noch in der der Beckenachse ziehen, sondern müsse in der Richtung des Parallelogramms der Kräfte zwischen beiden ziehen. Entsprechend führte er Zugstiele ein, die gelenkig unterhalb der Fenster in einem Scharnier eingelenkt sind; die spitz zulaufenden Enden dieser Zugstiele werden in einer Öse fixiert, welche durch ein Kugelgelenk mit dem Zuggriff verbunden ist. Die Zange selbst ist schmäler als die *Naegele*sche, hat eine schwächere Kopf- und Beckenkrümmung. Da der Zuggriff von zwei Händen bedient werden muß, ist unter dem fransösischen Schloß ein Schraubapparat angebracht, durch welchen der Kopf in den Zangenblättern fixiert wird.

Die Blätter werden mit festgestellten Zugstielen angelegt; nach Anlegung der Blätter wird der Kopf mittels des Schraubapparates fixiert, nun beide Zugstiele gelöst und in der Öse miteinander verbunden. Die Zugrichtung soll so ausgeübt werden, daß zwischen dem Handgriff der Zange und den Zugstielen stets ein fingerbreiter Raum ist, beide also einen Winkel von 10—15° miteinander bilden. Der Kopf rückt samt der Zange tiefer, die Griffe geben die Richtung an, in welcher gezogen werden soll. Daß der Kopf sich in der Zange drehen kann, wie *Tarnier* behauptet, ist nicht richtig, er dreht sich aber mitsamt der Zange beim Tiefertreten im Becken. Störend ist, daß man den auf den Kopf ausgeübten Druck nicht richtig bemessen kann, und daß infolgedessen bei zu starkem Druck das fötale Hirn leidet. Ein Vorteil ist die stärkere Kraft, die mit beiden Händen am Zuggriff ausgeübt werden kann; bei einiger Vorsicht folgt der Kopf nicht zu rasch und können Verletzungen vermieden werden. Tritt der Kopf in die Vulva, so tut man gut, die Zugstiele wieder einzulenken und den Kopf mit den gewöhnlichen Zangengriffen herauszuleiten, weil man so eher einen Dammriß vermeiden kann; es ist das zweckmäßiger, als die Zange abzunehmen und nochmals die von *Naegele* anzulegen. Tatsache ist, daß manches Kind noch gerettet werden konnte, was bei *Naegele* nicht möglich und sonst der Perforation verfallen war. Das Instrument wurde mit großem Enthusiasmus in seinem Heimatland, in Frankreich, aufgenommen; ebenso in Amerika und merkwürdigerweise England; die Engländer waren froh, auf diese Weise die Perforation umgehen zu können.

In Deutschland hat sich das Instrument langsamer eingebürgert, aber allmählich haben doch manche Geburtshelfer, welche ihm anfänglich feindlich gegenüberstanden, dasselbe adoptiert. Der beste Beweis, wie lebhaft sich die Geburtshelfer mit dem Instrument beschäftigt haben, sind die zahlreichen Modifikationen, über 20, die den verschiedenen Ländern entstammen. In Deutschland hat neben dem ursprünglichen *Tarnier*, der rasch hintereinander 5 Modelle angab, wohl am meisten Verbreitung das Modell von *Breus*, wo ein Gelenk dicht unterhalb der Fenster eine Abbiegung der letzteren gegen den Griff erlaubt; und die Zugriemenzange von *Sänger*, wo eine gewöhnliche *Busch*sche Zange mit durch die Fenster geschlungene Zugriemen armiert wird.

Mit Einführung der beckenerweiternden Operationen und noch mehr durch den cervicalen Kaiserschnitt hat die Frequenz der Tarnier-Zange besonders bei uns in Deutschland sehr abgenommen. Immerhin muß man anerkennen, daß ihr Prinzip einen Fortschritt in der Anwendung der Zange bedeutet.

Der alte Streit von *Stein dem Älteren*, der von der Kompressionswirkung der Zange sprach, ist dadurch wieder etwas aufgewärmt worden. Die Wirkung der Tarnier-Zange ist aber weniger in der Kompression als in einem sehr verstärkten Zuge zu suchen, welcher den ganzen Schädel verlängert; es ist auch keine dynamische Wirkung anzunehmen, wofür *Stein der Jüngere* eintritt.

Naturgemäß war in der Klinik wie in der Praxis vor Einführung der Antisepsis jeder größere, mit häufigeren Untersuchungen und stärkeren Verletzungen verbundene Eingriff ein lebensgefährlicher. Demgemäß stieg zu gewissen Zeiten in manchen Kliniken die Mortalität der Zange auf 10–20% der damit Entbundenen, und manche Gebärende büßten die Erlösung von qualvoller Geburtsarbeit mit dem Leben.

Das mußte sich natürlich mit einem Schlage ändern, als die Mortalität der gewöhnlichen Geburt von 10% und mehr auf 1–2% fiel. Schon das Material, aus dem die älteren Zangen bestanden, war hier und da gefährlich. Die alte *Smellie*sche Zange war mit Leder überzogen; Holzgriffe besaßen sie alle. Es dauerte aber nicht lange, so waren die Zangen nur noch aus vernickeltem Stahl hergestellt, deren Reinhaltung außerordentlich leicht war, die nur in 1proz. Sodalösung ausgekocht zu werden brauchten, um gebrauchsfähig zu sein. Die Zangenblätter konnten direkt aus dem Kochapparat entnommen werden, falls genügend Zeit war, die Abkühlung abzuwarten, oder es wurden dieselben vermittelst steriler Pinzetten auf sterile Tücher bereitgelegt.

Bald lernte man, das Einfetten der Zange zu unterlassen, da es schwierig war, steriles Fett oder Öl vorrätig zu halten; allenfalls legte man die ausgekochte Zange in 1–2proz. Lysolwasser, um die Gleitfähigkeit derselben zu erhöhen.

In der Zeit der antiseptischen Periode hatten sich allmählich auch die Indikationen zur Anwendung des Instruments geändert. Abgesehen von ganz seltenen Fällen war es Schulregel geworden, die Zange erst nach völlig erweitertem Muttermund anzulegen, so daß die Verletzungen der Cervixwand bei Einführung vor vollständiger Erweiterung wegfielen; ferner hatte man gelernt, die Rotation des Kopfes möglichst abzuwarten. Man legte nicht mehr die Zange bei hochstehendem Kopf an, um ihn ins Becken hereinzuziehen, ebensowenig bei hohem Querstand, was jetzt durch die *Kjelland*sche Zange leider wieder Regel zu werden droht. Natürlich konnte die vollständige Drehung der Pfeilnaht aus dem schrägen in den geraden Durchmesser nicht immer abgewartet werden, sondern trotz der *Winckel*schen Warnung, man dürfe die Zange nicht bei Wehenschwäche anlegen, mußte oft zum Instrument gegriffen werden, weil es den schwachen Wehen nicht gelang, die Pfeilnaht in den geraden Durchmesser zu stellen und den Kopf auf den Beckenboden zu bringen.

Die Extraktion der Frucht wurde durch die Antisepsis nicht geändert; auch die Indikationen: Gefahr für Mutter und Kind blieben im ganzen bestehen, höchstens wurde die Indikation etwas laxer genommen als früher, da der seiner Antisepsis sichere Arzt sich sagen konnte, daß durch eine schulgerechte Zange allein keine Gefahr entstehen konnte.

Im Beginn der antiseptischen Ära wurde vor und nach Ausführung der Operation die Vagina antiseptisch ausgespült; und jedenfalls ist das vor der Operation auch heute noch zweckmäßig, wenn die Geburt schon lange gedauert hat, wenn das Sekret übelriechend ist, wenn Gonorrhöe oder genügender Verdacht auf eine solche vorhanden ist.

Man mußte sich aber klar sein, daß bei tiefstehendem Kopf kaum mehr die Scheidenwände von der Spülflüssigkeit getroffen werden, und daß dieselbe dann nur die Kopfhaut trifft. Etwas anderes ist es, wenn man genötigt ist, bei noch höher stehendem Kopf zu spülen, da trifft die Spülflüssigkeit noch einen Teil der Cervixwand. *Nach* der Zangenextraktion zu spülen, hat im ganzen weniger Sinn, man riskiert Verletzungen und Infektionen zu machen, oder es kann mal zum Eintritt der Injektionsflüssigkeit oder von Luft in die Uterinvenen kommen. Anders wenn bestehendes Fieber, übelriechendes Sekret vorhanden ist, dann wird eine Ausspülung des Uterus nach Austritt der Placenta mit doppelläufigem *Bischoff*schen Katheter am Platze sein.

Es ist hier der Ort, über das neu aufgekommene Kapitel der sog. Schulzangen ein Wort zu sagen. Ich bin immer ein eifriger Vertreter und Verfechter der erlaubten Indikation der Schulzangen gewesen und habe den Standpunkt der Kliniker bekämpft, welche die Zange für gefährlicher halten als den Kaiserschnitt und demgemäß die Zange seltener ausführen als den Kaiserschnitt.

Selbstverständlich müssen in solchem Falle alle Vorbedingungen einer gesundheitsgemäßen Zange erfüllt sein: Muttermund vollständig erweitert, Kopf fest im Becken, womöglich auf dem Beckenboden, Pfeilnaht rotiert oder mindestens im schrägen Durchmesser. Macht der Student eine solche Zange unter Anleitung des Chefs oder Assistenten oder assistiert er bei einer solchen, so lernt er die an der Lebenden bestehenden Schwierigkeiten erkennen und beurteilen, denn wir haben leider noch kein Phantom, was nur entfernt an die Verhältnisse bei der Lebenden heranreicht. Und wenn er eine solche Zange und ihre Schwierigkeiten kennengelernt hat, so geht er, wenn er allein draußen steht, mit mehr Vorsicht zu Werke und hütet sich vor falscher Indikationsstellung. Zangen, wo nicht alle Vorbedingungen erfüllt sind, darf in der Klinik in Anwesenheit von Studenten nur der Assistent ausführen bei strikter Indikation von seiten der Mutter oder des Kindes und muß dabei auf alles von der Regel Abweichende hinweisen. Ich kenne eine große Reihe alter Schüler von mir, die mir von Herzen dankbar sind, daß sie in dieser Weise lernten, in der Klinik geburtshilfliche Operationen auszuführen.

Im Gegensatz dazu gibt es eine Reihe von Kliniken aus denen der Student in die Praxis geht, ohne eine Zange an der Lebenden haben ausführen sehen, geschweige denn gemacht zu haben; wir müssen uns doch hüten, das Beispiel der französischen Gebärhäuser aus dem 18. Jahrhundert nachzuahmen, wo nur die Hebammen praktisch unterrichtet wurden.

Mit Einführung des Chloroforms ging man natürlich daran, bei jeder Zangenextraktion Narkose anzuwenden. Dies ist heute mit Recht nicht mehr üblich. Steht der Kopf tief auf dem Beckenboden, rotiert, so ist, zumal bei Mehrgebärenden, Narkose überflüssig. Anders wenn es sich, zumal bei engen Weichteilen, um eine voraussichtlich schwierige Zange, bei großem harten Kopf, handelt; da soll man der Gebärenden die Wohltat der Narkose gönnen, zumal sie fast ungefährlich ist.

Eine wesentliche Änderung in der Indikationsstellung der Zange hat die Einführung des Pituitrins in der geburtshilflichen Praxis gebracht. Diese aus dem Hinterlappen der Hypophyse des Rindes dargestellten Präparate, Pituitrin, Pituglandol usw., haben zweifellos einen wehenanregenden Einfluß auf den Uterus. Es entsteht kein Tetanus uteri wie bei hohen Secaledosen, bei Tenosin u. a., sondern richtige wehenartige Zusammenziehungen, abwechselnd mit Erschlaffungspausen. Ich habe mehrmals stürmische Wehen mit so kurzen Pausen erlebt, daß mir Angst fürs Kind wurde, aber nie einen Nachteil für die Frucht gesehen; keines wurde in seiner Lebensfähigkeit gestört.

Andererseits ist der Vorteil der Anwendung dieser Mittel in die Augen springend. Die Zangenanwendung in Klinik und Privatpraxis ist seither enorm gesunken. Am frappantesten war mir der Unterschied in der Privatabteilung der Klinik, wo bei Einhaltung der gleichen Indikationen in der Leitung der Geburten die Zangenfrequenz auf ein Drittel herunterging; ähnlich in der Klinik; hier ließ ich aber trotzdem hier und da zum Forceps greifen, um den Studenten nicht ganz die Gelegenheit zu Operationen zu entziehen.

Die günstige Wirkung des Pituitrins setzt sich mit und ohne Zangenwirkung auf die Nachgeburtszeit fort, indem tatsächlich die atonischen Blutungen nach der Zange seltener wurden, da sie nicht durch die zu rasche Entleerung des Uterus bedingt waren, wie seinerzeit *Münchmeyer* aus der *Leopold*schen Klinik behauptete, sondern durch dieselbe Wehenschwäche, welche überhaupt zur Zange geführt hatte und in der Nachgeburtszeit fortdauerte.

Durch die Anwendung der *Tarnier*schen Zange sind sicher eine Anzahl Kinder gerettet und vor der Perforation bewahrt worden; mit Zunahme des cervicalen Kaiserschnittes nahm die Zahl dieser Zangenkinder wieder ab.

Eine sehr sichere Unterlage für die Bedeutung der Antiseptik bei der Zangenanwendung gibt uns die Häufigkeit der Anlegung der Zange vor und bei der Antiseptik und die verschieden schwankende Mortalität und Morbidität der Operation. Dabei darf nicht außer acht gelassen werden, daß die Indikation zur Zange gegen früher viel seltener gestellt wird und die Zurückhaltung der Operateure in der Anwendung des Instruments eine viel größere geworden ist.

6. BECKENENDLAGE, STEISS- UND FUSSLAGEN

Es ist verständlich, daß zu Beginn des Jahrhunderts der vorsichtige *Boër* bei der Steißlage nichts vom Herabholen eines Beines wissen wollte, indem er betonte, daß die sog. gedoppelte Steißlage am schonendsten die mütterlichen Weichteile für den Austritt des Rumpfes und Kopfes vorbereitet. *Osiander* dagegen war auch hier zum Eingreifen bereit und streckte das Bein prophylaktisch, um hernach die Extraktion daran machen zu können.

Mitte des Jahrhunderts wurde die Behandlung wieder ruhiger, und es wurde nur bei strikter Indikation, Nabelschnurvorfall,

Sinken und Unregelmäßigkeit der kindlichen Herztöne, bei genügender Erweiterung des Muttermundes zur Streckung eines Beines gegriffen. Hier konnte die Entdeckung der Möglichkeit der Auscultation der kindlichen Herztöne durch *Kergaradec* von entscheidendem Wert sein. In Deutschland ist üblich, das vordere Bein herabzustrecken; *Runge* ging sogar so weit zu empfehlen, wenn das falsche hintere Bein zuerst geholt wurde, nachträglich noch das vordere zu holen. Die Franzosen dagegen (*Potocki*) empfahlen merkwürdigerweise, das hintere Bein als das der Wahl zu strecken.

Während Anfang des Jahrhunderts noch die von *Levret* empfohlene Anlegung der Zange am Steiß üblich war — die Steißzangen waren schon längst obsolet —, ist diese später weit weniger angewandt worden; hauptsächlich bei falscher Diagnose der Lage oder wo die Anwendung aller anderen Handgriffe im Stiche ließ.

Die Extraktion des vorliegenden Steißes mit dem gebogenen Zeigefinger ist bekanntlich meist keine leichte Aufgabe, wenn die Indikation durch exzessive Größe der Frucht oder Enge der mütterlichen Weichteile geboten ist.

Auch in diesem Jahrhundert wurde daher noch häufig der schon von *Smellie* empfohlene stumpfe Haken angewandt. Man machte aber oft die unangenehme Erfahrung, daß entweder eine Oberschenkelfraktur entstand oder eine Absprengung der Epi- von der Diaphyse, so daß manche Geburtshelfer den stumpfen Haken nur noch bei totem Kinde gestatten wollten. Ich habe längere Jahre den Haken in der Hallenser Klinik und Poliklinik mit Vorsicht anwenden lassen, mit mäßigem Erfolg; jedenfalls ist es ein Verfahren, was auch leicht im Stich läßt.

Besondere Liebe erwarb sich in der Praxis noch *Heckers* Vorschlag, die Extraktion mit der Schlinge, welche übrigens die Franzosen schon zu *Mauriceaus* Zeit empfohlen hatten. *Hecker* empfahl, die gewöhnliche Wendungsschlinge gut ausgekocht in die vordere Schenkelbeuge einzuführen; andere empfahlen Nabelschnurband; ein sehr unzweckmäßiges Verfahren, weil dadurch noch leichter als bei der Schlinge, schwerer, tiefgreifender und lange eiternder Decubitus in der vorderen Schenkelbeuge entsteht. Während *Kehrer* vorschlug, einen Gazestreifen mittels einer Polypenzange um die vordere Hüfte zu legen, wandten andere mit Nutzen die *Bellocque*sche Röhre an. Besonders zweckmäßig erwies sich ein Gummischlauch nach Vorschlag von *Runge* in einer gebogenen, nach unten offenen Röhre ums Bein geführt, dieser macht nicht so leicht wie die Schlinge einen Decubitus in der zarten Schenkelhaut der Frucht. Das zweckmäßigste Verfahren ist immer die Geradstreckung des vorderen Beines, die sich fast immer durchführen läßt, wenn man in tiefer Narkose den Steiß im Becken in die Höhe schiebt. Schließlich hat man nach Einbürgerung des Kranioklasts von *C. Braun* das Instrument zur Extraktion eines großen, im Becken eingekeilten toten Kindes empfohlen; die innere Branche wurde ins Rectum der Frucht, die äußere über deren Kreuzbein gelegt. Große Schwierigkeit machte von jeher der nachfolgende Kopf, weshalb auch hier eine Reihe verschiedener Handgriffe angewandt wurden. So in erster Linie der schon von *Smellie* empfohlene, dann wieder von *G. Veit* eingebürgerte Handgriff: Zeige- und Mittelfinger der einen Hand in die Fossa canina, die andere hakenförmig über die Schultern greifend. Wirksamer und für Beibehaltung der Flexionshaltung des Kopfes wichtiger ist der von *Lachapelle-Levret*, wo 2 Finger auf die Mandibula des Unterkiefers von der Mundhöhle her gesetzt werden und die andere Hand hakenförmig mit gespreizten Fingern über die Schultern faßt. Dieser Griff ist es, welcher nach seiner Wiederauffrischung durch *G. v. Veit* als *Smellie-Veit*scher Griff bezeichnet wurde. *G. v. Veit* hat das große Verdienst, durch Wiederauffrischung der halbvergessenen Handgriffe die Alleinherrschaft der Zange für den nachfolgenden Kopf beseitigt zu haben. Diese Griffe sind nämlich viel wirksamer als der Prager Griff, wo die gespreizten Finger der einen Hand, über den Nacken gelegt, kräftig nach abwärts ziehen und die Finger der anderen Hand zwischen die Füße greifen. Der Prager Griff verzichtet fehlerhafterweise ganz auf die Flexionshaltung des Kopfes; diese Griffe kamen seinerzeit unter der Vorherrschaft der Prager Schule auf, und darüber wurde der von *Smellie* vergessen. Noch weniger empfehlenswert ist der *Wigand-Martin*sche Griff, bei dem 2 Finger im Munde auf die Mandibula gesetzt werden, die andere Hand von außen durch den Uterus hindurch nach *Kristeller* einen Druck auf den Kopf ausübt. Der Fehler liegt am gemeinschaftlichen Operieren von außen und von innen, besonders falls die Hände gewechselt werden müssen und dadurch die Wahrung der Asepsis unmöglich ist.

Ist der Eintritt des Kopfes ins Becken durch ein stark vorspringendes Promontorium gehindert, so erleichtert denselben die von *Walcher* angegebene Hängelage. Die Gebärende wird dabei flach auf den Rücken mit dem Steiß auf den Bettrand gelegt, so daß die Beine herabsinken; die Beine müssen unterstützt sein, damit der Rumpf nicht abrutscht. Die Conjugata vera kann so um $1-1^1/_2$ cm verlängert werden. Diese Methode kann auch mit Erfolg verwendet werden, um den Eintritt des Kopfes ins

Becken zu erleichtern. Aber sie muß richtig ausgeübt werden, nicht wie *Ahlfelds* Abbildung in *Winkels* Handbuch: Bd. III, 1. Teil, S. 30 zeigt, sondern *Fehling*, Operative Geburtshilfe, 2. Aufl., S. 15, Fig. 5. Nur wenn die Kreißende richtig gelagert und gut unterstützt ist, tritt tatsächlich eine Erweiterung der Conjugata vera ein.

In der ersten Hälfte des Jahrhunderts war die Zange noch Alleinherrscherin, wenn der nachfolgende Kopf Schwierigkeiten machte; erst durch Wiederaufnahme der alten Handgriffe durch *G. Veit* ist die Anwendung der Zange am nachfolgendem Kopfe ziemlich verdrängt und dieselbe nur für einzelne Fälle noch gebraucht worden, so z. B. bei Krampf der Cervix, wo es nicht gelang, die Finger in den Mund zu bringen, wohl aber die dünneren Zangenblätter; endlich für vereinzelte Fälle von Drehung des Kinns nach vorn gegen die Symphyse. Immerhin tut man gut, nicht ganz auf die Zange am nachfolgenden Kopfe zu verzichten. Wenn die Finger ermüdet sind oder nicht genügend in die Höhe gebracht werden können, evtl. auch bei nach vorn gedrehtem Kinn, ist ein Versuch mit der Zange nicht zu unterlassen.

Selbstverständlich ist die Perforation des nachfolgenden Kopfes, das ultimum refugium, falls alle anderen Hilfsmittel fehlschlagen; doch begnügte man sich stets mit der Perforation und ließ den Kopf mit dem Rumpf im Zusammenhang, um ihn an letzterem zu extrahieren.

Bei Narkose haben natürlich die einzelnen Stadien der Handhilfe bei Steißlage große Vorteile gebracht; die Entscheidung, wann dieselbe einzusetzen hat, muß individuell getroffen werden, am ehesten wird ein kurzer Ätherrausch zur Entwicklung der Arme und des Kopfes zweckmäßig sein.

7. DIE WENDUNG

Ursprünglich, seit der Zeit von *Ambr. Paré*, verstand man unter Wendung ausschließlich die auf die Füße; erst im 19. Jahrhundert kam dazu die Wendung auf den Kopf. Dann unterschied man genauer: Wendung durch äußere, durch innere und durch kombinierte Handgriffe.

Das Verdienst der Angabe der Wendung auf den Kopf durch äußere Handgriffe gebührt *Wigand* zu Beginn des 19. Jahrhunderts. Das Verfahren setzt natürlich gute Beweglichkeit der Frucht voraus, Vorhandensein der Fruchtblase und genügend Fruchtwassermenge. Indikation gibt wohl meist Quer- oder Steißlage. Nach Feststellung der Lage des Kopfes und Steißes schiebt die eine

Hand den Kopf nach abwärts auf den Beckeneingang, während die andere den Steiß in den Fundus leitet; man tut dann gut, den Kopf zwischen 2 Polstern zu fixieren, bis Wehen kommen; evtl. regt man den Eintritt derselben durch Pituitrin an.

Die Wendung auf den Kopf durch innere Handgriffe ist wenig mehr üblich, sie ist von *Busch* angegeben, hauptsächlich für den zweiten Zwilling, um diesen nach Geburt des ersten auf den Beckeneingang zu leiten. Ich erinnere mich eines derartigen mit Erfolg ausgeführten Falles, aber wie selten liegt der zweite Kopf nach Geburt des ersten Zwillings so nah dem Beckeneingang, daß die Ausführung der Operation möglich ist. Ebenso paßt die Methode bei reichlich vorhandenem Fruchtwasser, um dem Abgleiten des Kopfes nach dem Blasensprung vorzubeugen. Die andere von *d'Outrepont* angegebene Methode der indirekten Wendung auf den Kopf ist heutzutage obsolet. Sie besteht darin, nach Wegschieben der Schulter vom Beckeneingang nach der dem Kopfe entgegengesetzten Seite, demselben den Eintritt zu ermöglichen, während die äußere Hand den Steiß in die Mitte des Fundus schiebt.

Der inneren Wendung auf die Füße ist nichts wesentlich Neues hinzugekommen, als daß man die Mithilfe der äußeren Hand durch Druck auf Kopf, Rücken, Steiß regelmäßig und zielbewußter anwendet. Einen großen Fortschritt hat diese Wendung durch Anwendung der Narkose gemacht, zumal wenn das Fruchtwasser schon länger abgegangen ist und der Uterus sich stark ums Kind zusammengezogen hat. Wie wichtig dies ist, erhellt daraus, daß bei einer Gerichtsverhandlung der Richter dem wegen Uterusruptur angeklagten Arzt zum belastenden Vorwurf machte, daß er kein Chloroform mit sich geführt und verwendet hätte. Bei einfacher Wendung auf die Füße ging im 19. Jahrhundert die Lehre meist dahin, nach gemachter Wendung Eintreten der Wehentätigkeit und Preßwehen abzuwarten und erst beim Einschneiden des Steißes die nötige Hilfe zu leisten.

Eine besondere Rolle spielt immer noch in den Lehrbüchern die sog. kombinierte Wendung nach *Braxton Hicks*; kombiniert heißt äußere und innere Handgriffe zugleich angewendet. Nun ist im 19. Jahrhundert von allen Schulen die Lehre ausgegangen, daß bei Wendungen äußere und innere Handgriffe zu gleicher Zeit exakt anzuwenden sind. Das Wesentliche der Wendung nach *Braxton Hicks* ist aber nicht die Kombination beider Handgriffe, diese ist selbstverständlich, sondern die *frühzeitige Ausführung* bei einer nur für 1—2 Finger durchgängigen Cervix. Ich habe daher für die Wendung nach *Braxton Hicks* den Namen frühzeitige Wendung eingeführt, bin aber auf keine große Gegenliebe meiner Kollegen gestoßen, die lieber an der alten falschen Bezeichnung festhalten. Die frühzeitige Wendung wird wesentlich ausgeführt bei Placenta praevia, um die Blutung zu stillen. Es genügt 1 oder allenfalls 2 Finger in die Cervix einzuführen, unterstützend wirkt eine leichte Narkose; der Finger stößt den vorliegenden Kopf zurück, die äußere Hand drückt dann die Schulter so weit entgegen, daß auch diese weggeschoben werden kann; darauf wird die zunächstliegende Rumpfpartie heruntergedrückt und dieses Verfahren so lange fortgesetzt, bis der Steiß auf den Beckeneingang kommt, es gelingt in die Schenkelbeuge einzuhaken und ein Bein herabzustrecken.

Durch dieses exakte Verfahren der Kombination äußerer und innerer Handgriffe gelingt die Wendung in einer sehr frühen Zeit. Die Blutung steht dann, aber nicht, weil der Steiß den blutenden Placentarlappen komprimiert, wie fälschlich behauptet wird, was aber sehr häufig gar nicht möglich ist, sondern weil nach Blasensprengung das untere Uterinsegment nicht weiter gedehnt wird und sich samt der anhaftenden Placenta in die Höhe zieht, so daß diese nicht weiter abgelöst wird.

Ausnahmsweise kann man das Verfahren auch anwenden wenn bei sehr enger Cervix die Nabelschnur vorfällt und sich nicht reponieren läßt; man läßt dann das Kind in Querlage liegen und wendet erst, wenn der Mutterhals zur sofortigen Extraktion genügend erweitert ist. Die Wendung nach *Braxton Hicks* ist seit den siebziger Jahren des 19. Jahrhunderts bei Placenta praevia an die Stelle des accouchement forcé getreten. *Schröder* hat ihren Wert in die klassischen Worte gekleidet: „Wende frühzeitig, extrahiere nicht."

Der Hauptnutzen, der demnach der Wendung im antiseptischen Zeitalter zuteil wurde, ist die frühzeitige Wendung und die Narkose bei verschleppter Querlage.

Eine antiseptische Spülung der Vagina und der Cervix ist bloß dann nötig, wenn die Wendung sehr verschleppt ist, übelriechendes Sekret abgeht. Hat man Narkose, so ist die äusere Antisepsis dadurch erleichtert, daß man aseptische Tücher an die Weichteile der Schenkel und Nates anklemmt. Die Desinfektion der Bauchdecke mit Jodtinktur wird dadurch überflüssig.

Bei einfacher Querlage und noch stehender Fruchtblase ist für gewöhnlich Narkose nicht nötig, allenfalls aber für eine schwierige Extraktion; unbedingt soll aber bei schwieriger Wendung nach frühzeitigem Wasserabfluß und eingekeilter Schulterlage die Narkose nicht versäumt werden. Passiert ein Unglück, wie Ruptur, so kann das strafrechtlich dem Arzt als Fehler angerechnet werden.

8. KÜNSTLICHE FRÜHGEBURT

Die künstliche Frühgeburt ist ganz ein Kind des 19. Jahrhunderts. Schon 1756 wurde sie von *Macauly* in England ausgeführt, doch kam sie erst Ende des 18. und zumal im 19. Jahrhundert durch den Engländer *Denman* zur Einführung und allgemeinen Beachtung. Er ging von der einfachen Beobachtung aus, daß dieselbe Frau, wenn sie ein enges Becken hat, ein frühgeborenes kleines Kind leichter gebärt als ein großes ausgetragenes. Von Beginn des 19. Jahrhunderts ab wurde die Frühgeburt in England gepflegt und verbreitet, während Frankreich unter dem Einfluß von *Baudelocque sen.* sich ihrer Einführung kräftig entgegenstemmte.

Erst unter dem Einfluß von *Velpeau* zwischen 1829—1835 änderte sich hierin auch die Situation in Frankreich. 1832 trat der Straßburger Geburtshelfer *Stolz* kraftvoll für sie ein. Der erste, der in Deutschland aktive Methode empfahl, war *Wenzel*, der 1802 sein Instrument zur Blasensprengung angab. Während die meisten Deutschen Geburtshelfer sich der herrschenden Methode zuwandten oder eigene Vorschläge brachten, widersetzte sich nur *Osiander* in seiner bekannten Starrheit auch dieser Neuerung. Frühzeitig empfahl dann *Schreiber* die Galvanisation des Uterus; positiver Pol an die Vaginalportion, negativer von außen auf den Fundus, fand aber keine große Nachahmung damit.

Die im Beginn naturgemäß am meisten geübte Methode war die von *Scheel* angegebene; die Blasensprengung im äußeren Muttermund, die für die damalige vorantiseptische Zeit die relativ ungefährlichste war. *Meißner* gab später ein troikartähnlich gebogenes Instrument an, um die Blase höher oben im Kanal zu sprengen, da viele Geburtshelfer doch einen Nachteil darin sahen, wenn schon bei sehr engem Muttermund die Blase sprang.

Die nächsthäufige Verbreitung fand die Einlage eines in Gummilösung getränkten Preßschwammes nach *Brüninghausen*, der unter Umständen gewechselt und durch einen dickeren ersetzt wurde.

Eine der frühesten Methoden neben dem Eihautstich war die von *Hamilton* angegebene manuelle Ablösung der Eihäute im unteren Eipol, vom inneren Muttermund aufwärts. Dies setzte eine Durchgängigkeit oder manuelle Eröffnung des äußeren Muttermundes voraus und beruhte auf der richtigen Beobachtung, daß das Wesentliche im Geburtsbeginn die Loslösung des unteren Eipoles sei und damit sein Inkongruentwerden mit dem unteren Uterinsegment.

Verfolgt man von Anfang ab die äußerst zahlreich publizierten Fälle von künstlicher Frühgeburt, so ist man erstaunt, wie relativ günstig die Gesundheitsverhältnisse dieser Fälle in der ersten Hälfte des 19. Jahrhunderts waren; wahrscheinlich weil ein großer Teil dieser Fälle nicht in allgemeinen Gebärhäusern und Kliniken entbunden wurde, und weil der leitende Arzt sich meist allein mit der Vornahme der Operation beschäftigte und die lernenden Ärzte und Studenten vollkommen ausgeschlossen waren. Bald erkannte man, daß der Spielraum zur Einleitung der Frühgeburt vom Beginn der Lebensfähigkeit ab ein viel zu vager sei, daß Kinder unter der 34. Woche gar zu wenig Aussichten haben weiterzuleben, und daß auch ihr Knochen- und Nervensystem in der frühen Zeit zu sehr unter dem Geburtsschock leiden. Allgemein ging man daher bis auf die 34. Woche herunter. Wie sich später zeigte, war auch diese Grenze noch zu weit; die Kinder sind dann allerdings meist lebensfähig und werden lebend geboren, aber sie am Leben zu erhalten, ist doch recht unsicher. Ich habe daher mit vielen anderen Geburtshelfern den Zeitpunkt auf die 35.–37. Woche beschränkt, am liebsten die 37. Woche. Auch da kamen noch manche Enttäuschungen vor, da die Entwicklung der Früchte doch individuell sehr verschieden ist und der Einfluß des nicht immer sichtbaren Vaters nicht außer acht zu lassen ist. Je besser von der Mitte des Jahrhunderts ab die Beckenmessung, Beckenaustastung, Schätzung resp. Messung der Conjug. diagon. und vera wurden, um so mehr gelang es, Fehlschläge zu vermeiden. Da die künstliche Frühgeburt vorzugsweise bei Mehrgebärenden und möglichst ausschließlich bei Verheirateten vorgenommen wurde, so fand man als sehr praktisch die Maßregel heraus, die Tage der evtl. fruchtbaren Kohabitation aufschreiben zu lassen.

Auch der Einfluß der *Lister*schen Entdeckung machte sich, wie überall in der Geburtshilfe, auch hier sehr spät geltend; erst von Mitte der sechziger Jahre ab, mehr noch vom Beginn der siebziger, machten sich die erwärmenden Strahlen der geburtshilflichen Antiseptik auch für die künstliche Frühgeburt bemerkbar.

Als wesentliche Hilfsmittel wurden Messungen der intrauterinen Frucht von außen nach *Ahlfeld* angewandt, deren leicht in die Augen springende Fehler durch die nur die halbe wahre Länge ergebende Messung noch verdoppelt wurde. Wertvoller ist schon der Versuch der Impression des Schädels ins Becken.

Während ursprünglich nach alten Krankengeschichten, besonders solchen einzelner Fälle, ca. 66% der Kinder in der Geburt zugrunde gingen, änderte sich im letzten Drittel des Jahrhunderts das Zahlenverhältnis; es gelang uns, ca. 80% der Kinder lebend zur Welt zu bringen und 70% lebend zu entlassen. So günstige Ergebnisse wie *Walcher* (Stuttgart) hat kaum jemand, der auf 200 künstliche Frühgeburten 87,4% lebende Kinder erzielte und davon 63,6% lebend entließ. Ein großer Vorteil für die meisten derartigen Früchte war, daß sie ehelich waren und Mehrgebärende zu Müttern hatten, die stillen konnten.

Es ist ein bleibendes Verdienst von *Dohrn*, hier energisch Front gegen *Spiegelberg* gemacht zu haben, der nach einer falsch aufgestellten Statistik den Nutzen der künstlichen Frühgeburt bestritt. *Dohrn* zeigte, daß man nur die Geburten *derselben* Frau am richtigen Ende mit der früher eingeleiteten vergleichen kann, und dabei kommt ein wesentliches Plus für die künstliche Frühgeburt heraus.

Eine schon in sehr früher Zeit (1844) angegebene Methode war die von *Cohen* (Hamburg), der eine intrauterine Einspritzung zwischen Uteruswand und Eihautsack empfahl. Bei Steißrückenlage der Patientin wurde mit einer langen gebogenen Zinnröhre warmes Wasser oder Teerwasser zwischen Uteruswandung und Eihäuten in Mengen von anfangs 60 ccm eingespritzt, später mehr. Unter Umständen wurden im ganzen 2—3 Einspritzungen und mehr gemacht. Die Anschauung *Cohens* ging ganz richtig dahin, daß dadurch ein Teil des Eies vom unteren Uterinsegment losgelöst und zum Fremdkörper werde, der als solcher Wehen erregt. Tatsächlich klangen während der nächstfolgenden 2 Jahrzehnte die Berichte über diese Methode in der Literatur sehr günstig; erst später wurde dieselbe durch einige Unglücksfälle (Sepsis, Embolie) verdrängt; an deren Stelle traten dann die aus Gummi hergestellten Dilatatorïen. Weit kürzer hielt sich die von *Peltzer* angegebene Einspritzung von 50—100 g Glycerin zwischen Eihäuten und Uterinwandung, die in einigen Fällen Vergiftungserscheinungen hervorrief.

In der Art der Wirkung schließt sich hieran die Methode von *Krause* (Dorpat 1855), welcher empfahl, elastische Katheter, besser solide Bougies von 35 cm Länge und 8—9 mm Dicke in die Uterushöhle zwischen Decidua und Eihautsack einzuschieben. Von dem Augenblick ab, wo wir begannen, alle diese Maßregeln unter den Schutz der Antisepsis zu stellen, also erst nach 1870, war die Methode einwandfrei geworden und erfreute sich großer Verbreitung. Die Hauptgefahr bei gespanntem Eihautsack und dünnen Eihäuten war Zerreißung der Eihäute; dann war unabsichtlich die *Scheel*sche Methode daraus geworden. Schlimmer schon war, wenn das Bougie die Placenta traf und den Rand loslöste. Einmal habe ich bei einem solchen Falle eine sehr unangenehme venöse Blutung erlebt, die nur durch Tamponade zu stillen war. Die Auscultation der vorderen Uteruswandung zur Feststellung des Placentarsitzes war doch ein zu unsicheres Verfahren. Zweckmäßiger erwies sich später die Feststellung des Placentarsitzes je nach Konvergenz oder Divergenz der runden Mutterbänder gegen die Uterushörner hin; man konnte darnach die Bougie entweder vorsichtig an der vorderen oder hinteren Uteruswand hinaufschieben. Nach 24 stündigem Liegen sollte, wenn nicht genügend Wehentätigkeit eingetreten war, eine dickere Nummer eingebracht werden.

Ein sehr altes Verfahren ist die Anwendung des Preßschwammes. Ursprünglich empfahl *Brüninghausen* konisch zugeschnittene und in feste Form gepreßte Preßschwämme, die, um sie resistenter zu machen, mit Gummilösung getränkt wurden. *Kluge* verbesserte später die Methode. Dieselbe erwies sich anfangs sehr wirkungsvoll, fand aber doch ihren Nachteil durch die starke Kompression der Cervicalschleimhaut und oberflächliche Nekrotisierung derselben und die dadurch vorliegende Möglichkeit der Infektion. Die erzielten Ergebnisse, besonders auch für das Leben des Kindes, waren nicht schlecht, da längeres intrauterines Manipulieren wegfiel, und durch die Einführung des Preßschwammes mit Instrumenten waren die aseptischen Ergebnisse gut. In den siebziger Jahren kam der Laminariastift in Gebrauch, welcher durch Einlegen in antiseptische Lösung, besser noch durch Auskochen in 5 proz. Carbollösung, steril gemacht wurde. Die Einlage wurde im Speculum gemacht, die Fixation durch sterile Gaze, so daß ein hoher Grad der Asepsis erreicht werden konnte. Die Stifte wirkten teils mechanisch irritierend, reflektorisch wehenerregend; andererseits bewirkten sie eine reflektorische Flüssigkeitsanschoppung der Cervixwände. In den späteren Jahrzehnten des Jahrhunderts kam die Laminaria mehr nur zur Erweiterung der Cervix für Fehlgeburten und Reste in Anwendung, wo sie das schonendste und rascheste, binnen 24 Stunden wirksame Mittel darstellte.

Als dann die Zeit des Fortschrittes in der Kautschukindustrie kam, war eines der ersten zur Verwendung kommenden Instrumente der Kolpeurynter von *Carl Braun*, der aber eher zur Scheidentamponade als zur Erregung der künstlichen Frühgeburt angewandt wurde. Dagegen kam in Nachahmung desselben eine Reihe anderer ballonartiger Instrumente auf, so der Dilatateur von *Tarnier*, welcher, intrauterin eingelegt und mit Wasser gefüllt, als wehenerregendes Mittel wirkte.

Eine Reihe bekannter Namen schloß sich mit Apparaten diesem an, so *Hegar*, *Madurowitz*, *Schauta*, *Baum* u. a. Ein neues Prinzip schlug *Champétier de Ribes* ein, der, um die Kompressibilität der Ballons zu vermindern, einen solchen aus Seidengewebe, innen und außen mit Kautschuk überzogen, herstellte; zugleich gab er dem Ballon die massivere Gestalt mit breitem oberen Rande, der eingedrückt den Kopf aufnehmen konnte. Ein ähnliches Modell stellte *A. Müller* (München) her, welches in Deutschland größere Verbreitung fand als das von *Champétier*.

Nachdem schon *Busch* seinen für manche Zwecke, so Erweiterung der Cervix, nicht unwirksamen dreiarmigen Dilatator aus Stahl angegeben, brachte *Bossi* Ende des Jahrhunderts seinen sechsarmigen Dilatator, der seine Stäbe durch Schraubenwirkung in die Cervixwand eintrieb und deren Wirkung durch kantige Vorsprünge unterstützte. Dieser Apparat fand im ganzen als etwas gewaltsames Verfahren keinen großen Anklang in Deutschland, zumal nicht zur Einleitung der Frühgeburt. Für andere Zwecke, Durchgängigmachung einer rigiden Cervix, besonders bei Krampf, aber nicht Carcinom, bei Fieber, jauchigem Ausfluß, wenn es galt, die Geburt rasch zu vollenden, habe ich nicht ungern und manchmal mit Nutzen von dem Instrument Gebrauch gemacht.

Viel schonender zur Cervixdilatation sind Ballons von Kautschuk, von welchen *Barnes* (1862) einen geigenförmigen zusammenlegbaren angab, versehen mit einem kleinen Täschchen zur Aufnahme des einführenden Fingers. Diese Ballons habe ich modifiziert, etwas schlanker, die Ecken stärker abgerundet, das Täschchen weggelassen. Die anfängliche Idee, den Ballon so einzuführen, daß die eine Hälfte in den Korpus, die andere in die Cervix zu liegen kommt, die engste Stelle in die Gegend des Os intarium, wurde bald aufgegeben, da der Ballon durch die entstehende Wehentätigkeit doch bald unter den inneren Muttermund heruntergetrieben wurde. Ich habe dann meinen *Barnes*schen abgerundeten Ballon ganz in die Uterushöhle selbst eingelegt und das Herausgleiten durch in die Cervix vorgeschobene Jodoformgaze verhindert.

Gegenüber diesen Maßnahmen treten Vorschläge auf von *Hofmeier, Kehrer, Fritsch,* nur die Cervix mit Gaze zu tamponieren oder Tampons in Glycerin, Ichthyolglycerin getränkt, in diese einzulegen. Für die Zwecke der Praxis, eine bei Blutungen aufgetretene Wehentätigkeit rasch und sicher in Gang zu bringen, hat sich die Verwendung der Jodoformgaze bewährt.

Ein Nachteil mancher Methoden, besonders der intrauterin und intracervical angewandten Ballontamponade ist der, daß die allmählich in Gang gebrachte Wehentätigkeit nach Herausnahme oder Herausfall des Tampons so leicht wieder erlischt. In früheren Jahren nahm ich darnach die Wendung nach *Braxton Hicks* auf die Füße vor, um unter genauer Kontrolle der Herztöne rechtzeitig zur Extraktion zu schreiten. Die Resultate waren recht günstig; ich habe z. B. einer Frau, die ihr erstes Kind durch Perforation verlor, vier lebende Kinder hintereinander verschafft, welche ich zusammen, schon als erwachsen, auf der Naturforscherversammlung in Stuttgart vorstellen konnte.

Seit wir im Pituitrin ein so vorzügliches und für den Foetus unschädliches Mittel (Wehenmittel) besitzen, bin ich von der Wendung abgekommen und empfehle für jede Methode, auch bei der Anwendung meines intrauterinen Ballons, rechtzeitig zum Pituitrin zu greifen, wenn die Wehentätigkeit nicht genügend in Gang kommt.

Der Siegeslauf, den die künstliche Frühgeburt bis gegen Ende des Jahrhunderts gemacht hatte, ist aufgehalten durch die verbesserte Kaiserschnittsmethode, da durch diese die Operation einen großen Teil ihrer Lebensgefährlichkeit verloren hat; die Ersparnis an Zeit und Mühe lockt eine große Zahl jüngerer Kollegen, aber auch älterer klinischer Direktoren zum Kaiserschnitt. Ich halte fest an der Frühgeburt für verheiratete Mehrgebärende, besonders da, wo die Schwangere vor dem Kaiserschnitt zurückschreckt, und empfehle die Vornahme derselben durch Spezialisten im Privathaus, wobei der Hausarzt eine zweckmäßige Assistenz bildet.

Die Indikationen haben im Laufe der Jahrzehnte gewechselt. Anfangs war es wesentlich das enge Becken, dessen Indikationsbreite sehr wechselte. Früher gingen manche Geburtshelfer bis selbst $6^1/_2$ cm Conjugata vera herunter. Heute stelle ich als untere Grenze bei plattem Becken 8 cm, bei allgemein verengtem $8^1/_2$ cm auf. Was nützt es, wenn man zu weit unter dieses Maß heruntergeht und dafür schwächere kleine Kinder geboren werden, welche den Schwierigkeiten der Geburt und des späteren Lebens nicht gewachsen sind. Bis nach Mitte des 19. Jahrhunderts war die künstliche Frühgeburt weit lebenssicherer als der Kaiserschnitt, rettete aber nur ca. ein Drittel bis die Hälfte der Früchte; der Kaiserschnitt war damals, vor Einbürgerung der Antisepsis, zumal in Anstalten eine recht gefährliche Operation, rettete aber dafür den größten Teil der Kinder.

Im Gegensatz zum engen Becken ist die Einleitung der künstlichen Frühgeburt da, wo es sich um das Interesse der Mutter handelt, nicht an einen bestimmten Monat gebunden, sondern wird wesentlich durch die Höhe der mütterlichen Lebensgefahr bedingt; so bei Hydramnion, chronischer Nephritis, inkompensiertem Herzfehler, schwerer Pyelonephritis. Bei Tuberkulose kommt nach heutiger Anschauung künstliche Frühgeburt nicht mehr in Betracht, die Mutter hat von diesem Eingriff keinen Nutzen mehr und das Kind den Schaden. Bei akuten Erkrankungen, wie Pneumonie, Typhus usw., macht man keine Frühgeburt, da hilft sich die Natur im Notfalle selbst, und in schweren Fällen ist das Kind doch verloren.

Interessante Aufschlüsse über die Entwicklung der künstlichen Frühgeburt bis zur Mitte des Jahrhunderts gibt die sehr fleißige statistische Arbeit *Hoffmanns* (1847). Bis Ostern 1844 waren demnach 524 Fälle von künstlicher Frühgeburt veröffentlicht, wovon *Sachsen* in einem Jahre 64 Fälle lieferte, *Ramsbotham* (England) allein 72, *Ritgen* (Gießen) in 7 Jahren 31. Von den 524 Fällen kamen 271 Fälle auf Deutschland, 192 auf England, nur 16 auf Frankreich, 34mal fand eine Wiederholung der künstlichen Frühgeburt statt. Die am häufigsten angewandte Methode war die künstliche Blasensprengung, doch liefert nach dieser Statistik der Preßschwamm viermal soviel lebende Kinder als der Eihautstich. Von 373 Neugeborenen wurden lebend geboren 250. Die Erkrankungs- und Mortalitätsziffer der Mutter ist eine sehr günstige. Im Wochenbett kamen auf die 524 Fälle 35 Erkrankungen und 17 Todesfälle. Das Mortalitätsverhältnis der künstliche Frühgeburt ist günstiger als das der Zange, Wendung, Perforation, Embryotomie, Kaiserschnitt. Man ersieht daraus, daß die künstliche Frühgeburt eine besonders gepflegte, und von den ersten Geburtshelfern persönlich ausgeführte Operation war.

Etwas mit Vorsicht aufzunehmen sind die Resultate der Statistik, die auf große Zahlen verschiedener Operateure und Kliniken aufgebaut sind. So gibt *Sarwey* (*Döderlein:* Handbuch) eine Statistik vom Ende des Jahrhunderts über 2200 Fälle. Diese muß natürlich anders lauten als die von der Mitte. Darnach sind 70,2 % der Kinder lebend geboren, von den Lebendgeborenen 80,2 % aus der Klinik lebend entlassen = 62,8 % der überhaupt geborenen Kinder. Die Zahlen der mütterlichen Mortalität haben keine so große Beweiskraft, sie schwanken von 2,56—4,76 %, während z. B. Tübingen nur 1,4 % hat.

In Straßburg hatte ich auf 40 künstliche Frühgeburten 80 % lebend geborene Kinder, 61,7 % lebend entlassen. Von 100 lebend Entlassenen lebten nach einem Jahre noch 82 % gegenüber 63,6 % der lebend entlassenen Kaiserschnittkinder. Noch bessere Resultate weist *Walcher sen.* auf, der von 220 geborenen Früchten 63,6 % lebend entläßt und am Ende des ersten Lebensjahres noch 79,1 % lebend nachweist.

Es ist demnach der Beweis geliefert, daß die schlechte Prognose der *Zweifel*schen und *Krönig*schen Klinik für die Kinder sehr übertrieben ist. Die Mortalität für die Mütter dürfte kaum 1 % übersteigen; ich habe unter allen meinen ca. 350—400 künstlichen Frühgeburten an vier verschiedenen Kliniken nur *eine* an Infektion verloren.

Man kann darnach den Schluß ziehen: Die künstliche Frühgeburt hat gehalten, was sie versprochen hat. Daß der Kaiserschnitt jetzt wenigstens für die Kinder bessere Resultate gibt, ist ein Fortschritt der Zeit. Die künstliche Frühgeburt stellt eine bleibende Bereicherung der Geburtshilfe dar; es ist wünschenswert, daß, im Gegensatz zur Klinik, der Geburtshelfer in der Praxis die Operation weiter kultiviert.

9. DER KAISERSCHNITT

Der Kaiserschnitt führte in den ersten zwei Dritteln des 19. Jahrhunderts ein kümmerliches Dasein. Seine Ergebnisse sind in dieser Zeit sogar schlechter als früher, da die unglücklichen Maxime der französischen Operateure, besonders *Lauverjats*, die Uterusnaht wegzulassen, durch Blutung nach außen und in die Bauchhöhle, und durch Kommunikation des die Lochien bergenden Uterusinneren mit der Peritonealhöhle zu Peritonitis reichlich Veranlassung gab; zugleich fallen die in dieser Zeit in Kliniken und Krankenhäusern vorgenommenen Kaiserschnitte in die Zeit der Zunahme des Puerperalfiebers. Während die aufstrebende künstliche Frühgeburt vorsichtig die Gefahren des Kindbettfiebers zu umgehen suchte und mehr mit der Lebensgefahr fürs Kind zu kämpfen hatte, haben die Kaiserschnitte trotz der *Semmelweis*schen Lehren mit zunehmender Mortalität zu tun; nur der Gewinn einer Anzahl sonst verlorener Kindesleben entschädigte dafür. Während man in den Mitteilungen praktischer Geburtshelfer ab und zu eine Publikation liest: „Mutter und Kind gerettet", hat das große k. k. allgemeine Krankenhaus in Wien im ganzen 19. Jahrhundert bis zum Jahre 1876 alle Kaiserschnitte verloren, ebenso ging es der Maternité in Paris und anderen großen Gebäranstalten. Eine rühmende Ausnahme in der Privatpraxis macht *Winckel sen.*, praktischer Arzt in Gummersbach, der von 13 in seiner Privatpraxis vorgenommenen Kaiserschnitten 8 durchbrachte und sämtliche Kinder rettete.

Es sind uns heute die Anschauungen unserer Vorgänger, was Kaiserschnitt betrifft, gerade so unverständlich wie das starre Festhalten am Miasma.

Beobachtungen von 13 wiederholten Kaiserschnitten aus den Jahren vor 1878, wo sich der Uterus mit der Bauchwand verwachsen fand, so daß die Bauchhöhle bei der zweiten Operation gar nicht geöffnet wurde, hätten die Augen öffnen können.

Ab und zu versuchten einzelne an dem starren Dogma der Behandlung der Kaiserschnittwunde zu rütteln. So empfahl *Ritgen*, den durch Schnitt eröffneten Uterus durch Einhaken des Fingers in den oberen Winkel aus der Hautwunde herauszuziehen, dann Kind und Placenta zu extrahieren und den Uterus erst zu reponieren wenn die Blutung ganz gestillt ist, was *Ritgen* durch kalte Umschläge auf den Uterus und die Muskelwunde zu erzielen suchte. In einem Falle blieb so der Uterus 1 Stunde 25 Minuten der Luft ausgesetzt. In einer statistischen Zusammenstellung wies *Kayser* nach, daß von 1801—1832 die Sterblichkeit des Kaiserschnittes 61 vom Hundert, 1833—1839 dagegen 49 vom Hundert betrug; und was sehr bemerkenswert ist, daß die Sterblichkeit nach Kaiserschnitt in Krankenhäusern viermal so hoch war als in Privathäusern. Auffallend sind die günstigen Ergebnisse bei zum zweiten Male ausgeführten Kaiserschnitten; so vollzog *Michaelis* den Kaiserschnitt bei derselben Frau Adametz viermal mit Erfolg. In der Literatur sind ferner 13 sichere Fälle wiederholter Kaiserschnitte verzeichnet. *Stolz* (Straßburg) findet in Frankreich im 19. Jahrhundert bis 1850 keinen, der mit dem Leben davonkam; ihm selbst dagegen gelangen von 6 Fällen 4, und sämtliche Kinder lebend. Er selbst kannte 17 Fälle von Wiederholung des Kaiserschnittes an derselben Person, einmal sogar dreimal, und einmal viermal. Man kann ruhig behaupten, der Kaiserschnitt führte überall eine traurige Existenz; auch noch zur Zeit, wo die antiseptische Methode in ihren Erfolgen sich hätte bemerkbar machen sollen.

An manchen Kliniken wurde deshalb der Kaiserschnitt fast nie ausgeführt. So sah ich an der *Credé*schen Klinik, die doch über ein reiches Material an engen Becken verfügte, nur *einen* Kaiserschnitt in 7 Jahren, während wir öfters mehrfach in einer Woche perforierten. Der Zufall kann ja auch mitgespielt haben; jedenfalls kam damals nie ein osteomalacisches Becken vor.

So standen die Verhältnisse, als *Porro* 1876 (damals Pavia, später Mailand), gedrückt durch die schlechten Ergebnisse der Schnittentbindung, auf Mittel zur Abhilfe sann. Er sagte sich mit Recht, daß es die Kommunikation der anfangs Blut, dann Lochialsekret absondernden Uterushöhle ist, welche die Infektion der Peritonealhöhle bedingt. Gelingt es, diese auszuschalten, dann kann dem Peritoneum keine Gefahr drohen. Er arbeitete sich dann nach den damals üblichen Grundsätzen der Exstirpation großer myomatöser Uteri sein Verfahren aus, den Uterus samt den Eierstöcken zu entfernen. Als vorsichtiger Sohn der Kirche erbat er sich erst die Erlaubnis seines Erzbischofs, die dieser in sehr vernünftiger Weise erteilte, mit der Begründung, daß es besser sei, wenn ein Teil geopfert werde, als daß das Ganze zugrunde gehe.

Der Porro-Kaiserschnitt leitete eine neue Etappe in der Geschichte des Kaiserschnittes ein; war ihm infolge der bald auftretenden Verbesserungen der alten Methode keine große Verbreitung beschieden, so hat er sich doch sein bestimmtes Gebiet erhalten;

bei großen Myomen mit Schwangerschaft, bei verjauchtem Uterusinhalt, bei Osteomalacie, zu deren genauer Kenntnis gerade die Wegnahme der Ovarien mitsamt dem Uterus führte.

Anfangs war natürlich der Enthusiasmus groß, als gezeigt wurde, daß der bisher so lebensgefährliche Kaiserschnitt dieser Gefahr entkleidet war, indem tatsächlich die Methode nach *Porro*, besonders mit extraperitonealer Stumpfversorgung, ungeahnt gute Erfolge aufwies.

Bald aber machte sich eine Reaktion geltend, die besonders gegen die Opferung des Uterus und der Ovarien auftrat. Das Verdienst, diese Reaktion eingeleitet und durchgeführt zu haben, gebührt *Sänger*, welcher damit der Reformator des klassischen Kaiserschnittes wurde. Ehedem war immer das Klaffen der Uteruswunde als das verderbliche Moment in die Augen gefallen; *Sänger* suchte dem vorzubeugen, indem er einen Streifen Muskelgewebe von 1 cm Breite parallel der medianen Incision abtrug und die Serosa auf 1—2 cm loslöste und nach innen einfalzte. Daß die Serosa außerordentlich rasch zur Verklebung führt, konnte ich bald darnach bei einem Kaiserschnitt an einer Moribunden nachweisen. Bei einer infolge von Meningitis sterbenden Schwangeren wurde im Interesse des Kindes der Kaiserschnitt ausgeführt, die Serosa von der medianen Incision aus nach der Seite auf 0,5 cm losgelöst, nach einwärts gestülpt und vernäht. Bei dem 12 Stunden hernach erfolgten Tod waren die Serosastreifen fest verklebt, ein Beweis dafür, daß die Verwachsung des Peritoneums rasch vor sich geht. In der Tat gingen die weiteren Bestrebungen dahin, eine feste Vereinigung des Uterus mit der Serosa zu schaffen; um der Gefahr der Kommunikation des Uterus mit der Bauchhöhle vorzubeugen; so von *Pillon, E. Martin, Olshausen. Lauverjat,* dem die Geburtshilfe den unheilvollen Vorschlag verdankt, den Uterus nicht zu nähen, wandte sich allerdings unbegreiflicherweise auch gegen diesen Vorschlag.

Sänger schuf also als erster die Naht des erhaltenden Kaiserschnittes durch Resektion eines schmalen Muskelstreifens und Einfalzung des Peritoneums auf 0,5 cm Breite. Als Nahtmaterial empfahl er Silberdraht, der von *M. Sims'* Blasenscheidenfisteloperationen und *Hegars* Prolapsoperationen her genügend bekannt und empfohlen war; die oberflächlichen, die Wunde einander nahe lagernden Nähte bestanden aus Seide. *Sänger* fand bald Nachahmer, so vor allem *Leopold.* Der 1884 erstmals von *Sänger* vorgenommenen Operation folgten bald andere, so daß 1886 *Sänger* schon von 26 konservativen Kaiserschnitten berichten konnte, mit 70% Heilungen. Unter den 7 Todesfällen war dreimal die septische Infektion schon vor der Operation vorhanden.

Schon *Sänger* empfahl die temporäre Umschnürung des Collum oder unteren Uterinsegments mit einem dünnen Gummischlauch, um der Kreißenden das Blut zu sparen; methodisch bildete das Verfahren *P. Müller* aus; die Mehrzahl der Operateure folgte ihm darin nach; doch wurde es später wieder aufgegeben, da längere Umschnürung unter Umständen eine störende Atonie des ganzen Uterus hinterließ.

An Stelle der medianen Incision in der mittleren Uteruswandung wurde später von *P. Müller* der Fundusschnitt empfohlen, der vom Fundus aus die obere vordere und hintere Wand auf eine kürzere Ausdehnung durchsetzt. Die Zusammenziehung dieser Partie ist eine gute, doch besteht die Gefahr der Verklebung der Uteruswunde mit Netz oder Därmen; während bei der üblichen Schnittrichtung höchstens eine Verlötung der jungen Narbe mit der Parietalserosa zustande kommt. Groß war die Begeisterung, als später *Fritsch* den queren Fundalschnitt von einem Tubenansatz zum anderen angab, der vor Blutungen gänzlich schützen sollte. Das war nun tatsächlich nicht der Fall; auch bestand die Gefahr vermehrter Adhäsionen, und, was besonders in späteren Jahren auffiel, die Gefahr der Uterusruptur, des queren Fundalschnittes in folgenden Schwangerschaften.

Wenig Nachahmung hat der Vorschlag *Cohnsteins* gefunden, die Uterusincision an der hinteren Uteruswand anzulegen unter Hinzufügen einer Drainage durch den Douglas. Allerdings ist man von der prophylaktischen Drainage in reinen Fällen sehr zurückgekommen.

Nachdem einmal grundsätzlich die Naht der Uteruswunde in allen Ländern angenommen war, ist nicht verwunderlich, daß alle bedeutenden Operateure und alle Schulen sich mit derselben beschäftigten. So blieb bald von der *Sänger*schen Uterusnaht nicht viel übrig; die Uterusresektion gab er selbst bald auf; gegen die Falznaht erklärte sich *Schröder*; die meisten machten eine tiefe, seromuskuläre Naht und daneben Faltenbildung der Serosa mit *Lembert*schen Nähten. Als dann die fortlaufende Naht mit Catgut üblich geworden war, kam auch diese vorübergehend zur Anwendung, wurde aber bald wieder verworfen. Dagegen wurde jetzt mit Vorteil die Uteruswunde in Etagen genäht. Merkwürdigerweise hatte *Sänger* das Prinzip aufgestellt, die tiefen Nähte dürften die Decidua nicht mitfassen, aus Furcht, daß dadurch Bakterien des Uterus usw. in den Kreislauf oder die Peritonealhöhle kämen; eine Sorge, der ich nie huldigte, weshalb ich von Beginn ab tiefgreifende, die Decidua mitfassende Nähte legte. Einzelne Operateure wandten vorübergehend auch die Uteroparietalnaht an, mit gutem Erfolg; aber auf die Dauer konnten doch lästige Beschwerden entstehen. So war in etwa 10 Jahren das Bild des Kaiserschnittes ein ganz verändertes; und diese Ära fiel zum Glück in die Zeit, wo die Antisepsis auch in der Abdominalchirurgie klärend wirkte.

Zum Glück kam ein neues Nahtmaterial auf. Ehedem war die Naht wohl hauptsächlich darum aufgegeben worden, weil nach dem Nähen mit Seide, Zwirn, Hanf, regellos Eiterungen kamen und dadurch leicht Platzen der Uteruswunde bedingt war. *Lister* gab als steriles Nahtmaterial das Catgut an, aus Schafdarm hergestellt; doch sah man bald ein, daß Weichcatgut nicht haltbar genug war; man lernte das Catgut mit Metalloiden imprägnieren, Chromsäure, Jod, welches die Kliniken selbst präparierten; dann lieferte allmählich die Fabrikation vorzügliche Sorten von Seide, bis zu sehr feinen Nummern herunter. Daneben wurde nach französischem Vorbild Silber verwendet, und nach dem Vorgang von *M. Sims* Silberdraht, den auch bald *Simon* und *Hegar* bei ihren Operationen anwandten.

Da die Gefahr des Wiederaufgehens der Uterusnaht bald ausgeschaltet war, kamen auch Nachblutungen seltener vor, und die ehemals üblichen Mittel, Secale usw., Präparate, Einlegen von Eisstückchen in den Uterus, Eiskompressen kamen außer Mode. Neben kräftiger Kompression des Uterus erwarb sich nur die Tamponade des Uterus mit Jodoformgaze einen Wert. Man lernte bald die Blutung aus der Placentarstelle durch rasche und vollständige Entfernung derselben stillen, und die Verzweiflungsoperation der Totalexstirpation des entleerten Uterus wegen unstillbarer Blutung blieb bald vereinzelt. Die präventive Umschnürung des unteren Uterinsegments mit einem 0,5 cm dicken elastischen Schlauch war anfangs sehr üblich und war zweckmäßig anzuwenden, bis die Operateure in der raschen, zuverlässigen Anlegung der Uterusnaht geübt waren; dann verschwand sie allmählich und wurde nur ab und zu noch geübt, wo Myome in der Uteruswand eine gleichmäßige und gute Zusammenziehung hinderten; statt des Gummischlauches, der leicht nachher Erschlaffung der umschnürten Portio hinterließ, wandte man geschnittene Kompressen an.

Hatte so in den achtziger Jahren der Kaiserschnitt langsam seine Schrecken verloren, so änderten sich infolgedessen allmählich die Indikationen; man ging viel weiter. An einzelnen Kliniken — später an allen — wurde die Perforation des lebenden Kindes ganz verlassen und nur noch in der Privatpraxis unter Umständen als erlaubt anerkannt.

Die früher scharfe Grenze zwischen absoluter und relativer Indikation zum Kaiserschnitt war nicht mehr zu halten, natürlich immer lebendes Kind vorausgesetzt. Die frühere untere Grenze des Kaiserschnittes mit $6^1/_2$ cm Conjugata vera wurde bald auf $7^1/_2$ resp. $7^3/_4$ heraufgedrückt. Eine scharfe Grenze läßt sich auch deswegen nicht aufrechterhalten, weil durch eine unerwartete Größe des Kopfes die relative Indikation leicht eine absolute werden könnte. Sehr zweckmäßig wurde Ende des Jahrhunderts der Name Kaiserschnitt durch „Schnittentbindung" ersetzt, weil damit etwas Fürchterliches für das Publikum wegfiel und die Frau sich in ihren Geburtsnöten leichter zur Operation entschließt, wenn der Arzt ihr klarmacht, daß er sie durch einen einfachen Schnitt von ihrem Leiden befreien könne.

Hatte man durch *Porros* Vorgehen gelernt, daß sauberes Handeln beim Kaiserschnitt und exakte Naht mit Vermeidung von Nachblutung und Einlaufen von Uterusinhalt in die Bauchhöhle die Hauptsache darstellt, so zeigte sich doch im weiteren Verlauf, daß nicht immer bei gleicher Operationsmethode die Resultate einander ebenbürtig sind. Mit der Vervollkommnung der Bakteriologie lernte man erkennen, warum einmal ein Uterusinhalt für die Bauchhöhle sehr gefährlich ist, ein andermal nicht.

Man mußte von da ab mit der Tatsache rechnen, daß bei Fieber in der Geburt, bei übelriechendem Fruchtwasser, der Uterusinhalt, zumal bei Vorhandensein von Keimen, dem Kaiserschnitt durch seinen Inhalt trotz strengster Antisepsis gefährlich werden kann. Dies führte einmal dazu, dann ganz auf den Kaiserschnitt zu verzichten, das zweifelhafte Leben des Kindes zu opfern, und lieber Perforation zu machen; oder den uneröffneten Uterus samt Kind zu entfernen, eine Art Porro zu machen. Ein Fortschritt, der allerdings ins 20. Jahrhundert fällt, war der extraperitoneale Kaiserschnitt, den *Frank* (Köln) zuerst angab und ausführte; eine Art uterovaginaler Kaiserschnitt, 100 Jahre nach dem von *Jörg* angegebenen. Der Gedanke von *Frank* war ganz richtig, daß ein Eingehen von der Cervix aus eine viel weniger große und weniger gefährliche Kommunikationsöffnung mit der Bauchhöhle schafft, daß die Blutung geringer ist, und daß die so gemachte Öffnung hernach viel geschützter unterhalb des Peritoneums liegt. *Frank* suchte sich den Platz zum Eingehen aus unterhalb der Falte, wo sich das Peritoneum von seiner festen Haftstelle am Uterus locker zur Blase herüberschlägt, und von wo aus es möglich ist, das Peritoneum wenig schneidend, mehr stumpf von der Cervix nach unten abzuschieben. *Latzko, Döderlein, Sellheim, Küster* vervollkommneten diese Methode; der Schnitt mußte in die Cervix etwas seitlich von der Mittellinie fallen, Verletzung der Blase und Ureteren war nicht ganz ausgeschlossen, und es blieb eine weite Höhle im Bindegewebe, das durch eingelangte Keime leicht zur Vereiterung gebracht werden konnte; zudem riß manchmal das losgelöste dünne Peritoneum durch, und es war Kommunikation mit der Bauchhöhle ungewollt vorhanden.

Es war demnach ein zweckmäßiger Fortschritt, absichtlich von einem tiefen Hautschnitt quer über der Symphyse die Cervix freizulegen, Blase mit Peritoneum stumpf abzuschieben, das Peritoneum quer zu eröffnen und nach unten und oben abzuschließen, bis eine genügende Öffnung gegeben war, den Kopf und darnach das übrige Kind zu entfernen. Darnach wurde die durchschnittene Muskelwand der Cervix mit Knopfnähten oder fortlaufender Naht geschlossen und darüber das eröffnete Peritoneum mit Nähten, die nicht in die Tiefe griffen. So blieb die ganze Uterus-Cervix-Wunde ungestört. Die Erfolge waren dementsprechend großartig, man konnte auch bei Fieber noch den Kaiserschnitt ausführen und das Kind samt der Mutter retten. Allerdings mußte die Vorsicht geübt werden, zweifellos infizierte Fälle nicht anzufassen und hier lieber zur Perforation zu greifen.

Dieser cervicale Kaiserschnitt, ursprünglich extraperitoneal, dann transperitoneal, ist als ein großer Fortschritt der operativen Geburtshilfe zu buchen, er hat den klassischen Korpusschnitt sehr verdrängt; während der letztere von einigen Operateuren nur für Behandlung der Placenta praevia reserviert ist, wird der erstere auch hier angewendet. Der Kaiserschnitt beherrscht heute die Geburtshilfe unter dem einfachen Namen Schnittentbindung. Zum Glück hat er die Perforation ganz verdrängt; bedauerlicherweise auch die künstliche Frühgeburt, die in der Hand einzelner Geburtshelfer noch ein bescheidenes Dasein fristet.

Der *Kaiserschnitt nach Porro*, Amputatio uteri ovarica, hat neben den verbesserten Methoden des konservativen Kaiserschnittes sein kleines, scharf begrenztes Feld behalten.

Bei der ersten Operation verfuhr *Porro* ähnlich wie ehedem *Sp. Wells* bei der Ovariotomie; der ligierte Stiel wurde extraperitoneal im unteren Bauchwinkel fixiert, so daß die ganze Mortifikation sich außerhalb der Peritonealhöhle abspielte und so Infektionen vermieden wurden. Einer der ersten Fortschritte war von *Litzmann* angegeben; die Umschnürung des Collum in der Gegend des Os internum mit einer elastischen Ligatur, später durch einen soliden Seidenfaden, der an der Kreuzungsstelle der beiden Seidenfäden festgeknotet wurde. Dann kam die extraperitoneale Befestigung des Stumpfes nach der von *Hegar* für Myome im Anfang der Antiseptik ausgearbeiteten klassischen Methode, welche bei raschem Verschluß des parietalen Bauchfells unterhalb der Ligatur die ganze Abstoßung des Stumpfes außerhalb der Peritonealhöhle ermöglichte. Die Abstoßung des rein puerperalen Stumpfes erfolgt durchschnittlich zwischen dem 16.—20. Tag; verzögerte sich dieselbe, so konnte man nach Lockerung der Ligatur den Stumpf in der absolut blutleer gemachten Region abtragen; darnach schloß sich der Trichter rasch spontan oder konnte per secundam durch Nähte geschlossen werden. Als dann die intraperitoneale Stielbehandlung der Myome durch die Versenkung des Stieles nach den Methoden von *Schröder, Chrobak, Hofmeier* u. a. abgelöst wurde, ging man auch bei der Porro-Operation daran, den Stiel zu versenken; isolierte Versorgung der Spermatica, der Gefäße der Ligamenta lata, der Uterina ging voran, dann Vernähung der zuvor desinfizierten Cervixhöhle in 1 oder 2 Etagen, Übernähung des Peritoneum nach *Chrobak* derart, daß der Stumpf sub- oder retroperitoneal versenkt wurde. Auf diese Weise waren die Heilungsergebnisse der Porro-Operation gegen früher glänzend.

Die von manchen statt Porro angewandte Totalexstirpation gehört strenggenommen nicht hierher. Auch die Inversion des abgetragenen Stumpfes in die Vagina und Befestigung daselbst hatte allerdings den Vorteil, die Nekrotisierung und Sekretion aus der Bauchhöhle auszuschalten; sie konnte sich aber nicht dauernd einbürgern.

Wie bei der Myomotomie erhob sich auch hier die Frage: sollte man die Ovarien zurücklassen oder entfernen? Bei der ersten Operation von *Porro* wurden die Ovarien entfernt, ebenso bei den ersten Nachfolgern. Dann erhob sich eine Reaktion dagegen; viele Operateure ließen die Ovarien zurück, um die Ausfallserscheinungen zu mildern. Nachdem die Porro-Operation aber gezeigt hatte, daß bei Entfernung der Ovarien in den meisten Fällen, bis zu 80% und mehr, die Osteomalacie rasch und dauernd ausheilte, war es Pflicht, bei dieser Erkrankung im Interesse der Dauerheilung dieselben mitzuentfernen, nachdem es sich erwiesen hatte, daß die von *Zweifel* und *Krönig* empfohlene Abtragung der Tuben oder die Einpflanzung der Ovarien an anderer Stelle nicht genügt. Die von mir zuerst empfohlene Kastration nicht puerperaler Fälle wurde allgemein angenommen.

In vereinzelten Fällen bedurfte es aber Festhaltens an der extraperitonealen Stielversorgung, so für die, wo Porro wegen Sepsis des Uterusinhaltes vorgenommen wurde und wo die Totalexstirpation des infizierten Organs doch nicht so sicher war; dann bei inoperablem Collumcarcinom, wo schon die Parametrien infiziert sind.

Entfernt man hier das Kind mittels des klassischen Kaiserschnittes und versenkt den resezierten und vernähten Uterus in der üblichen Weise, dann entsteht sehr leicht eine aufsteigende Sepsis, wie ich mehrmals gesehen. Das richtige ist daher, das Collum, an dessen Os internum das Korpus abgetragen ist, streng extraperitoneal nach *Hegar* zu fixiren, den Trichter gut mit Gaze auszustopfen, nachdem er mit Kohle und Jodoform ausgepulvert ist, und zu warten, bis er spontan abgestoßen ist. Dann ist wenigstens eine gewisse Hoffnung, daß die Kranke ihr trauriges Dasein im Interesse des Kindes noch einige Zeit weiterführt.

Nach der Statistik war schon Ende des Jahrhunders die Mortalität auf 20–25% gefallen, jetzt ist dieselbe, wo es sich nicht gerade um Sepsis oder Carcinom handelt, zweifellos noch günstiger geworden.

Die Indikation für Porro-Operation soll unbedingt auch künftig festgehalten werden:

1. Bei *septischer Infektion* des *Uterus* intra partum, wo die Entbindung durch Perforation auf natürlichem Wege nicht mehr mit Erfolg ausgeführt werden kann.
2. Unbedingt bei *florider Osteomalacie*; die Abtragung der Eierstöcke und Versenkung des genähten Uterus hat keinen Sinn und erhöht die Gefahr.
3. Eine immer seltenere Indikation wird heutzutage unstillbare *atonische Nachblutung* nach klassischem Kaiserschnitt oder sogar nach einfacher Geburt sein.
4. *Myome*, welche, die Uteruswand durchsetzend, *die Geburt unmöglich* machen oder ohnehin mit dem Uterus entfernt werden müssen; ebenso, wie schon erwähnt, bei *inoperablem Collumcarcinom.*
5. *Atresien der weichen Geburtswege*, besonders Collum und Vagina, welche die Durchleitung eines Kindes oder den Abgang des Lochialsekrets unmöglich machen, sind jetzt immer seltener und kamen früher nur nach schwerer puerperaler Beckeneiterung vor.

Die Behandlung der Uterusruptur gehört eigentlich strenggenommen nicht hierher, unter Umständen kann aber die Abtragung eines schwer zerrissenen Uterus allerdings einem Porro ähnlich werden.

10. VAGINALER KAISERSCHNITT

Das Verdienst, diese Operation erdacht, technisch studiert und zuerst noch Ende des 19. Jahrhunderts ausgeführt zu haben, gebührt unbedingt *Dührßen*. Vorläufer der Operation waren die ebenfalls von *Dührßen* zuerst angegebenen seitlichen bis zum Os int. reichenden tiefen Cervixincisionen, die er später auf 4 vermehrte, welche er aber nur bei entfaltetem unterem Uterinsegment zu machen rät und allenfalls, um starker Blutung vorzubeugen, zwischen 2 Billroth-Klemmen anlegt. Später gab er die Methode an, durch den so durchgängig gemachten Cervix einen Metreurynter einzuführen, ihn auf Kindeskopfgröße mit Wasser zu füllen und so durch die Cervix durchzuziehen, um dem Kindeskopf den Weg zu bahnen, oder den spontanen Durchtritt durch Dauerzug zu unterstützen. Weitere Studien, vor allem wohl auch das Vorgehen von *Segond* und anderen französischen Autoren, welche die vordere Cervixwand nach Abschiebung der Blase bis über den inneren Muttermund spalteten, um kindeskopfgroße Kugelmyome zu extrahieren, brachten ihn durch Studien an Leichen und Gefrierschnitten auf den Gedanken, die rapide Spaltung der vorderen und hinteren Cervixwand mit Fortsetzung des Schnittes ins Vaginalgewölbe vorzuschlagen; er nannte dann diese Operation „vaginaler Kaiserschnitt". Im April 1896 führte er den ersten aus, nachdem er die erste Publikation darüber April 1895 in der Deutschen Ärztezeitung veröffentlicht hatte. Unabhängig von ihm hatte *Acconci* in Italien dieselbe Operation Juli 1895 zuerst ausgeführt. Es erhob sich nun ein höchst überflüssiger Prioritätsstreit darüber, wem die Ehre gebühre, die Operation der wissenschaftlichen Welt geschenkt zu haben, wobei natürlich die Franzosen, an der Spitze *Pozzi*, den Italienern die Priorität zuerkennen wollten. Zweifellos ist aber, daß das Verfahren so gründlich allseitig von *Dührßen* vorbereitet, ausgeführt und publiziert wurde, daß wir keinen Anstand nehmen, den vaginalen Kaiserschnitt als eine Tat *Dührßens* anzuerkennen.

Es war die Zeit, wo das vaginale Operieren dem abdominalen Vorgehen eigentlich grundlos vorgezogen wurde; es war die Zeit der Furcht vor dem Peritoneum, während die Scheidenkeime in ihrer Bedeutung unterschätzt wurden.

Damals mühte man sich grundlos ab, Ovarialcystome, die bis zum Nabel reichten, selbst multilokuläre, große Myome vaginal zu enucleieren; Pyosalpingen mit schwieriger Technik und steter Gefahr von Nebenverletzungen vaginal zu entfernen. *Dührßen* war mit *Péan, Landau* ein Hauptvertreter dieser Richtung. Zum Glück ist diese überwunden, und man zieht für die meisten Eingriffe die Operation vom Abdomen aus vor, wo der Eingriff nicht gefährlicher ist und dem Auge eine weit bessere Übersicht gewährt.

Der vaginale Kaiserschnitt hat sich ein Gebiet bewahrt, wenn es auch im Vergleich zum Beginn eingeengt ist.

Modifikationen gab später *Bumm* an, der, obwohl für gewisse Fälle mit Unrecht, auf den hinteren Cervixschnitt verzichten wollte und der den allerdings richtigen Namen Hysterotomia vaginalis ant. schuf. Tiefe Vaginalincision, den Levator ani durchsetzend, mit Dammspaltung wurde dann besonders von *Schuchardt* angegeben und empfohlen und als *Schuchardt*sche Scheidendammincision weitergeführt.

Während der alte klassische Kaiserschnitt nur allein den Zweck verfolgte, die Frucht zu retten, welcher ein zu stark verengtes Becken den Durchtritt unmöglich machte, setzt im Gegenteil der vaginale Kaiserschnitt ein genügend weites Becken, Conjug. vera 7—8 cm, voraus; er ist nur bestimmt, den Widerstand der Weichteile auszuschalten, wenn zu einer beliebigen Zeit der Schwangerschaft die Entwicklung der Frucht bei uneröffnetem Cervicalkanal im Interesse der Mutter, des Kindes oder beider sofort nötig ist. Ob man diese Operation vaginalen Kaiserschnitt oder Hysterotomia ant. heißen soll, ist ein überflüssiger Streit; die Hauptsache ist, eine lebende Frucht auf neu geschaffenem Wege sofort zu entwickeln.

Der vaginale Kaiserschnitt kommt also in Betracht, wenn die Entbindung dringend nötig ist und die Cervix noch ganz geschlossen oder durch Narbengewebe (carcinomatöse Verhärtung?) der Erweiterung zu großen Widerstand entgegensetzt. Ferner, wenn die Entbindung im Interesse der Mutter schleunigst geboten ist; also vor allem bei vorzeitiger Lösung der Placenta, bei Eklampsie, dann bei drohender Erstickung bei der Geburt infolge von Herz- und Lungenerkrankung. Der Uterus kann auf diese Weise zu jeder Zeit, auch vor der Lebensfähigkeit der Frucht, entleert werden. Tatsächlich hatten wir Geburtshelfer alle den Eindruck, daß durch den vaginalen Kaiserschnitt die Prognose für Eklampsie besser geworden wäre; später änderten sich die Anschauungen und damit die Methode der Behandlung.

Die Operation, wobei nach Entleerung des Uterus und Entfernung der Frucht die Totalexstirpation des Uterus ab vagina folgte, nennt *Dührßen* radikalen vaginalen Kaiserschnitt. Die Operation selbst wird folgendermaßen ausgeführt: Narkose, Steißrückenlage, Freilegung der Portio mit Rinnen, Einsetzen von Muzeux in die beiden Winkel des Muttermundes, um die Portio herabzuziehen. Nun ein Längsschnitt vom Urethralwulst bis ins vordere Scheidengewölbe, evtl. senkrecht darauf ein kleiner Querschnitt, die Vaginallappen werden zurückpräpariert, um die Blase stumpf bis zum Peritoneum der vorderen Douglasfalte zurückschieben zu können; nun wird die Cervix unter parallelem Einsetzen von feineren Muzeux median so hoch wie möglich gespalten, meist über den inneren Muttermund hinauf. Dann wird die Hinterlippe und Cervixwand ebenfalls median gespalten, bis an den Douglas und dessen Peritoneum in die Höhe geschoben und, wenn nötig, der Schnitt aufs hintere Scheidengewölbe fortgesetzt. Die gänzliche Freilegung der Cervix wird erleichtert durch Einsetzen von Speculis in dieselbe. Vordere und hintere Uteruswand müssen von der Cervix aus so weit nach oben gespalten werden, daß eine Mannesfaust durch die gesetzte Öffnung ohne Gewalt eingeführt werden kann. Im ganzen wirkt die Operation nach *Dührßen* sicher erweiternd gegenüber der von *Bumm*, obgleich die erstere zweifellos blutiger ist als die letztere. Der Nachteil der vaginalen Operation am schwangeren Genitale ist überhaupt der, daß das Gewebe manchmal unheimlich zerreißlich ist und dadurch unangenehmen venösen Blutungen ausgesetzt, die nicht immer leicht durch Naht zu stillen sind.

Ist die Cervix bis zur Frucht durchgängig, so präsentiert sich die Blase, diese wird gesprengt und nun die Frucht nach gewöhnlichen geburtshilflichen Regeln entfernt; am meisten empfiehlt sich bei Kopflage Wendung auf die Füße und Extraktion an denselben; bei primärer Steißlage wird man ein Bein strecken und daran sofort die Extraktion machen; ausnahmsweise wird man auch die Zange am vorangehenden Kopf anlegen. Sofort nach der Geburt des Kindes wird die Placenta exprimiert oder gelöst. Dann werden die Uterus-Cervix-Schnitte durch Naht vereint, ebenso die vaginale und Dammincision. Steht die Blutung aus der Uterushöhle nicht, dann ist Tamponade der Uterushöhle mit Vio- oder Jodoformgaze lebensrettend. Eventuell kommt noch ein Gazestreifen in den vorderen oder hinteren Douglas in Betracht. Pituitrininjektionen sind nicht zu versäumen. Es war sehr selten nötig, wegen anders nicht zu stillender Blutung, die Hysterotomia vaginalis anzuschließen.

Dührßen hat im Jahre 1906 eine Zusammenstellung von 201 Fällen von konservativem vaginalem Kaiserschnitt angegeben mit 28 Todesfällen = 13,9 % und 47 radikale vaginale Kaiserschnitte mit 5 Todesfällen = 10,0 %. Es ist aber einleuchtend, daß gegenüber dieser aus der ganzen Literatur stammenden Statistik die Ergebnisse einzelner viel beschäftigter Operateure viel besser waren, so die von *Dührßen, Bumm, Krönig*.

Zahlreiche Operateure, so auch ich, haben nach einer ersten Entbindung durch vaginalen Schnitt später spontane Entbindung derselben Frau ohne zu große Schwierigkeit gesehen. Ob man den Kaiserschnitt an der Toten, um das Kind noch zu retten, lieber als vaginalen oder als klassischen ausführt, ist noch strittig; ich möchte fast sagen Geschmackssache. Im Privathaus, wo der Arzt genötigt ist, allein ohne jede sachverständige Hilfe zu operieren, ist der abdominelle Kaiserschnitt für die Angehörigen humaner und weniger gefühlverletzend; in der Klinik, wo genügend Assistenz vorhanden ist, besteht kein Bedenken, den vaginalen Schnitt auszuführen; es fällt damit nach Schluß der Operation die sichtbare Bauchnarbe weg.

Besteht Zweifel, ob die Frucht noch lebt, dann ist wohl der abdominelle vorzuziehen, da dieser rascher als der vaginale die Frucht zutage fördert.

11. VERKLEINERNDE OPERATIONEN. PERFORATION. CEPHALOTRIPSIE. KRANIOTRAKTION

Das 19. Jahrhundert hat sich infolge der schlechten Prognose des Kaiserschnittes in seiner ersten Hälfte merkwürdigerweise neben der künstlichen Frühgeburt besonders die Verbesserung der zur Perforation und Extraktion des toten Kindes bestimmten Instrumente angelegen sein lassen.

Im Anfang des Jahrhunderts war die Zahl der zur Enthirnung gebotenen Instrumente, der Messer und Scheren noch von alters her eine ungeheure, wie die Atlanten der damaligen Zeit zeigen. Es fehlte aber an Extraktionsinstrumenten; außer dem scharfen Haken *Levrets* stand kein passendes Instrument zur Verfügung. Liest man die Geburtsberichte von Anstalten und Ärzten aus der ersten Hälfte des 19. Jahrhunderts, so graust einem, was damals vor Einführung des Chloroforms die armen Frauen zu erdulden hatten. Zuerst natürlich Zangenversuche, waren diese vergeblich, dann Perforation und Enthirnung, dann wieder Zangenversuch oder Wendung, evtl. noch weitere Zerstückelung. Daß die zerstückelnden Operationen als weniger gefährlich galten als der Kaiserschnitt, kam nur von der immensen Mortalität des letzteren mit 90% her; die Todesfälle nach zerstückelnden Operationen waren mehr auf die Voroperationen, schwierige Zangenversuche, als die zerstückelnden Operationen selbst zu schieben.

Da war es als ein Fortschritt zu begrüßen, daß im Jahre 1829 *Baudelocque* der Neffe ein kräftiges Instrument schuf, dazu bestimmt, die Schädelknochen innerhalb des Sackes der Kopfhaut zu zertrümmern, welches er im Juli 1829 der Pariser Académie des sciences zur Begutachtung vorlegte, genannt Cephalotripter, mit der Begründung, daß die Hälfte der in den letzten 6 Jahren in der Maternité mit spitzen und scharfen Instrumenten entbundenen Frauen infolge der Operation gestorben sei. Es war ein Instrument nach

Art der *Levret*schen Zange gebaut, aber viel kräftiger als dieselbe; die Griffe der Blätter durchbohrt, um eine durch eine Schraube drehbare und feststellbare Kurbel aufzunehmen. Das Instrument wog 6 Pfund, die Kurbel samt Schraube noch $1^1/_4$ Pfund. Damit ließ sich natürlich eine furchtbare Kraft entfalten und auch die härtesten Schädel zertrümmern. Durch die angewandte Gewalt und die entstehende Zertrümmerung des Schädeldaches und der Schädelbasis fand das zertrümmerte Gehirn durch die Augenhöhle, Orbita, Mundhöhle, Zerreißungen des Schädeldaches seinen Ausweg, so daß der Schädel stark zusammenklappte und hernach mit dem immer stärker zusammengepreßten Instrument extrahiert werden konnte. Weil die Hauptwirkung nicht bloß dem Schädeldach, sondern besonders der Schädelbasis galt, so konnte diese, schräg und auf die Kante gestellt, auch in einen verengten Beckeneingang herein- und durch denselben durchgezogen werden.

Die Gegner des neuen Instrumentes betonten, daß, wenn man den gefaßten Kopf im Querdurchmesser komprimiere, so werde er sich sicher ungerade ausdehnen und dadurch in dieser Richtung schädigend auf die Gewebe einwirken. Von anderer Seite wurde demgegenüber betont, daß man einfach den komprimierten Kopf in einem schrägen Durchmesser drehen, oder vom Beginn ab das Instrument in einem schrägen Durchmesser anlegen könne.

Merkwürdigerweise hatte *Baudelocque* zunächst nicht die Absicht, die Perforation vorangehen zu lassen; diese Maßnahme folgte erst im Laufe der nächsten 10—15 Jahre, und zwar sind es vorzüglich die deutschen Geburtshelfer, welche den Nutzen der vorangeschickten Perforation einsahen.

Immerhin war diese Erfindung von *Baudelocque* eine sehr wertvolle und fand alsbald in England, Deutschland, Italien und anderen Ländern Verbreitung, Nachahmung und Modifikationen.

Bald gab *Cazeaux* ein neues Instrument an, das an der Innenfläche der Zangenspitzen mit Zähnen versehen war. Es folgten noch verschiedene Abänderungen, das Prinzip blieb das gleiche; bald war die Kopfkrümmung der Blätter stärker, bald schwächer, bald die Beckenkrümmung, bald kamen Veränderungen des Schraubapparates, so durch *Breit.*

Busch wandte bis 1841 die Cephalotripsie noch ohne vorausgeschickte Perforation an; gelang die Extraktion nicht mit dem Cephalotriptor, dann griff er zum scharfen Haken. *Busch* schuf später ein viel leichteres Instrument zur Cephalotripsie, das nur 4 Pfund wog, verschmälerte die Breite der Löffel bei Verlängerung derselben und Verringerung der Beckenkrümmung. Er gab den Spitzen ein breites Ende. Der Schraubapparat und die Kurbel wurden zweckmäßig von *Kilian* und *Schöller* verbessert. In der *Credé*schen Schule in Leipzig wurde dieses Instrument stets gebraucht, auch später von *Zweifel*.

In Deutschland sprach sich als erster *Credé* sehr bestimmt dahin aus, daß in jedem Falle die Perforation der Kranioklasie voranzugehen habe. Es dauerte aber lange, bis diese Ansicht allgemein anerkannt wurde.

Die Breslauer Klinik betonte in einer Dissertation vom Jahre 1842, daß die Perforation durch die Cephalotripsie nicht nur nicht unnötig werde, sondern daß ihr Erfolg durch die nachträgliche Cephalotripsie wesentlich unterstützt werde. Ebenso sprach sich *Finizio* 1844 in Frankreich aus.

Hüter sen. gab seinem Instrument an der Spitze Zähne, ähnlich wie *Cazeaux*. *Gailly Honoré* gab den Rat, die Perforation zwischen den angelegten Blättern des Cephalotriptors vorzunehmen. Ein sehr zweckmäßiges Instrument zur Cephalotripsie gab *Scanzoni* an; eine Kombination des Instrumentes von *Kiwisch* und *Hüter*. Überhaupt führte *Scanzoni* die Lehre von der Perforation und Cephalotripsie mustergültig in die deutsche Literatur ein und sicherte ihr damit die allgemeine Anerkennung.

Während *Stein d. J.* anhaltend mit großer Energie noch gegen die Cephalotripsie ankämpft, bekehrte sich *E. v. Siebold* 1858 dazu und führte seine erste Operation aus.

Der Franzose *Hersent* stellte durch Versuche den Nutzen der vorangehenden Perforation fest, eine Ansicht, der schon die meisten deutschen Geburtshelfer, wie *Credé*, *Braun*, *Späth*, huldigten.

Van Huevel (Brüssel) modifizierte das Instrument von *Baudelocque* zur Forceps-Scie derart, daß in die Löffel des kräftigen Instrumentes mittels einer Vorrichtung eine Kettensäge hinaufgeschoben wurde, welche den Kopf in zwei Hälften spaltete; der Nutzen dieses Vorgehens ist aber kein sehr großer, da bei starker Beckenverengung auch eine Hälfte, deren profiler Durchmesser nicht verkleinert ist, schwer durchzubringen war. Das Instrument erwarb sich keine große Verbreitung, ebenso der Diatrypteur von *Didot*, der eine Vereinigung von stumpfem, scherenförmigem Perforatorium mit einer Knochenzange darstellte.

Wenig oder gar keine Verbreitung fand das Labitom von *Ritgen*, eine Zange mit geschlossenen Löffeln, in deren Konkavität ein bikonvexes Messer befestigt ist, das, durch einen Gazelappen gedeckt, eingeführt werden soll, um den Schädel durchzuschneiden. Das Instrument wurde von *Ritgen* bekanntgegeben, ohne daß er es in der Praxis verwendet hatte, was auch, wie es scheint, später nicht geschah.

Eine wesentliche Neuerung schuf in der Geburtshilfe *J. Simpson* 1860 durch das von ihm Kranioklast benannte Instrument. Es ist der *Mesnard-Stein*schen Knochenzange nachgebildet, besteht aus 2 beweglichen Armen; der innere ist kürzer, solid, konkav, die äußere Fläche desselben sägeförmig mit soliden Höckern versehen; der äußere Arm ist länger, konvex, mit einem Fenster versehen. Beide Arme sind durch ein gewöhnliches Zangenschloß vereint und haben hölzerne geriefte Griffe. Der Zweck war, mit dem Instrument die Knochen des perforierten Schädeldaches loszubrechen; zuerst das Hinterhauptbein, dann, wenn nötig, die Scheitelbeine, bis der Schädel dem Zug mit dem scharfen Haken folgte. Die Idee war dieselbe wie die des Cephalotriptors, aber in leichterer Form.

Etwa 20 Jahre später gab *C. Braun* eine weit zweckmäßigere Form des Kranioklasts an. Das Instrument war länger und kräftiger, so daß zweckmäßigerweise das Schloß außerhalb der Vulva zu liegen kam. Die beiden Blätter, eines konkav, das äußere konvex, konnten zweckmäßig durch eine Schraube gegeneinander festgestellt werden, sobald ein Teil des Schädels gefaßt war. Die Absicht war jetzt nicht mehr, das Schädeldach zu zerbrechen, sondern im Gegenteil das Zerbrechen und Abreißen von Schädelpartien zu vermeiden; zu diesem Zwecke mußte das innere Blatt möglichst tief in die Schädelhöhle eingeführt werden, das äußere möglichst hoch über das Gesicht hinaufgreifen, um einen Halt zu haben. Riß es aus, so war der Zweck verfehlt. War zu viel vom Schädeldach abgerissen, so blieb nichts anderes übrig, als die Basis mit dem Cephalotriptor zu fassen oder die Frucht auf die Füße zu wenden. Der Name Kranioklast war seit *Brauns* Modifikation nicht mehr richtig, es war ein Zuginstrument geworden, für das ich den Namen Kraniotraktor einführte, der sich langsam einbürgerte. Der Vorteil des Kraniotraktor gegenüber dem Cephalotriptor ist, daß die innere Branche ganz innerhalb der Schädelhöhle liegt und demnach keinen Platz beansprucht, die äußere Branche sich in die Kopfhaut und mit ihr in die Knochenrinne eingräbt; das Instrument braucht also fast gar keinen Platz zwischen Becken und Schädel, zudem verlängert es bei der Extraktion den Kopf und verkürzt die Umfänge. Nur wenn die Schädelbasis zu umfangreich ist, um sich schräg ins Becken einstellen zu lassen, dann muß der Cephalotriptor zur Zertrümmerung der Basis eintreten. Für den Arzt draußen in der Praxis genügt demnach der Kranioklast leider nicht für alle Fälle, er wird immer gut tun, einen Cephalotriptor in Reserve mitzuführen.

1865 wurde *Breiskys* Cephalotriptor durch *Weber* bekanntgemacht und empfohlen; das Instrument hat eine mittlere Becken-

und Kopfkrümmung, mit Fenstern wie bei der Zange versehen, gleicht am meisten einer starken Zange, ist aber schwächer in der Wirkung als der *Busch*sche Cephalotriptor. Immerhin fand das Instrument wegen seiner Handlichkeit und nicht zu exzessiven Schwere große Verbreitung unter den praktischen Ärzten. Ein ganz ähnliches Instrument hatte *Ed. Martin* 1866 angegeben. Wenig Verbreitung fand das Forcipe Perforatore von *Lollini* (Bologna); starke Zange, welche nach Art des Cephalotriptors zusammengeschraubt wird, am Schlosse ist ein Bohrer befestigt, den man bis zur Sella turcica in den Schädel einbohrt. Nach der Perforation wird der Bohrer entfernt und dann die Schädelbasis zerquetscht.

Im selben Zeitraum wurde auch die Dekapitation bei verschleppter Querlage wesentlich verbessert. In erster Linie genügte die Chloroformnarkose, um in vielen Fällen das Hindernis, das der Krampf des Uterus darbot, zu überwinden. Es blieben aber Fälle übrig, wo dies nicht ganz ohne die Gefahr der Uterusruptur möglich war. Ehedem wurde die Dekapitation mit dem stumpfen Haken *Smellies* gemacht, welcher den Hals des Foetus herabzog. Die Absetzung wurde dann mit *Smellies* Incisionsschere ausgeführt. Vielfach wurde auch zur Absetzung der scharfschneidende Haken von *Levret* benutzt. *Kilian* empfahl zur Dekapitation neben dem stumpfen Haken eine Kettensäge, andere eine Schlinge von Hanf oder Seide.

Die weiteste Verbreitung fand der Schlüsselhaken von *C. Braun*; ein winklig gekrümmter Haken, durchweg stumpf, dessen Lichtung knapp den Nacken aufnehmen konnte; der Haken trägt am freien Ende einen stumpfen Knopf; das Instrument ist am anderen Ende mit einem quergestellten kräftigen Stahlgriff versehen. Der Name Schlüsselhaken kommt daher, daß das Instrument anhaltend in gleicher Richtung wie ein Schlüssel gedreht wird. Die Absetzung des frisch-toten Kopfes im noch warmen Uterus gelang meist mit wenig Umdrehungen, ohne Verletzung der mütterlichen Weichteile; es war nur nötig, beide Seiten des Uterus in der Kopfgegend durch manuelle Kompression während der Umdrehungen ruhigzustellen. Die schlechten Erfahrungen, welche die *Schultze*sche Schule mit dem Schlüsselhaken machte, konnten andere nicht bestätigen. Im Gegenteil, das von *Schultze* empfohlene Sichelmesser, nach Art eines großen Winzermessers, war viel eher geeignet, Verletzungen der mütterlichen Weichteile oder der Hände des Operateurs herbeizuführen, weshalb das Sichelmesser und dessen Verbesserungen durch *Küstner* keine Verbreitung fanden. Im Gegensatz dazu konnte *Braun* schon in den sechziger Jahren von 28 günstig verlaufenen Fällen von Dekapitation mit seinem Schlüsselhaken berichten.

Eine zweckmäßige Verbesserung des *Braun*schen Schlüsselhakens stellt der Trachelorhektor von *Zweifel* dar; zwei aneinander befestigte Schlüsselhaken, die sich um eine mittlere Achse bis 180° voneinander drehen; diese luxieren mit leichter Mühe die Halswirbelsäule ohne die Gefahr der Verletzung der mütterlichen Weichteile; die nicht getrennten Weichteile können nachträglich durch dasselbe Instrument oder mit Hilfe der Siebold-Schere getrennt werden.

Scanzoni gab ein eigenes Instrument zur Dekapitation an, ein Messer (Auchenister), das in einem stumpfen Haken angebracht ist, mit der Konkavität gegen den Hals des Foetus schneidend. Auch dieses Instrument fand keine große Verbreitung. Merkwürdigerweise hat sich die kräftig gebogene *Siebold*sche Polypenschere keiner großen Beliebtheit zur Dekapitation erfreut, obgleich bei einiger Vorsicht die Absetzung des Halses gut gelingt.

Während ehedem scheren- und messerförmige Instrumente aller Art zur Eröffnung der Schädelhöhle angewandt wurden, kamen später trepanförmige Instrumente auf; ein gerader Trepan mit Krone in der Mitte von *E. Martin* und *Kiwisch*-Leisnig; ein gebogenes Instrument von *C. Braun*, zweckmäßig in der Anwendung, aber schwierig zu desinfizieren. Der Nachteil der Trepane war, daß es schwierig war, sie durch die meist ödematös geschwollene Kopfhaut fassen zu machen; es bestand immer Neigung abzurutschen, und wenn nicht große Vorsicht geübt wurde, konnte ein Unglück vorkommen, wie das Kreuzbein eines Beckens der alten Hallenser Sammlung beweist. Hatte der Trepan einmal durch die Kopfhaut hindurch gut den Knochen gefaßt, dann war die gemachte kreisrunde Öffnung sehr bequem zum weiteren Hantieren und schützte vor Knochensplittern. *Wilde* gab ein Kurbeltrepan an mit Tirefond.

Sehr bemerkenswert ist die verschiedene Frequenz der verkleinernden Operationen in den Ländern England, Frankreich und Deutschland in der vorantiseptischen Zeit (ca. 1840–1866). In England kam eine Perforation auf 369 Geburten, einzelne berühmte Geburtshelfer, wie *Barnes, Collins,* sogar 1:179; Frankreich dagegen, *Lachapelle* und *Boivin,* 1:1394; Deutschland 1:540.

In der jetzigen Zeit des Kaiserschnittes, der Pubiotomie usw. haben sich diese Zahlen natürlich geändert. *Walthard* gibt für einen 5jährigen Zeitraum (1892–1896) folgende Zahlen: Häufigkeit der Dekapitation und Embryotomie hat von 0,058‰ auf 0,011‰ abgenommen, Anzahl der Kraniotomien ist ungefähr gleichgeblieben, von 0,42‰ auf 0,59‰ schwankend. Ob die Abnahme der Dekapitation und Embryotomie nur dadurch bedingt ist, daß infolge besserer Schulung der Hebammen die Querlage früher erkannt wird, scheint fraglich; möglicherweise kommt hierfür auch die bessere Prognose des Kaiserschnittes in Betracht. Die Zahl der Kraniotomien schwankt je nach der Örtlichkeit; Leipzig, Halle mit ihrer großen Anzahl enger Becken haben natürlich viel mehr als Wien und München, 1,82–1,29% gegen 0,32 und 0,85%.

Zu den schon von früher her im Gebrauch befindlichen scherenförmigen Perforatorien von *Smellie* und *Levret* gesellten sich neue von *Busch* und *Naegele*, von denen sich besonders die *Naegele*sche Schere großer Beliebtheit erfreute; meiner Ansicht nach mit Unrecht, denn bei dieser, wo die Scherenblätter durch Zusammendrücken der Griffe gespreizt werden, ist diese Möglichkeit eine sehr begrenzte und durch harte Schädelknochen vollends in ihrer Wirkung gehemmt; da ist die alte *Levret*sche Schere weit vorzuziehen, mit ihr kann jedes Hindernis überwunden werden; ich habe nie einen Fall erlebt, wo sie versagte. Das Perforatorium von *Blot* ist ein sehr kräftiges, scherenförmiges Perforatorium, dessen Scheibe durch einen breiten Kolben gedeckt wird und beim Einstoßen die Umgegend gegen Verletzung schützt. Unter den zahlreichen trepanförmigen Perforatorien ist besonders hervorzuheben das von *Pajot*, wo die Trepankrone nicht aus feinen Sägezähnen wie bei *Braun*, *Kiwisch*-Leisnig besteht, sondern aus zwei kleinen Messern, die mit einer Querachse zusammenhängen, die mit der Mittelachse des Instrumentes verbunden ist. Der schneidende Teil dieses Instrumentes ist von einer zylindrischen Glocke gedeckt, welche beim Einführen die Weichteile schützt. Die meisten dieser Instrumente haben den Nachteil, daß sie gerade sind und bei hochstehendem Kopfe nur unter starkem Druck auf den Damm zur Wirkung zu bringen sind; nur die *Levret*sche Schere hat an der Spitze eine ganz leichte Biegung auf die Fläche. Eine sehr bequeme Krümmung bietet das Perforatorium von *C. Braun*, das nur den Nachteil der schwierigen Reinigung hat.

Das Ende des Jahrhunderts brachte, als schon der Kaiserschnitt im Aufstieg war, noch weitere Bereicherungen der kopfzertrümmernden Apparate. Teils war es die Gefahr des Abrutschens des Kranioklasts, teils seine Kürze und die mangelnde Krümmung entsprechend der Beckenachse, welche die neuen Instrumente auszugleichen suchten; denn an die Stelle des zweiblättrigen Kranioklasts traten dreiblättrige. Hierher gehört die Basiotribe von *Tarnier* und der dreiblättrige Kranioklast von *Auvard* (1883). Ihre Mängel sind das Fehlen der Beckenkrümmung, was doppelt in die Wagschale fällt bei Instrumenten, welche in der Beckeneingangsebene zu arbeiten haben; und die zu geringe Länge des Instrumentes gegenüber dem Cephalotriptor. Bei *Tarnier* ist das mittlere Blatt zugleich Perforatorium, eine speerförmige Spitze, die in das Schädeldach gestoßen wird; das eine Blatt wird dann über das Hinterhaupt, das andere über das Gesicht geführt und die 3 Blätter nun durch Flügelschrauben zur Wirkung gebracht. Bei *Auvard* ist die Spitze des mittleren Blattes ein Kolbenbohrer; dadurch, daß dieses in die Basis, am besten in der Nähe des Foramen magnum eingebohrt wird, erhält der Kranioklast für die Wirkung der Flügelschrauben einen besseren Halt. Ich habe bei öfterem Gebrauch des Instrumentes den Eindruck gehabt, daß dasselbe zu kurz ist.

Diesem Übelstande sucht das Instrument von *Zweifel*, der Cephalo-Kranioklast vorzubeugen. Hier ist die Entfernung vom Schloß bis zur Spitze des Instrumentes 4 cm länger als bei *Auvard*, so daß das Schloß beim Anlegen außerhalb der Vulva zu liegen kommt und die Branchen unter Leitung des Auges zum Schluß gebracht werden. Durch Einbohrung der mittleren Achse in das Hinterhauptsloch wird verhindert, daß der Kopf bei Anlegung der äußeren Blätter an das Schädeldach nicht nach oben ausweichen kann. Das kürzere Blatt kommt dann über das Hinterhaupt, das längere über das Gesicht zu liegen. Die Zertrümmerung des Schädeldaches ist immer genügend erfolgt, was eine große Reihe gelungener Perforationen beweist.

Ein anderes Prinzip verfolgt der von *Fehling* angegebene Cephalotripthelktor oder -traktor. Beim gewöhnlichen, für die meisten Fälle ausreichenden Kraniotraktor von *Braun* wurde der Übelstand empfunden, daß nur bei 1. Schädellage die äußere Branche bequem über das Gesicht zu liegen kam, bei 2. Schädellage mußte zu dem Zweck das Instrument umgedreht werden, das Schloß kam nach unten zu liegen und mußte oft, ohne guten Überblick zu gewähren, innerhalb der Vagina geschlossen werden. Außerdem machte sich vielfach der Mangel einer Beckenkrümmung geltend. Zu diesem Zwecke konstruierte ich einen Kranioklast für den in 1. und einen anderen für den in 2. Schädellage vorliegenden Kopf und konnte so zugleich dem Instrument eine leichte Beckenkrümmung geben, was sonst nicht möglich gewesen wäre. Soll das Instrument als Cephalotriptor wirken, so wird bei dem beispielsweise für 1. Schädellage angelegten Instrument nach Festschrauben desselben noch die äußere Branche des anderen Instrumentes über das Hinterhaupt und die linke Beckenseite angelegt und dann wieder durch Schraubenwirkung festgestellt, so daß die beiden äußeren Blätter, gegen das innere angedrückt, den Kopf zerquetschen. Das Instrument hält auf diese Weise vorzüglich und rutscht nicht ab. Der Nachteil des Instrumentes ist, daß es aus 3 einzelnen losen Branchen besteht. Die Extraktion und, wenn nötig, Cephalotripsie mit dem Instrument gelang immer leicht.

Überblickt man die Summe des Gebotenen, so ist sie fast eine übergroße zu nennen; in der Klinik kann man sich eine Auswahl der Instrumente halten und sie im Gebrauch vergleichen; für den praktischen Arzt genügt eine kleinere Auswahl der Instrumente. Von Perforatorien die *Levret*sche Schere; mit dieser kommt man immer aus, evtl. noch ein Trepan von *Kiwisch*-Leisnig; dann der Kraniotraktor von *C. Braun*, der zur Anwendung für den praktischen Arzt am meisten zu empfehlen ist, daneben für schwierige Fälle der Cephalotriptor von *Busch* oder *Breisky*.

Zur Dekapitation genügt der Schlüsselhaken von *C. Braun* oder der Trachelorhektor von *Zweifel*. Für einzelne Notfälle, zum Entfernen von Knochenfragmenten, ist die Knochenzange von *Boër* von großem Wert. Ist die Entfernung vom Wohnort des Arztes nicht gar zu groß, so genügt die Perforationsschere und der Kranioklast in der geburtshilflichen Tasche. Der Cephalotriptor kann im Notfalle nachgeholt werden.

In seltenen Fällen macht nach geborenem Kopf auch die Schulterbreite Schwierigkeiten für die Extraktion; das ist der Fall bei sehr kurzem breitem Thorax, dann auch bei im Querdurchmesser des Beckenausganges verengten Becken. Man verstand sich hier zu helfen durch Einsetzen eines stumpfen Hakens in die Achselhöhle; entweder zuerst in die vordere oder, wenn leichter erreichbar, die hintere. Oder man holte die Arme vor dem Thorax herunter. Im Notfalle, da die Frucht ohnehin meist tot war, machte man die Cleidotomie, wofür sogar ein eigenes Instrument angegeben wurde. Es gelingt aber meist, mit der Perforationsschere leicht das Schlüsselbein zu durchtrennen, worauf die Extraktion infolge des Zurückbleibens der Arme leicht gelingt. War auch dann noch die Schwierigkeit zu groß, so wurde mit der Schere der Thorax perforiert, die Brusteingeweide manuell entfernt und nun die Extraktion mit dem Kraniotraktor gemacht; inneres Blatt in den Thorax, äußeres über Rippen und Wirbelsäule angelegt.

Es ist zu hoffen, daß, wenn die Kaiserschnittsmethoden sich auch fernerhin in der Hand der praktischen Geburtshelfer so bewähren wie bisher und weitere verbesserte Methoden der Becken- oder Symphysenspaltung dazukommen, der größte Teil der genannten Instrumente im Laufe des 20. Jahrhunderts zu dem historischen alten Eisen gehören wird, zum Nutzen und Frommen der kreißenden Frauen, denen übrigens im ganzen weniger die Verkleinerungsmethoden als die denselben vorangeschickten Entbindungsversuche geschadet haben.

12. LÖSUNG UND ENTFERNUNG DER PLACENTA

Die Behandlung der Nachgeburtszeit schwankte in den verschiedenen Jahrhunderten außerordentlich hin und her; abwartende Methode wechselte mit stark aggressivem Vorgehen ab, ohne daß bestimmte Regeln zur Geltung kamen. In der zweiten Hälfte des 18. Jahrhunderts bis zum Beginn des 19. waren die Anschauungen vorherrschend, welche ein aktives Verfahren zur Entfernung der Placenta zurückwiesen und der Natur ihren Lauf und freie Wirkung überlassen wollten. In der ersten Hälfte des 19. Jahrhunderts waren die Ansichten geteilt; eine große Zahl berühmter Geburtshelfer wollte möglichst exspektativ verfahren und nur selten die Placenta lösen, eine andere huldigte einem höchst aktiven Vorgehen und wollte die Nachgeburt, wenn sie nicht unmittelbar dem Kinde folgte, sofort lösen. So blieben die Anschauungen einander diametral entgegengesetzt, wie auch eine Debatte in der Berliner geburtshilflichen Klinik 1846 zeigte; *Meyer* will im Gegensatz zu einem anderen Partner die Ausstoßung der Nachgeburt nicht forcieren, sondern dieselbe tage-, selbst wochenlang der Natur überlassen, und nur bei augenblicklicher, durch starke Blutung bedingter Lebensgefahr eingreifen.

Schon damals stand fest, daß durch die von den Hebammen geübte Methode der Behandlung der Nachgeburtszeit, die Nachgeburt entweder durch Zug am Nabelstrang oder durch Eingehen mit 2 Fingern über die Mitte der Placenta und Abwärtsdrücken derselben mit eingesetzten Fingern, viel Unheil gestiftet wurde: Abreißen des Nabelstranges, teilweises Abreißen der Placenta, Zurückbleiben von Placentarstücken, die der Fäulnis anheimfielen und dadurch zu Blutvergiftung Anlaß gaben. Später, in den sechziger Jahren, regte sich schon in einigen Köpfen die Anschauung, daß durch Berühren der inneren Genitalien der frischentbundenen Wöchnerinnen Infektionen zustande kommen konnten. So kam *Credé* zu seiner segensreichen Methode der Überwachung des Uterus; sofort nach der Geburt mit nachfolgender Expression der Placenta ohne Berührung der inneren Genitalien der Wöchnerin; natürlich hatte er seine Vorläufer, denen er kundigen Auges die Vorteile ihres Verfahrens ablauschte. Der beste Rat, Reiben des Uterus bei Blutungen, stammt von *Plank* 1760. Im Jahre 1769 empfahl *R. W. Johnson* zuerst, die Austreibung der Placenta durch äußeren Druck vom Bauche aus zu befördern, und zwar sollte die Entbundene denselben mit beiden Händen selbst auf den Uterus ausüben.

Genauer geht zum erstenmal in Deutschland *C. Mayer* 1847 dem alten Verfahren zu Leibe, die Nachgeburt aus der Scheide hervorzuziehen. Er gab Reibungen des Gebärmuttergrundes an; ihm folgten *Cazeaux, E. v. Siebold, Clarke.*

Am genauesten hat *Credé* die Leitung der Nachgeburtsperiode ausgeführt. Schon in den im Jahre 1853 veröffentlichten klinischen Vorträgen über Geburtshilfe, dann in einem Vortrag auf der Naturforscherversammlung in Königsberg 1860. Er sagte dort: „Das einfachste und natürlichste Mittel zur künstlichen Beförderung der Nachgeburt besteht in der Anregung und Kräftigung der Wehentätigkeit. Es ist mir bisher ohne Ausnahme stets gelungen, eine viertel oder halbe Stunde nach Geburt des Kindes durch Reiben des Körpers und Grundes der Gebärmutter eine kräftige Zusammenziehung derselben zu erzeugen. Auf der Höhe der Wehe wird die ganze Gebärmutter mit 5 Fingern umfaßt und ein sanfter Druck ausgeübt. Stets fühlte ich unter meinen Fingern die Placenta aus dem Uterus herausschlüpfen, zuweilen mit solcher Gewalt, daß sie bis vor die äußeren Genitalien heraustrat, zumindest sich aber am untersten Teil der Scheide befand.“

Der Widerspruch gegen diese Methode, dem zuerst namentlich *Hohl* Ausdruck gegeben hatte, erlosch allmählich. *Credé* selbst lehrte ab 1860 die Methode seinen Schülern und Hebammenschülerinnen, und allmählich nahmen auch die anderen klinischen Lehrer dieselbe an; *Credé* betonte für die Hebammenpraxis, daß die Hebamme nach der Geburt des Kindes zuerst die Nachgeburtszeit und die Expression der Placenta überwachen soll und dann erst sich der Pflege des Kindes widmen. Ein gewisser Gegensatz blieb gegen die Dubliner Methode, wo der Uterus schon von den letzten Wehen an überwacht wurde, während dies nach *Credé* erst von der Abnabelung des Kindes ab der Fall sein sollte. Die Dubliner Methode, welcher besonders *Spiegelberg* huldigte, vermied das Reiben des Uterus und wollte nur die Hand anhaltend auf den Uterus aufgelegt wissen und bei der Wehe einen mäßigen Druck auf den Uterus ausüben. Soweit die Literatur zu überschauen ist, breitete sich *Credés* Methode in Deutschland rascher und allgemeiner aus als die Dubliner, sie wurde in den meisten Kliniken für Ärzte und Hebammen gelehrt und hatte vor allem den Erfolg, daß das Manipulieren schmutziger Hebammenhände in den Genitalien Frischentbundener unterblieb.

Daß ein ungeschicktes, heftiges, gewaltsames Reiben und Kneten auch schaden konnte, betonte *Credé* von Anfang ab und richtete daher sein Bemühen darauf, daß ein gleichmäßiges zartes Reiben stattfinden sollte, und daß frühestens nach 10—15 Minuten bei einer kräftigen Wehe die Expression unterstützend eingreifen sollte, indem 4 Finger an die Hinterfläche des Uterus, der Daumen an die Vorderseite des Uterus gelegt und nun der Uterus samt der in ihm befindlichen Placenta ins kleine Becken und gegen die Kreuzbeinhöhlung gedrückt wurde. Schon *Credé* hatte die Zeichen angegeben, woran zu erkennen ist, wann die Placenta aus dem Uterus heraustritt; dann steigt der Uterus in drei Viertel der Fälle nach rechts in die Höhe, schließlich bis zum Rippenbogen, dabei verschwindet die Kugelform, er plattet sich ab. Die Nabelschnur rückt in derselben Zeit um 10—12 cm aus der Vulva hervor. Ist dieses Zeichen vorhanden, so darf und soll die Placenta exprimiert werden.

Geschah die Expression der Placenta zu früh und gewaltsam, so konnten allerdings Nachteile durch Krampf, Striktur, Abreißen von Placentarstücken, Eihäuten stattfinden.

Etwa 3 Jahrzehnte hindurch herrschte diese Methode allgemein an den Kliniken und Hebammenschulen in Deutschland vor; allmählich aber führte die Ungeduld der Ärzte dazu, zu früh einzugreifen. Wesentlich trug dazu bei die Lehre, welche *Schröder* in einigen Auflagen seines sonst so ausgezeichneten Lehrbuches verbreitete, man solle womöglich die Placenta mit der *ersten* Nachwehe herausdrücken; das wurde eifrigst befolgt. Die Placenta ist ja allerdings meist mit der letzten Preß- oder ersten Nachgeburtswehe losgelöst und liegt im Durchtrittsschlauch, wie ich seinerzeit durch sofortige innere Exploration nach Austritt der Frucht und später *Warnekros* durch seine schönen Röntgenbilder gezeigt haben; aber die Eihäute haften noch und halten dadurch die Nachgeburt zurück. Teils die nachfolgenden Wehen, teils das in den Wehenpausen in den Eihautsack ergossene Blut treiben die Placenta allmählich tiefer und lösen dabei die Eihäute von der Unterlage los, bis der Sack in toto austritt. Bis das eingetreten ist, soll man mit der Expression abwarten; das beste Zeichen dafür ist das In-die-Höherücken des Fundus uteri und Tiefertreten der Nabelschnur. Durch Vernachlässigung dieser Regel kam es zu Störungen der Nachgeburtsperiode und zu Blutungen. Es erhob sich in den achtziger Jahren eine scharfe Opposition gegen die *Credé*sche Methode, an deren Spitze *Ahlfeld* und *Dohrn* standen. Es folgte die abwartende Methode; nach dieser sollte der Uterus in der Nachgeburtszeit gar nicht berührt werden; es wurde abgewartet bis die Placenta spontan zutage trat, was stunden-, manchmal selbst tagelang dauerte. Die Opposition ging so ins Extreme über, bis die Placenta im Uterus faulte und dadurch wieder neue Gefahren schuf.

Allmählich bildete sich eine mittlere Linie aus; die meisten Geburtshelfer entschlossen sich, auch bei exspektativem Verfahren in der Nachgeburtszeit, nach $1^1/_2$ Stunde zu exprimieren. Das war schon im Interesse der Entbundenen zweckmäßig, damit dieselbe nach der Geburt zur Ruhe kam, und im Interesse der Ärzte und Hebammen, die in der Praxis weiter mußten und deshalb nicht gern unnötig lange auf den Austritt der gelösten Placenta warteten. Schwierig war die Aufgabe und der Entscheid für die Hebamme, den Uterus zu überwachen und bei innerer Ansammlung von Blut mit Reiben des Uterus zu beginnen und evtl. die Placenta herauszudrücken. Wenn eine geburtshilfliche Person nicht sehr exakt gebildet ist und etwas versteht, so übersieht sie leicht den Moment, wo der Uterus in die Höhe steigt, weil sich zuviel Blut in ihm angesammelt hat und die Gefahr beginnt, daß die Entbundene sich in den eigenen Uterus hinein zu Tode verblutet. Ich habe daher vorgezogen, den Hebammen die *Credé*sche Methode zu lehren, weil der rechtzeitige Entscheid, wann man das exspektative Verfahren aufgeben und zum aktiven übergehen soll, für ihren Bildungsgrad schwer ist. Auch für die Studierenden ist ein ausschließlich exspektatives Verfahren nicht richtig, sie verlieren so ganz die Gelegenheit, das Reiben und Massieren des Uterus zu erlernen, eine Fähigkeit, die dem Geburtshelfer zur Bekämpfung von atonischen Nachblutungen eigen sein muß. Für Kliniken empfahl sich die Gewohnheit, im Interesse der Lernenden, zwischen beiden Methoden abzuwechseln. War schwache Wehentätigkeit in der Geburt vorhanden, mußte Pituitrin gegeben werden; war Zange oder Steißgeburt nötig, dann ließ ich den Uterus zunächst unter Reiben überwachen, bis regelmäßige und gute Kontraktionen kamen. Das war meist nach 20–30 Minuten der Fall; kam dann keine weitere Blutung, so wurde weiterhin exspektativ verfahren und erst nach $1^1/_2$ Stunde die Nachgeburt exprimiert. Diese kombinierte Nachgeburtsmethode hat sich sehr bewährt.

Blutungen in der Nachgeburtszeit

waren von jeher der Schrecken der Geburtshelfer und die größte Gefahr für die Entbundenen und haben auch nicht viel von ihren Gefahren verloren. Zugenommen hat die Sicherheit der Differentialdiagnose zwischen Riß- und atonischer Blutung, besonders durch die Zahl der im Laufe des Jahrhunderts angegebenen Instrumente, mittels derer man leichter in der Lage ist, die Stelle des Risses festzustellen. Vor allem sind es die rinnenförmigen Specula von *Simon, Sims, Hegar* u. a., welche die grundlegende Diagnose der Behandlung erleichtern; weiter ist die Prophylaxe eine bessere, indem man Schwangere, bei welchen voraussichtlich schwere und blutige geburtshilfliche Eingriffe drohen, zur Entbindung in die Klinik nimmt. Hier ist ein guter Untersuchungstisch, genügende

Assistenz, Apparate für Heiß- und Kaltwasserspülen, Tupfer- und Stopfmaterial, welche schon manches Leben gerettet haben. In der engen Behausung eines Arbeiters, selbst in der besseren Privatwohnung sind solche Hilfleistungen schwerer zu beschaffen, selbst mit Hilfe einer Hebamme, als in der gut ausgerüsteten Klinik.

Zur Stillung von Rißblutungen, bis zweckmäßige Hilfe kommt, hat man nach gründlicher Freilegung der Rißstellen *Billroth*sche Klemmen, *Kocher*sche Klemmen und andere Instrumente verwendet. Hat man ein zweckmäßiges Nahtmaterial zu Stelle, so ist dieses vorzuziehen. Bei ganz abundanten Blutungen empfiehlt sich die Anlegung des *Momburg*schen Schlauches, der die Aorta abdominalis oberhalb des Abganges der Iliacae komprimieren soll. Man legt ihn in der Taille an und zieht so stark an, bis der Femoralpuls verschwindet; es gelingt dadurch, Blutungen aus den Verzweigungen der Iliacae und auch der Spermaticae zu stillen. Andere Hilfsmittel, allerdings nicht ganz ungefährliche, sind die Aortenklemmen von *Gauß* und *Sehrt*.

Bei atonischen Blutungen hat man von jeher neben der Massage Ausspülungen gemacht, verändert hat sich nur die Spülröhre nach Form und Material. Für Uterusspülungen hat man früher einfache Vaginalrohre aus Glas, später aus Hartgummi verwendet; eine große Verbreitung fand dafür der *Fritsch-Bozeman*sche doppelläufige Katheter, dessen Lichtung aber viel zu klein ist, um in der Zeiteinheit eine genügende Menge Wasser durchlaufen zu lassen. Der von mir empfohlene und stets verwendete doppelläufige Katheter von *Bischoff* (Basel) leistet unendlich mehr. Zur Stillung der atonischen Blutungen sind im Laufe des Jahrhunderts eine Menge Mittel zur subcutanen Injektion angegeben worden: Ergotin, Secacornin, Tenosin, Pituitrin, Pituglandol; als Zusatz zur Spülflüssigkeit Sol. acid. boric., Salicylspiritus, lod. Sol. natr. carbon. 5%, während der Liqu ferrisesquichlor. wegen seiner ätzenden Eigenschaften nicht mehr beliebt ist. Während ehedem nur kaltes Wasser, besonders Eiswasser, zur Injektion in Scheide und Uterus angewandt wurde, ist Mitte der siebziger Jahre heißes Wasser von 50°C zur Blutstillung empfohlen worden, allerdings nur bei Atonien; der Nutzen desselben besteht darin, daß heiße Injektionsflüssigkeit viel keimfreier ist und die zugeführte Wärme bei einer Verblutenden viel energischer wirkt als Kälte.

Gewiß ist schon seit langem bei schweren atonischen und Rißblutungen in der Geburt mit Tamponade vorgegangen worden; seit Einführung der Antisepsis fand hierzu besonders die entfettete *Bruns*sche Watte Verwendung, später die Vioform- und Jodoformgaze von *Dührßen*, direkt sterilen Büchsen entnommen.

Es ist nicht Sache einer historischen Übersicht, sondern der einschlägigen Lehrbücher, alle die Maßnahmen detailliert wiederzugeben, die uns zur Stillung von Blutungen in der Geburt zu Gebote stehen; hier kam es nur darauf an, die Mittel anzuführen, die besonders in der zweiten Hälfte des 19. Jahrhunderts angegeben, den Verblutungstod auf ein Minimum verringert haben.

Lösung der Nachgeburt

Diese hat sich natürlich in der uns hier beschäftigenden Zeit in ihren Manipulationen nicht verändert; verändert haben sich nebensächliche Momente, wie Desinfektion, Narkose, Lagerung, Antiseptica; was sich in der zweiten Hälfte des Jahrhunderts verändert hat, ist die Indikation zur Lösung und damit die Häufigkeit. *Hegar* hat mit Recht Ende der siebziger Jahre sehr laut darauf hingewiesen, daß sich die Zahl der Lösungen der Nachgeburt in den Jahren 1883–1887 gegenüber den Jahren 1870–1883 verdoppelt hatte, aber 11% Mortalität trotz angewandter Antisepsis aufwies, während die anderen geburtshilflichen Eingriffe eine weit geringere Mortälität brachten, so Wendung und Extraktion 7,7%, Zange 4,7%. Die Placentarlösung war demnach gefährlicher als eine einfache Ovariotomie. Diese Steigerung der Zunahme der Operationen und damit der Mortalität war Folge der falschen Anschauung, daß man unter dem Schutze der Antisepsis alles wagen könne. Dem kräftigen Appell *Hegars* war es zu danken, daß sofort die Operationsfrequenz und damit auch die Mortalität der Placentarlösungen gewaltig zurückging. Die beste Prophylaxe ist eine gute Leitung der Nachgeburtszeit, strenge Einhaltung der *Credé*schen Grundsätze für die Behandlung derselben, ja keine verfrühte Expression. Vermeidung von Kornzangen und Curette im frischentbundenen Uterus; erst beim puerperal involvierten Uterus von der 6. Woche ab darf man Instrumente in den Uterus einführen. Die von einer Seite angegebenen Nachgeburtsscheidenspiegel sind unzweckmäßig und stören die nötigen Manipulationen,

Selbstverständlich liegt die Entbundene zur Vornahme der Lösung nicht im gewöhnlichen Bett, sondern, wo kein Operationstisch vorhanden, kommt der Steiß frei auf den Bettrand, Schenkel, im Knie gebeugt, von Assistenten gehalten, Schenkel und Nates durch sterile Tücher geschützt; leichte Narkose zweckmäßig; daneben ein Gefäß zur Aufnahme der Nachgeburt und ein Gefäß mit Bürste zur Wiederholung der Desinfektion.

Nach Einführung der Antisepsis herrschte der Glaube, daß man die inneren Geschlechtsteile so gut desinfizieren könne wie die äußeren, wie die Haut des Bauches, des Dammes. Es hat sich aber bald gezeigt, daß dies nicht der Fall ist, und daß die Keime im Inneren meist auch viel gefährlicher sind als die auf der äußeren Haut haftenden. Damit sind die früher lax gewordenen Indikationen für Placentarlösung wieder schärfer geworden; auch ist selbstverständlich, daß mit Einführung der Gummihandschuhe in den antiseptischen Apparat Ende des Jahrhunderts auch diese zur Bekleidung der Hände bei Eingriffen in der Nachgeburtszeit verwendet wurden; die Tastfähigkeit war aber bei manchen Operateuren etwas gestört.

Eine Zeitlang war üblich gewesen, um direkte Berührung der Decidua mit den Fingern zu vermeiden, die Eihäute zwischen Uteruswand und Deciduafläche der Placenta einzustülpen und innerhalb dieses Sackes die Placenta zu lösen; der Nutzen war nicht hervorragend, und so wurde das Verfahren wieder aufgegeben.

Sehr zweckmäßig ist heutzutage eine schwache Narkose, sie erleichtert außerordentlich die Lösung der haftenden Nachgeburt; eine Totalexstirpation des Uterus samt haftender Placenta, was *Schultze* in den siebziger Jahren ausführte, kommt jetzt nicht mehr vor, man würde statt dessen die Hysterot. vagin. ant. vornehmen.

Der Vorteil der Behandlung gegenüber von früher, besonders der Zeit vom Beginn der Antisepsis, ist, daß die äußeren Genitalien inkl. Schenkelgegend und Bauchhaut jetzt viel gründlicher gereinigt werden; Abreiben mit Watte, getaucht in warmes Seifenwasser, und Überschwemmen mit $^1/_2$ proz. Lysolwasser mittels der Watte, ersetzt zweckmäßig das früher übliche Abbürsten. Ebenso ist man von der Abreibung der inneren Genitalien durch Abreiben mit Finger und Bürste zurückgekommen und ersetzt das besser durch Lysolabspülungen oder Abschwemmung mittels Watte. Nach der Lösung der Placenta unterläßt man besser die aseptische Spülung; nur wenn Atonie vorhanden war oder eine Blutung wegen zurückgebliebener kleiner Reste andauert, dann wird eine 50° C heiße antiseptische Spülung mit doppelläutigem Katheter unter Leitung des Auges am herabgezogenen Uterus vorgenommen. Es ist sehr ratsam, die Temperatur der Spülflüssigkeit mit dem Thermometer festzustellen, nicht sich auf das Gefühl der Hand zu verlassen, weil sonst leicht unliebsame Verbrennungen der inneren und äußeren Genitalien vorkommen. Zur Spülung nimmt man entweder Wasser von 50 ° C mit $^1/_2$ proz. Lysol oder 5 proz. Sol. natr. carbon., beide je 50 ° C warm, der Liqu. ferrisesquichlor. ist obsolet.

Steht danach die Blutung noch nicht, so muß zur Tamponade gegriffen werden, die gegen früher in sehr verändeter Form ausgeführt wird. Die Patientin kommt aufs Querbett, Damm, Aftergegend, Schenkel und Symphyse werden mit sterilen Tüchern, die an die Haut angeklemmt werden, abgedeckt. Alle Instrumente ausgekocht; die Hebamme hält die hintere Rinne und den Muzeux, welcher die vordere Lippe gefaßt hat. Sterile Gaze, aus *Dührßen*scher Büchse entnommen, wird in $^1/_2$proz. Carbollösung leicht angefeuchtet und mit stumpfer Pinzette oder Kornzange in die Cervix- und Uterushöhle geschoben. Die oberste Lage geht bis zum Fundus, die vordere Lage sorge unter Kontrolle der Hand der Hebamme, daß kein freier Zwischenraum bleibt. Den 2. Streifen, ebenfalls von 10 m Länge, verwende ich für Vaginaltamponade. *Stöckel* verwirft neuestens diese Tamponade wegen Blutungsgefahr (Drainagewirkung), was ich nie erlebte, und empfiehlt statt dessen einen dicken Wattestreifen. Der Tampon bleibt 24 Stunden liegen, wird dann vorsichtig entfernt ohne nachfolgende Uterusscheidenspülung; dagegen Anregung des Uterus zur Kontraktion durch Ergotin- und Pituitrininjektionen.

Es ist schon lange nicht mehr vorgekommen, daß man zur Stillung der Blutung den Uterus supravaginal amputieren mußte; nach heutigen Anschauungen wäre dann die vaginale Uterusexstirpation nach *Dührßen* rationeller.

13. BECKENERWEITERUNG. SYMPHYSEOTOMIE. PELVIOTOMIE

Es war *Sigault* in Paris, welcher 1777 die erste Symphyseotomie ausführte, eine Operation, welche damals großes Aufsehen in der geburtshilflichen Welt hervorrief; aber der Patientin verblieb eine unheilbare Blasenfistel und infolge Mangels der Symphysenheilung ein Wackelgang. Da der damals die französische Geburtshilfe beherrschende *Baudelocque sen.* sich gegen die Operation erklärte, verschwand dieselbe bald wieder von der Bildfläche, und erst *Morisani* (Neapel 1805) hat das Verdienst, sie aufs neue der Vergessenheit entrissen zu haben; ihm folgten *Zweifel*, *Pinard*, welche beide die Operation in ihren Heimatländern verbreiteten.

Die ursprüngliche Idee zu seiner Operation war wohl *Sigault* dadurch gekommen, daß Frauen mit engem Becken nicht selten spontane Symphysenrupturen erlitten, die glücklich ausgingen und das Becken für Geburten etwas erweiterten.

In der Zeit von *Sigault* und in der, in welcher *Morisani* zuerst arbeitete, war die Operation ohne den Schutz der Antisepsis noch recht gefährlich. Immerhin ist es verständlich, daß die nachfolgenden Geburtshelfer, wie *Morisani* und *Pinard*, die Operation im

Interesse des Kindes wagten, da der Kaiserschnitt damals noch zu gefährlich war. Wie immer war die ursprüngliche Begeisterung groß, aber als die Erfolge für Mutter und Kind nicht die erhofften waren, sank der Eifer, die Operation auszuführen. In den Jahren der beginnenden Antisepsis wurde überall, besonders in Deutschland, eifrigst über die mögliche und tatsächliche Erweiterung des Beckens gearbeitet.

In den Jahren 1777—1849 wurden 65 Symphyseotomien gemacht mit einer Sterblichkeit der Mütter von 32,0%, der Kinder von 64%. Schon viel besser klingt *Morisanis* Statistik von 1893 mit 58 Operationen und dabei 2 Todesfällen der Mütter, 3 der Kinder.

Frühzeitig wurde die Bedeutung der Symph. sacr. il. studiert, die Unnachgiebigkeit derselben als schweres Hindernis empfunden und der gewaltige Unterschied zwischen gewöhnlichen und puerperalen Leichen festgestellt: bei nicht puerperalen Leichen zerrissen die Haftbänder der Symph. sacr. il. schon bei einer Dehnung von 1,5—2,0, während bei puerperalen Leichen dieselben Bänder erst bei Klaffen der Symphyse über 6 cm zerrissen. Es zeigte sich, daß durch ein Klaffen der Schambeine auf 6 cm die Conjug. vera um 1,25—1,5 cm verlängert wird, sie erreicht also annähernd die Größe der Conjug. diagon. Das Ileosakralgelenk ist keine Synchondrose, wie man früher glaubte, sondern nach *Luschka* ein Halbgelenk, in dem sich die Seitenflächen des Darmbeines an der Facies auricularis des Os sacrum nach abwärts bewegen, so daß dadurch eine weitere Verlängerung der Conjug. vera um ca. 2 cm stattfindet; *Pinard* schätzt sogar die Verlängerung der Conjug. vera von 6 cm auf 8,4 cm, von 8 cm auf 9,8 cm, von 10,8 cm auf 12,4 cm.

Meist wurde keine Verlängerung des Querdurchmessers angenommen, *H. Burckhardt* (Basel) wies jedoch durch Untersuchungen an meiner dortigen Klinik nach, daß bei Spreizen der getrennten Schambeine auf 6 cm der Querdurchmesser des Beckeneinganges um 3 cm, der des Beckenausganges um 4 cm zunehme. Diese Zunahme des Querdurchmessers würde das so häufige Ausbleiben der Drehung im Sagittalen des Ausganges erklären.

Die Kliniken von *Morisani, Pinard, Zweifel* ergaben in den achtziger Jahren auf 156 Operationen 4,6% Mortalität der Mutter und 8,0% der Kinder.

Die Zunahme der Symphyseotomie erstreckte sich noch auf den Anfang des 20. Jahrhunderts. *Schäfli* (Klinik *Herff*, Basel) wies in einer sehr gründlichen Statistik auf 664 Fälle 4,82% mütterliche und 9,18% kindliche Mortalität nach. Eine kleinere Anzahl von 8 Kliniken hatte auf 382 Operationen eine mütterliche Mortalität von 2,1 %. Die kindliche Mortalität war aber nicht gesunken; sie betrug in der fraglichen Zeit für Straßburg 13,5 %, für Freiburg sogar 19,0 %.

Die Operation paßt nicht für plötzlich einsetzende Lebensgefahr, so bei Nabelschnurvorfall, sinkenden Herztönen, Krampfwehen, sondern nur allein zur Beckenerweiterung bei langdauernder Geburt, um einem Kinde den sonst unmöglichen Durchtritt zu ermöglichen, wenn alle übrigen Verhältnisse günstig sind. Erstgeburt ist nicht sehr zweckmäßig, weil Operationen bei Erstgebärenden im Falle rasch eintretender Lebensgefahr nicht aussichtsreich sind. Die Symphyseotomie in der Geburt konkurriert mit der künstlichen Frühgeburt in der Schwangerschaft; bei osteomalacischen, kyphotischen und schräg verengten Becken ist sie nicht am Platze.

Der Nachteil der Operation ist die Gefahr der Blutung aus den zerrissenen Crura oder Corpora cavernosa, die Thrombose der verletzten Venen, die Gefahr der mangelnden Heilung, und daß die Antiseptik nicht so streng gehandhabt werden kann wie beim Kaiserschnitt.

Die Incision wurde teils quer am oberen Rande der Symphyse, teils senkrecht 3–4 cm lang herab bis zum oberen Symphysenspalt mit geknöpftem Messer ausgeführt; der Finger schützt im prävesicalen Raume Blase und Harnröhre unter leichter Verschiebung nach rechts, beim vorsichtigen Arbeiten mit einem kräftigen Messer in die Tiefe. Man kann meist damit rechnen, daß der Symphysenspalt infolge der stärkeren Belastung der rechten Seite etwas schräg von rechts oben nach links unten verläuft. Ehe man dies erkannte und zu sehr median mit dem Schnitt blieb, hat man manchmal eine Verknöcherung der Symphyse angenommen, die nicht vorhanden war. Anfangs wollten einige Operateure das Ligam. arcuat. nicht durchtrennen, es hat sich dies aber als notwendig herausgestellt, man muß nur aufpassen, daß nach Durchschneiden des Ligam. arcuat. das Messer nicht im gleichen Zuge das Crus clitoridis durchtrennt, oder daß dasselbe nicht mit dem Ligam. arcuat. zusammen einreißt. Eine vorübergehende Blutung wird, bis die Entbindung vorüber, durch Tamponade und Zusammendrücken der Schenkel gestillt. Anfangs war es üblich, die Geburt sofort durch Zange oder Wendung auf die Füße fertigzumachen. Es zeigte sich aber bald, daß man mit dem Abwarten bessere Erfolge für die Kinder erzielte; so habe auch ich mich dazu entschlossen; natürlich wird man nach dem Symphysenschnitt die Kreißende sich nicht noch $^1/_2$–1 Tag abquälen lassen. Nach vollendeter Geburt wird die Fascie mit tiefen Seiden- oder Catgutnähten geschlossen, die Knochennaht mit Silber ist nicht mehr üblich; spritzende oder stärker blutende Gefäße werden gefaßt und gut unterbunden, die Hautwunde mit feiner Seide oder Sterilcatgut vernäht und der Raum hinter der Symphyse nach abwärts drainiert, am besten durch die linke kleine Labie.

Im ganzen waren, wie oben gezeigt, die Erfolge für die Mütter nicht schlecht, weniger befriedigend für die Kinder. Später, nachdem inzwischen die Pubiotomie aufgekommen war, brachte der unermüdliche *Frank* die subcutane Symphyseotomie auf, abgelauscht der subcutanen Pelviotomie. Dieselbe ergab unter strenger Antisepsis recht gute Erfolge, auch die Blutungen waren geringer. Man fühlt von außen in der Mittellinie der Symphyse den Spalt derselben, setzt darauf eine kleine Incision; durch die Hautöffnung wird ein kleines festes Messer eingeführt und die Symphyse nach abwärts durchschnitten unter Schutz der Harnröhre von der Scheide aus, dann wird das Messer umgedreht und nun die Symphyse nach oben durchtrennt. Unter Schutz des Fingers wurde die kleine Hautwunde sofort durch Naht vereint und gegen die Gefahr einer Hämatombildung teils von der Scheide aus, teils von außen gegen den Symphysenknorpel tamponiert. Die Ergebnisse sind nicht schlechter als beim Kaiserschnitt, aber die Erfolge fürs Kind lange nicht so zuverlässig und lebenssicher.

Fritsch schlug vor, in tiefer Narkose und *Walcher*scher Hängelage nach der Durchtrennung einen Versuch der Impression des Kopfes zu machen; man hat dies aber abgelehnt, um nicht 2 Operationen zu haben. Die untere Grenze für Symphyseotomie ist 8,7 cm Conjug. diagon. beim platten, 9,5 cm beim allgemein verengten Becken. Im allgemeinen ist es zweckmäßig, die Symphyseotomie auf Mehrgebärende zu beschränken. Die Symphyseotomie ergab seit 1881 11,1 % Todesfälle der Mütter nach der Angabe von *Pinard, Zweifel.* Man kann nicht behaupten, daß die Angst der Kreißenden vor der Schnittoperation größer wäre, und daß dieselben sich eher zur Beckenspaltung als zum Kaiserschnitt entschließen würden. Die Symphyseotomie paßt auch sehr gut für Fälle von künstlich eingeleiteter Frühgeburt oder spontane, wenn im Verlauf derselben sich das Hindernis als zu groß herausstellt und nach längerem Verlauf und öfteren Untersuchungen der Fall für einen Kaiserschnitt nicht mehr rein genug ist. Man tut bei räumlichem Mißverhältnis gut, vor Anlegung der Zange zur Extraktion des nachfolgenden Kopfes provisorisch die Säge von *Gigli* anzulegen. Ist die Durchtrennung nicht nötig, so ist der Frau kein Schaden geschehen.

Ende des 19. Jahrhunderts kam fernerhin als begrüßenswerter Fortschritt die Pubiotomie auf. Theoretisch und praktisch war sie schon in den vierziger Jahren von *Stolz* in Straßburg angegeben und in einer These seines Schülers *Lacour* veröffentlicht. Es ist bedauerlich, daß er die Operation nicht auch praktisch an der Lebenden ausführte und so ein weiteres Ruhmesblatt an seine Frühgeburtstätigkeit reihte. Erst *Gigli* brachte die Idee der Operation wieder auf, und *Bowardi* (Lugano) führte sie 1897 zuerst aus. Der ursprüngliche Name Pubiotomie wurde von *Döderlein* in Hebosteotomie abgeändert.

Die Freilegung des Os pubis zu diesem Zwecke nach der Methode von *Gigli* und *Van der Velden* setzt tiefe Weichteilschnitte voraus. Einfacher schon war *Döderleins* Vorschlag, vom oberen Rande des Schambeines vom Tuberc. pubic. nach abwärts einen Schnitt durch die Haut und subcutanen Fascie anzulegen, dann Durchtrennung der Fettschicht und Fascie der Recti. Man hat sich vor Verletzung der großen Gefäße zu hüten, was einmal vorgekommen sein soll. Der Finger arbeitet sich stumpf hinter dem Foramen ovale nach abwärts bis zum unteren Rand des absteigenden Schambeinastes und drängt den von *Döderlein* angegebenen Déchamps als Sägeführer gegen den unteren Rand des aufsteigenden Schambeinastes an; jetzt wird die *Gigli*sche Knochensäge nach oben durchgezogen und nun der Knochen nach oben durchsägt; die Corpora clitoridis lassen sich vermeiden. Beim Durchsägen läßt der Operateur durch einen Assistenten von der Scheide aus den Fortgang des Durchsägens kontrollieren, und sobald die Knochenbrücke durchgesägt ist, aufhören, um nicht die Weichteile zu verletzen; dann wird die Wunde von innen und außen fest tamponiert, um Hämatombildung zu vermeiden. Nach vollendeter Geburt wird genäht und meist auf Drainage verzichtet. Sehr viel einfacher ist die subcutane Pubiotomie von *Bumm* angegeben. Unter Leitung des linken Zeigefingers wird von der Scheide aus die *Bumm*sche Nadel zwischen Crus clitoridis und linkem Schambein, mit Vermeidung des ersteren, eingestoßen, die Nadel dicht über dem linken horizontalen Schambein etwas einwärts vom Tuberc. pubic. ausgestoßen, die Kettensäge nach unten geführt und nun der Knochen durchsägt. Blasenverletzungen sollen bei dieser Operation eher vorgekommen sein als bei *Döderlein*; *Bumm* selbst und ich haben dazu weniger beigetragen. Nach Durchsägung der äußeren Hautstelle wird von außen tüchtig tamponiert, ebenso von der Scheide aus; die Durchstoßungsstelle des Troikars wird mit einer feinen Naht von außen verschlossen, dann nach 1–2mal 24stündiger Tamponade, vorsichtiger Lagerung mit baldigem Bewegen der Beine begonnen, um Thrombose zu vermeiden, evtl. unter Gebrauch von Digitalispräparaten.

Vergleicht man die beiden Operationen miteinander, so ist die Pubiotomie zweifellos leichter auszuführen und weniger blutig; der Erfolg für den Durchtritt der Früchte ist bei beiden Operationen gleich.

Man müßte fast hinzufügen, leider hat der intraperitoneale cervicale Kaiserschnitt der Pelviotomie Abbruch getan, welche für das Kindesleben allerdings nicht dasselbe leistet wie der Kaiserschnitt. Von einer bleibenden Erweiterung des Beckens nach Symphyseotomie und Pubiotomie scheint keine Rede zu sein; doch haben Frauen, die das erstemal Pubiotomie durchmachten, das zweitemal spontan geboren; in der Straßburger Klinik von 37 Frauen 10, selbst schwerere Kinder; auch die Wiederholung der Operation hat ohne Nachteil stattgefunden.

Die Pubiotomie stellt also eine tatsächliche Verbesserung der Operationen zur Behandlung des engen Beckens dar.

14. PLACENTA PRAEVIA

Schon bei den ältesten Schriftstellern unseres Faches finden wir die Blutungen durch Placenta praevia bedingt genannt und ziemlich die richtige Ursache derselben beschrieben. Die erste Hilfeleistung bestand wohl immer zunächst in verordneter Bettruhe und daneben in Verordnung blutstillender kühlender Arzneien. Diese ersten Hilfsmittel waren aber wenig wirksam und ließen vielfach im Stich. Man wußte oft nicht, sollte man die armen Frauen oder die Ärzte mehr bedauern, die ihrer Pflicht genügen wollten und keinen Erfolg hatten. Die Ärzte wurden meist erst dann zur Hilfe gerufen, wenn die Kreißende durch eigenen Leichtsinn oder den der Hebamme fast verblutet war; da war es für den Arzt schwer, mit den damals unvollkommenen Mitteln zu helfen. Das Ergebnis war meist, daß ein Drittel der Mütter oder zwei Drittel der Kinder zugrunde gingen, manchmal noch mehr; zumal in den Perioden und Orten, wo Puerperalfieber herrschte.

So ist es verständlich, daß Vorschläge aufkamen, um den Blutungen bei Placenta praevia zu steuern oder die Geburt möglichst rasch und glücklich zu beenden.

Sehr früh erkannte man, daß es die abnorm tiefsitzende Placenta war, durch deren Ablösung Blutungen entstanden; der Grund, warum die Insertion bis zum Os internum herab erfolgte, war lange nicht klar; ob es in krankhaften Verhältnissen der Decidua oder der Eioberfläche lag? Später wurden dann noch einzelne seltene Fälle bekannt, wo die Zotten sich sogar in der Cervixschleimhaut ansiedelten, also ein Plac. praev. cervic. entstand.

Noch im Beginn des 19. Jahrhunderts war therapeutischer Grundsatz, möglichst früh mit der Hand einzugehen, die Frucht zu drehen und an den Füßen zu extrahieren, weil die einfache Erfahrung lehrte, daß die Blutung erst stand, wenn das Kind geboren war. *Lamotte* empfahl hierzu, die Placenta mit den Fingern zu durchbohren, um rasch zu den Beinen zu gelangen, ein Verfahren, was *Levret* verwarf, der die Placenta am Rande loslösen wollte, um von da aus zu den Beinen zu gelangen.

Mit *Wigand* und *Naegele* in der Mitte des 19. Jahrhunderts verließ die deutsche Geburtshilfe dieses eigentliche Accouchement forcé, um zur Tamponade überzugehen. Hierzu wurden ganz praktisch eckige Stücke Leinwand genommen, die, allenfalls in Essig getaucht, zum Schutze der Vulva im Speculum eingeführt und mit Scharpieballen ausgefüllt wurden, die man mit Stäbchen höher schob und welche 24—36 Stunden belassen wurden, meist bis Durchtränkung mit Blut oder Zersetzung derselben zum Wechsel nötigten. Die Tamponade wurde fortgesetzt, bis es möglich war, die Blase zu sprengen und so möglichst rasch die Frucht zu entfernen.

James Simpson empfahl, mit der ihm eigenen Energie, bei Rigidität des Muttermundes und Unmöglichkeit, durch den starren Ring mit der Hand einzudringen, den im Muttermund liegenden Fruchtkuchen mit der Hand zu lösen, ihn vor der Frucht herauszuholen, um auf diese Weise die Blutung zu stillen, wobei allerdings die Frucht verloren ist, aber durch Unterlassung der Tamponade weniger leicht Infektion geschah. Eine große Anzahl seiner Schüler folgte seinem Beispiel; nach ihm ist die Sprengung einer stark gefüllten Amnionblase bei stärkerer Blutung sehr wichtig. Nach *Dubois* kamen auf 140 nach der *Simpson*schen Methode operierten Fällen nur 10 Todesfälle vor. Andere, wie *Mauriceau*, erklärten, der Fruchtkuchen sei im Fruchthalter heruntergefallen, daher der tiefe Sitz; die Angaben von *Heister*, *Roederer* u. a. über die Quelle der Blutung seien richtig. So teilten sich im Anfang des 19. Jahrhunderts die Geburtshelfer in zwei Lager; solche, die vorsorglich möglichst lange tamponieren wollten, und solche, welche frühzeitig die Blase sprengen und mittels der zu erreichenden Kindesteile die Wendung machen wollten.

Eine klassische Untersuchung über Bau und Sitz der Placenta gab *v. Holst* (Dorpat) in den vierziger Jahren. Er hob richtig hervor, daß die Tamponade nur vor dem Blasensprung die Blutung stillen kann, nach demselben aber wegen der Gefahr der Verblutung in den Eisack nicht gebraucht werden darf. Die tierischen Tamponblasen von *Stein*, *Wellenkopf* u. a. wurden praktisch verdrängt durch *C. Brauns* Kautschukkolpeurynter, der mit Recht von da ab eine große Rolle in der Geburtshilfe zu spielen begann. Die Gefahr der Infektion war hier eine geringere, die Wirkung desselben, wenn mit kaltem Wasser gefüllt, auf Blutstillung eine viel größere, ebenso die Möglichkeit, Wehen zu erregen. Aber trotzdem war die Wahrscheinlichkeit, einen Erfolg zu erzielen, eine geringere. Die puerperalen Infektionen nahmen nach der Mitte des Jahrhunderts auch in der Privatpraxis zu, obschon die praktischen Geburtshelfer gerade in dieser Art der Geburtshilfe geschult waren, während die jungen Assistenten der Klinik, was sie allenfalls an Sauberkeit und klinischen Hilfsmitteln voraushatten, durch Mangel an Übung verdarben. Die Placenta praevia bot demnach noch über die Mitte des Jahrhunderts hinaus für Mutter und Kind eine sehr trübe Prognose, zumal an den meisten Kliniken noch Anfang der siebziger Jahre das Accouchement forcé üblich war, d. h. nach kurzer vorbereitender Tamponade, zur Erweiterung der Cervix, Eingehen mit der Hand zur Wendung auf die Füße mit bald nachfolgender Extraktion; die von uns Assistenten damals erzielten Erfolge für Mutter und Kind waren sehr gering und die Behandlung eines Falles von Placenta praevia in der Poliklinik immer eine sorgenvolle Aufgabe.

Im Gegensatz zur Tamponade empfahl die Prager Schule kühle bis eiskalte Vaginalinjektionen unter mäßigem Druck, nicht um die Gerinnsel wegzuschwemmen, sondern um durch den Reiz der Kälte die venösen und, wenn möglich, auch die arteriellen Gefäße zur Kontraktion anzuregen. Ausgehend von Prag fanden die kalten Injektionen immer weitere Verbreitung, auch die von weither kommenden Schüler dieser Anstalt verbreiteten diese Methode im Gegensatz zur Tamponade.

Während vielfach die frühzeitige Sprengung der Eihäute üblich war, um durch Abfluß des Fruchtwassers die Geburt in Gang zu bringen, kam später die Lehre auf, bei starker Blutung sobald als möglich die Blase zu sprengen, und zwar an der Stelle, wo der dünnere und kleinere Lappen des Fruchtkuchens lag. Schon *Credé* hatte 1853 in seinen klinischen Vorträgen diese Methode empfohlen, um die rettende Austreibungsperiode künstlich zu beschleunigen; darnach Wendung auf den Kopf oder die Füße zu machen, ohne daß es nötig wäre, jedesmal die schleunige Extraktion des Kindes an den Füßen zu bewerkstelligen. Ebenso sprachen sich *Barnes* und *Cohen* (Hamburg) aus. Beiden schwebte, wie auch späteren Autoren, eine Tamponade des blutenden unteren Uterinsegments vor durch den tiefer tretenden großen Teil. Es ist dieselbe Verwechslung, wie sie später *Schröder* u. a. vorkam, als sie glaubten, der vorliegende Teil tamponiere die blutenden Placentarlappen.

Die Sache liegt ganz anders; solange bei stehender Blase und nicht völlig eröffnetem Muttermund noch Eröffnungszeit ist, werden durch die Wehen die Eihäute gedehnt, die Gefäße weiter abgelöst und damit zur Blutung Veranlassung gegeben. Erst wenn die Dehnung des unteren Uterinsegments mit dem Blasensprung vorüber ist, kann sich die blutende Uteruswand zurückziehen und stillt dadurch die Blutung; eine besondere Tamponade ist nicht erforderlich. Um eine sehr exakte Tamponade zu erzielen, müßte der betreffende Kindesteil fest angedrückt sein, was aber selten der Fall ist, besonders nicht, wenn der Bauch gegen die blutende Placentarstelle gerichtet ist; die Blutung steht nur dadurch, daß die sich kontrahierenden Muskelwände die Gefäße komprimieren. Ähnliche Anschauungen hatten *Cohen* dazu geführt, den kleinen Placentarlappen zu lösen, dann die Blase zu sprengen und nun die Sache der Natur zu überlassen. Seine Angabe, daß die Seite des kleineren Lappens an größerer Schmerzhaftigkeit der Stelle, an größerem Blutreichtum erkannt werde, ist nicht stichhaltig; vielfach erkennt man den kleinen Lappen daran, daß die Eihäute an der Seite derber und kompakter sind, leichter dem vordringenden Finger weichen; man kann sich aber auch in der Seite des kleinen Lappens täuschen, wo dann die Blutung etwas stärker ist. So viel war aber den damaligen Geburtshelfern schon klar geworden, daß es genügt, die Wehentätigkeit durch Blasensprengung anzuregen und daß es die Retraktion des unteren Uterinsegments mit der Placenta ist, welche die Blutung stillt. Es herrschte aber damals unter den tonangebenden Geburtshelfern noch zu sehr die Regel, bald einzugreifen. Auch *Ritgen* riet, die Placenta im unteren Umfang etwas abzuschälen und evtl. kleine, in den Muttermund hereinragende Läppchen abzulösen. *Pfeiffer* empfahl das sehr nützliche Mittel, manuelle Quetschung des vorliegenden Placentarlappens und der ihn tragenden Uteruswand.

Im Juli 1870 veröffentlichte in der Lancet *Braxton Hicks* eine neue Wendungsmethode. Bei quergelagertem und mit der Bauchfläche der Cervix zugewandtem Foetus soll es auch bei nur wenig geöffnetem Muttermund wohl immer gelingen, mit 1 oder 2 Fingern einen oder beide Füße zu erreichen; bei schrägstehender Rückenfläche wird wohl immer das tieferstehende Knie dem Finger zugängig werden; es handelt sich also um Unterstützung des in den letzten Monaten zur Längslage drängenden Foetus. Von diesem Grundsatz ausgehend empfahl *Braxton Hicks*, mit 2 durch die Cervix eindringenden Fingern den vorliegenden Kindesteil in die Höhe und zur Seite zu drängen, während die freie Hand den Steiß an der dem Kopf entgegengesetzten Seite herabdrängt. Gelingt es so, ein Knie in die Nähe des Muttermundes zu bringen, dann sollen 2 Finger es ergreifen, strecken, so weit, bis die Hüfte im Beckeneingang steht.

Durch Vermeiden des Eindringens von Hand und Arm in den Uterus wird die Gefahr größerer Zerreißungen und des Eindringens von Luft verringert. Besonders die Anwendung einer schwachen Narkose erleichtert das Verfahren; Sprengen der Eihäute ist nicht immer nötig, war aber später zur Regel erhoben. Auch *Braxton Hicks* erblickt in dem herabgezogenen Steiß einen Tampon, den er auf die blutende Fläche aufdrückt; die Beendigung der Geburt steht jederzeit in der Hand des Arztes. Die Methode zeigte, daß dadurch bei der Entbindung viel Blut gespart werden kann. Jedenfalls steht, wenn das Fruchtwasser abgeflossen und ein Drittel der Frucht aus der Uterushöhle ausgetreten ist, die Blutung.

Die Methode wurde anfangs als kombinierte Wendung nach *Braxton Hicks* verbreitet, obwohl die Kombination äußerer und innerer Handgriffe bei dieser Operation wohl wichtig, aber nicht das Maßgebende ist. Das Wesentliche war die möglichst frühzeitige Ausführung der Wendung bei noch engen Cervixverhältnissen, was in den ersten Publikationen nicht so scharf betont wurde; und die scharfe Trennung der sofortigen Extraktion davon zu präzisieren. Dadurch gelang es, der Wendung die ihr damals anhaftende Gefahr zu nehmen. Ende der sechziger Jahre war es noch üblich, in den Polikliniken möglichst frühzeitig zu wenden und dann, sobald dem Kinde Gefahr drohte, die Extraktion anzuschließen. Ein Verfahren, was besonders bei manchen ungeübten Assistenten sehr blutig war und manches Mutterleben kostete, ohne das Kind zu retten. Es ist daher ein bleibendes Verdienst von *Schröder*, daß er die Methode von *Braxton Hicks* sorgfältig für die Praxis ausarbeitete und gleich erfaßte, was die Hauptsache war; möglichst frühzeitige Wendung auf den Fuß nach Blasensprengung und Trennung derselben von der Extraktion. Er faßte seine Vorschrift nach *Braxton Hicks* in die kurze treffliche Regel: *Wende frühzeitig, extrahiere nicht.*

Seitdem dieser Satz als goldene Regel in die Geburtshilfe eingeführt war, wurde die Prognose für die Mutter wesentlich besser, sank auf 20—25%, während die für die Kinder allerdings schlechter wurde, 60—70% betrug. In der Zeit der aufstrebenden Antisepsis wurde auf einen Schlag die Prognose für die Placenta-praevia-Mütter viel besser; der Schaden für die Kinder wurde damit ausgeglichen, daß die Mütter den meist schon zahlreich vorhandenen Kindern erhalten wurden, und daß dieselben sogar später noch mehr normale Geburten durchmachen konnten. Von Anfang an habe ich in meiner klinischen Tätigkeit die Methode von *Braxton Hicks* als die „frühzeitige Wendung“ bezeichnet.

Schröder hatte für deutsche Kliniken sehr großen Wert auf den Satz gelegt: „Extrahiere nicht.“ Seitdem die Kliniken und die praktischen Ärzte an diesen Grundsätzen festhielten, hatte die Placenta praevia viel von ihrem blutigen Schreck verloren, und man war im operativen Eingreifen sehr zurückhaltend geworden, und die *Braxton Hicks*sche Methode ist auf Jahrzehnte lang für die Placenta praevia eine segensreiche geworden, und auch heute noch da, wo keine Schnittoperation möglich ist. Die Placenta-praevia-Behandlung war dadurch in die Reihe der lebenssicheren Operationen gerückt, vollends als die Ergotininjektionen und später die von Pituitrin die bei Placenta praevia so leicht schwache Wehentätigkeit nach dem Blasensprung zu steigern vermochten.

Nach *Barnes* soll übrigens die kombinierte Wendung schon von *Wigand* (1807) stammen. Im großen ganzen blieb man der Methode treu, wenn auch vorübergehend *J. Veit* u. a. Neigung zeigten, sich der alten Schnellentbindung wieder zuzuwenden. Eine neue Richtung konnte sich erst einbürgern, als die Schnittentbindung in die Reihe der lebenssicheren Operationen getreten war.

Nach dem Accouchement forcé hatte die Metreuryse und die Methode von *Braxton Hicks* für Placenta praevia wesentlich bessere Verhältnisse geschaffen, aber sie blieb doch immer noch das gefährlichste geburtshilfliche Ereignis. Erst mit Einbürgerung des vaginalen Kaiserschnittes schien auch hier ein Hoffnungsstrahl zu winken, welchen *Dührßen* bald nach seiner Einführung in die Praxis auch für Placenta praevia empfahl. Der Vorteil der Methode war, daß zu jeder Zeit der Schwangerschaft, also ohne zu großen Blutverlust abzuwarten, die Operation ausgeführt werden konnte. Die Aussichten fürs Kind waren glänzend und auch für die Mutter besser als bei anderen Methoden. Die Aufgaben waren nur: rascher Entschluß, sachverständige Assistenz und gute Beleuchtung.

Nach dem Abschieben der Blase gelang es leicht, die vordere Cervixwand weit zu öffnen, evtl. mußte man auch noch die hintere dazu spalten samt hinterem Vaginalgewölbe. Wenn auch manchmal der Schnitt in die tiefsitzende Placenta hereintraf, so konnte die Blutung alsbald nach Lösung der Placenta gestillt werden, noch blutende und spritzende Gefäße gefaßt und unterbunden werden. Zum Schluß wurde ein Teil der blutenden Wunde durch Cervixnaht gestillt. Ein Nachteil der Operation an der schwangeren Cervix und Vagina ist, daß die Schnitte, Muzeux und Nähte leicht einreißen und daß diese Risse oft unangenehm bluten. Mit der Zeit lernte man allmählich auch im brüchigen Gewebe zu operieren; teilweise mußte man anfangs am Schlusse noch Cervixtamponade zu Hilfe nehmen.

Mit der Vervollkommnung des abdominalen Kaiserschnittes, welcher schon allein den vaginalen Kaiserschnitt in seinem Wirkungskreis beengt, und noch mehr mit der Ausbildung des cervicalen Kaiserschnittes wurde die Schnittentbindung bei Placenta praevia üblich.

Zuerst ging *Krönig* mit dem abdominellen Kaiserschnitt voraus und versuchte den Korpuskaiserschnitt, der ihm den Vorzug vor dem Collumschnitt zu haben schien wegen der besseren Vermeidung des Placentarsitzes, der großen Kontraktionsfähigkeit der dickeren Korpuswandung und der leichten Möglichkeit, sichernde Nähte anzulegen. In der Tat gelang es *Krönig*, in einer Reihe von 36 Fällen, sämtliche Kinder lebend zu erzielen. Nachdem aber inzwischen der cervicale Kaiserschnitt sich in allen Kliniken glänzend eingebürgert hatte, wurde auch dieser allgemein bei Placenta praevia ausgeführt, so von *Bumm, Döderlein, Franz Stöckel* u. a. stets mit bestem Erfolg für Kinder und auch für Mütter, deren Mortalität sich auf der üblichen Höhe von 1–2% hielt. Unentschiedenheit herrscht noch darüber, ob bei Atonien nach Schnittentbindung die *Dührßen*sche Tamponade gemacht werden soll oder nicht; während *Bumm* dieselbe ganz verwirft, tritt *Döderlein* warm dafür ein.

Vorbedingung für guten Erfolg ist, daß zuvor keine Tamponade durch Hebamme oder Arzt stattgefunden hat, und daß die Operation in einer Klinik oder einem Krankenhaus ausgeführt wird, sobald einigermaßen Wehentätigkeit angeregt werden kann.

Die Art der Collumnaht sichert, daß sie nicht direkt mit der Peritonealnaht zusammenhängt und bei Verkleinerung des Uterus ihren Inhalt ins Peritoneum entleeren kann; die vernähte Zervixwand bleibt subserös, evtl. laufen daher entzündliche Prozesse subperitoneal ab und können das Peritoneum ganz frei lassen. Man kann ruhig wagen, wie beim engen Becken, den Kaiserschnitt bei leichtem Fieber bis 39° zu machen, wenn ein kräftiger, nicht zu erregter Puls die Abwesenheit einer schweren Infektion anzeigt. Im Unterricht der Hebammen muß erzielt werden, daß ihnen verboten wird, bei Placenta praevia zu tamponieren, wenn nicht äußerste Lebensgefahr oder ein kurzer Transport dazu zwingt. Eine geübte und saubere Hebamme darf nur *einmal* untersuchen, wenn Blutung in der Schwangerschaft auftritt, soll aber dann den Arzt beiziehen und ihm das Weitere überlassen; die blutende Schwangere in die Klinik oder in ein Krankenhaus bringen und in guter Beobachtung behalten, daß möglichst früh, ohne weitere Untersuchung, operiert werden kann. Nur auf diese Weise kann der Nutzen des cervicalen Kaiserschnittes und der Asepsis der Placenta praevia zuteil werden.

Die Behandlung der Placenta praevia eignet sich nicht mehr fürs Privathaus; nur in seltenen Fällen, wo ein Krankenhaus nicht zu erreichen, oder der Fall ausnahmsweise günstig ist, kann man sich darauf einlassen, im Privathaus die frühzeitige Wendung nach *Braxton Hicks* auszuführen; aber ja ohne folgende Extraktion, ebenso muß man auf die Tamponade verzichten. Natürlich wird man in diesen Fällen nicht die glänzenden Erfolge für die Früchte haben wie bei der Schnittentbindung.

Vergleicht man die Verhältnisse vom Anfang des 19. Jahrhunderts, wo mindestens zwei Drittel aller Früchte und ein Drittel der Mütter zugrunde gingen, mit dem Ende des Jahrhunderts, wo Tamponade mit Kolpeurynter und hernach Wendung nach *Braxton Hicks* vorherrschte, und vollends mit dem 2. Jahrzehnt dieses Jahrhunderts, so sieht man den gewaltigen Fortschritt, der kaum in einem anderen Kapitel der Geburtshilfe solche Erfolge erzielt hat wie hier im Kapitel Placenta praevia.

Ein Punkt in der Placenta-praevia-Frage ist noch nicht geklärt: die Häufigkeit; diese scheint nicht abgenommen, sondern zugenommen zu haben. Es ist zu hoffen, daß die gemachten Schnittentbindungen Gelegenheit geben werden, die Fälle zu studieren und festzustellen, welche Veranlassung zu Placenta praevia geben, und die Fälle von Endometritis kennenzulernen, welche zu ihr führen. Nicht jede Endometritis führt gleichmäßig zur Placenta praevia. Es müßte doch zu erreichen sein, durch intrauterine Behandlung eines Falles von Placenta praevia dem späteren Wiederauftreten der Komplikation vorzubeugen.

Eine Zeitlang habe ich scheinbar mit Erfolg die überstandenen Fälle von Placenta praevia 3 Monate nach der Entbindung mit Abrasia mucosae behandelt; die Frauen sind aber lange nicht regelmäßig genug der Bestellung zur Ausschabung nach 3 Monaten gefolgt.

Es ist die Hoffnung nicht von der Hand zu weisen, daß es durch Behandlung der Endometritis gelingt, dem gehäuften Auftreten der Placenta praevia entgegenzutreten.

15. UTERUSCARCINOM IN SCHWANGERSCHAFT UND GEBURT

Trotz der Häufigkeit der Schwangerschaft auf der einen Seite und der des Carcinoms des Fruchthalters auf der anderen Seite ist das Zusammentreffen beider nicht so häufig wie man erwarten sollte. Der Hauptgrund liegt wohl darin, daß die Dezennien der Häufigkeit der Schwangerschaft vor denen der Häufigkeit des Uteruscarcinoms liegen. Ferner hemmt das Vorhandensein eines Carcinoms des Collum der späteren Dezennien die Aufnahme und Ansiedlung des Eies. Zweifellos geht viel häufiger das Carcinom der Schwangerschaft vor als umgekehrt. Daß ein vorhandenes oder beginnendes Collumcarcinom das Auftreten einer Fehl- oder Frühgeburt begünstige, muß ich entschieden bestreiten. Unter den 3–4000 Fehlgeburten der Straßburger Poliklinik war kein einziges Portio- oder Cervixcarcinom zu konstatieren.

In den geburtshilflichen Zeitschriften aus der ersten Hälfte des Jahrhunderts wird recht wenig über die Komplikation beider Zustände berichtet; meist handelt es sich um schwierige Geburten infolge der mangelhaften Erweiterung des Collum, Verschleppung der Geburten, Fieber, Absterben der Frucht, Uterusruptur. Die letztere kommt zustande durch Überdehnung des unteren Uterinsegments bei schwerer carcinomatöser Infiltration der unteren Collumpartie. Die Therapie war ehedem sehr wenig unternehmend, laue Spülungen der Vagina, manchmal mit Zusatz von Antisepticis, wurden empfohlen. Naturgemäß waren die ersten operativen Hilfsmittel 1–2 oder auch mehrfache Incisionen des Muttermundes resp. der durch die carcinomatöse Wucherung verhärteten unteren Cervixpartie, die gute Erfolge gaben, manchmal aber direkt oder durch Weiterreißen zu Blasenläsionen führten.

Die Wendung auf die Füße, wenn der Kopf nicht tiefer treten konnte, ergab recht schlechte Erfolge; bessere unter Umständen die Zange, deren Quetschungen aber Veranlassung zu septischer Infektion gaben. Frühzeitig tauchte daher der Vorschlag zu Abort oder künstlicher Frühgeburt auf; an letzterem Verfahren hielt man fest bis gegen 1870; aber infolge der Unnachgiebigkeit der infiltrierten Gewebe waren auch hier die Erfolge nicht günstig; es wurden wenig lebende Kinder erzielt. Eher leistete die Frühgeburt etwas im Interesse der Mütter, die aber trotzdem hernach rapid am Fortschritt des Carcinoms zugrunde gingen. Die manchmal im Interesse der Mutter ausgeübte Perforation konnte natürlich nicht in ausgedehntem Maße empfohlen werden.

Eine merkwürdige Technik empfahlen anfangs des Jahrhunderts *Siebold* und *Stein* mit allgemeinen Blutentziehungen, was schon damals nicht verstanden wurde. Wirkungsvoller war die Abtragung einer kranken Lippe, besonders in der Schwangerschaft, weniger erfolgversprechend im Wochenbett; komplizierter war der Fall, wenn beide Lippen erkrankt waren und infolgedessen das ganze Collum zirkulär abgetragen werden mußte. So ist bemerkenswert, daß zu einer Zeit, wo man im allgemeinen mit dem Kaiserschnitt sehr zurückhaltend war, einzelne führende Geburtshelfer doch zu demselben griffen, so zuerst *Oldham* in England, dann *Spiegelberg, Dieterich* u. a., während *Scanzoni* sich gegen denselben erklärte.

Es ist verständlich, daß, solange keine allgemeinen gynäkologischen Grundsätze über die Behandlung des Collumkrebses vorhanden waren, auch in der Geburtshilfe keine allgemeinen Ansichten herrschen konnten. Jeder Geburtshelfer entschied individuell den einzelnen Fall oder nach seinen festgefaßten Prinzipien. Es bedurfte allgemeiner Grundsätze über Behandlung des Uteruscarcinoms, die erst mit dem Auftreten der Operation nach *Freund, Czerny, Schröder, Billroth* möglich wurde. Aber auch jetzt betrug die Sterblichkeit der Mütter noch etwa 43,3 %, für die Kinder 60 %.

Gestützt auf die pathologisch-anatomischen Anschauungen eines *Rokitansky, Virchow* wurde die Totalexstirpation des Krebses zum Grundsatz erhoben, und während anfangs noch partielle Excisionen der krebsigen Teile üblich und zulässig waren, kamen bald die Anschauungen der deutschen Geburtshelfer von den siebziger Jahren ab zum Durchbruch, daß möglichst frühzeitig ein als krebsig erkannter Uterus total exstirpiert werden sollte. Zugleich wurde die Anschauung widerlegt, daß partielle Incision krebsiger Teile eines schwangeren Uterus zulässig sein soll, oder daß abgewartet werden dürfe, bis die Frucht lebensfähig zur Frühgeburt reif sei, um dann im Wochenbett einzugreifen. Nach den Ratschlägen führender Meister, wie *Hegar, Spiegelberg, Schröder, Olshausen*, erkannte man, daß die Erhaltung der Mutter wichtiger sei als die der doch noch unsicheren Frucht, und es brach sich zuerst wohl in Deutschland die Lehre Bahn, daß bei Komplikation von Schwangerschaft und Uteruscarcinom zunächst das Leben der Mutter zu berücksichtigen sei. Kein künstlicher Abort oder Frühgeburt, sondern bei noch operablem Krebs baldigst Totalexstirpation des Uterus mit samt der Frucht, also mit anderen Worten: Kaiserschnitt in jedem Monat der Schwangerschaft. Umgekehrt bei inoperablem Krebs. Da sollte nicht eingegriffen werden; selbst leichte

Eingriffe, wie Abrasio, waren verpönt; hier galt es, die Schwangerschaft im Interesse der Frucht möglichst lange zu erhalten, die für dieselbe ungefährlichste Entbindungsart zu wählen und dann erst Sorge für die ohnehin verlorene Mutter zu treffen.

Während also bis vor 30 Jahren die geburtshilfliche Therapie sich mit der Frage befaßte, ist künstlicher Abort oder Frühgeburt zu wählen? in der Geburt Wendung, Zange, Perforation, allenfalls als ultimum refugium der Kaiserschnitt? ist jetzt die Behandlung des Carcinoms in der Schwangerschaft rein chirurgisch geworden. Die Aufgabe ist, den Uterus, solange er operabel ist, möglichst frühzeitig zu entfernen, ohne Rücksicht aufs Kind; ist er aber nicht mehr im Gesunden zu entfernen, dann hört die chirurgische Therapie auf, die rein geburtshilfliche tritt wieder in ihr Recht.

Zunächst ist also die exakte Diagnosenstellung nötig. Meist genügt in der Schwangerschaft Okularinspektion und Fingerpalpation; zur genaueren Drüsensuche vom Mastdarm aus kann nur eine Narkosenuntersuchung wünschenswert sein. Die Notwendigkeit einer Probeexcision habe ich nie erlebt. Ein Unikum ist wohl ein Fall von *Kaltenbach*, der bei einer im 3. Monat befindlichen Schwangeren, ein beginnendes Carcinom der einen Lippe (auf Portio beschränkt) entdeckte und exzidierte, worauf die Frau eine normale Schwangerschaft und Wochenbett durchmachte und auch nachweislich hernach in längerer Beobachtungszeit gesund blieb.

Im Gegensatz zu unseren Anschauungen stand Frankreich, geleitet von *Pinard*, der im Interesse der Geburt künftiger Krieger oder Soldatenmütter der Opferung des Kindes energisch widersprach und jede Schwangerschaft, auch bei Carcinom, bis zum Schlusse ausgetragen haben wollte.

Möglicherweise, daß dort nach dem Weltkriege sich die Anschauungen geändert haben, bei uns in Deutschland sind sie dieselben geblieben.

Es herrscht also der strenge Grundsatz, bei operablem Carcinom in jedem Monat der Schwangerschaft, sobald die Diagnose feststeht, den Uterus samt der Frucht zu entfernen. Im 3., allenfalls 4. Monat genügt die Totalexstirpation des schwangeren Uterus ab Vagina allenfalls nach Sprengung der Fruchtblase. Das Ei zuvor aus dem Uterus zu entfernen, um ihn zu verkleinern, ist nicht ratsam, damit nicht durch unvermeidliche Quetschungen Sepsis entsteht. Sobald das Kind lebensfähig ist, muß natürlich die erste Sorge seiner Erhaltung gewidmet sein.

Hier sind verschiedene Wege möglich. *Dührßen* empfahl den sog. radikalen vaginalen Kaiserschnitt, d. h. Entfernung des Kindes auf vaginalem Wege und dann vaginale Totalexstirpation des kranken Organes. Andere empfahlen den abdominellen Weg zur Entfernung der Frucht, darnach wurde früher zum Teil die vaginale Entfernung des entleerten Organes vorgenommen. In späterer Zeit wurde Frucht und Fruchthalter auf abdominellem Wege entfernt. Die Entfernung des Uterus war durch die Auflockerung des Bindegewebes in der Schwangerschaft wesentlich erleichtert. Die primären Resultate waren nicht schlechter als außerhalb der Schwangerschaft, auch die sekundären waren nicht besser. Die Perforation der Frucht in diesen Fällen sollte überhaupt nicht mehr vorkommen.

Ganz anders steht die Sache, sobald die Gebärmutter nicht mehr im Gesunden entfernt werden kann. Dann gilt die erste Sorge dem Kinde. Ich warne davor, in der Schwangerschaft palliative Operationen am Collum vorzunehmen, wie Abschabung, intensive Ätzung; selbst Spülungen sollten nicht regelmäßig täglich gemacht werden, sondern nur, soweit die Desinfektion eines putriden Ausflusses es nötig macht. Trockenbehandlung der jauchenden Fläche nach *Fritsch* mit Carbo animal., Dermatol, Airol ist sehr zweckmäßig. Abwarten bis zur Geburt, dann kommt im Interesse des Kindes abdominaler Kaiserschnitt in Betracht. Einige Operateure vernähen darauf den Uterus und versenken ihn; dabei besteht aber die Gefahr der aufsteigenden Sepsis vom Collum auf die Uteruswunde; rationeller habe ich gefunden, Porro zu machen und die Stümpfe extraperitoneal nach *Hegar* mit Bauchfell umsäumt in der Bauchwunde zu fixieren; das gibt bessere Resultate als die Versenkung des Stieles, wo auch leicht der zersetzte Colluminhalt zu einer aufsteigenden Peritonitis Anlaß gibt.

Im ganzen sind die Erfolge aller dieser Kaiserschnittoperationen bei Krebs gar nicht schlecht, und die Erfolge quoad Vermeidung der Rezidive ziemlich günstig.

Das 19. Jahrhundert hat ebenso wie der Beginn des 20. Jahrhunderts hier ganz wesentliche Verbesserungen gebracht. Wenn man bedenkt, was die armen Frauen vor 100 Jahren ohne Chloroform aushalten mußten, so darf man das jetzige Zeitalter glücklich preisen.

16. OVARIALCYSTOME IN SCHWANGERSCHAFT UND GEBURT

Im Beginn des 19. Jahrhunderts war die Diagnose der Eierstocksgeschwülste selten und schwierig; schlimm sah es damals mit der Behandlung dieser, die Geburt komplizierenden Geschwulst aus. Man ist erstaunt, in der Literatur jener Zeit auffallend wenig Publikationen über diese Komplikation der Schwangerschaft zu finden, und fragt sich daher, ob die Ovarialcysten damals wirklich seltener vorkamen. Erst gegen Mitte des Jahrhunderts mehren sich die Publikationen, als die großen englischen und amerikanischen Operateure mit ihren Operationen einsetzten; erst später kamen die deutschen.

So ist verständlich, daß die ersten Diagnosen von Ovarialgeschwülsten bei Geburten irrige waren oder gar nicht zustande kamen. Wie oft mag eine solche Geschwulst als zweiter Zwilling angesehen worden oder bei festgestellter Schwangerschaftsdiagnose als Hydramnion gedeutet worden sein. Wie manches Hindernis wurde nicht richtig erkannt, wenn der Tumor, im Beckeneingang eingeklemmt oder in der Höhle fixiert, das Vorwärtsrücken hinderte. Wie oft mag der Tumor durch den Druck des Kindeskörpers zum Bersten gebracht worden sein oder, die Vagina oder selbst das Rectum zum Bersten bringend, vor diesen geboren worden sein. In der Mitte des Jahrhunderts schwoll dann plötzlich die Zahl der Operationen der Ovarialcysten an, aber es finden sich wenig Ovariotomien in Schwangerschaft und Geburt darunter. Ein auffallend rasches Wachstum der Tumoren in der Schwangerschaft, was von manchen behauptet wird, wird von *Löhlein* bezweifelt. Dagegen scheint darüber kein Zweifel, daß Stieltorsion der Ovarialtumoren in der Schwangerschaft relativ häufig ist, dreimal so häufig vorkommt als sonst.

In der zweiten Hälfte des 19. Jahrhunderts mehren sich die Berichte über durch vorliegende Ovarialtumoren erschwerte Geburten. Die erste in Betracht kommende Hilfeleistung war die manuelle Emporschiebung eines solchen Tumors; dann kam die Punktion, am häufigsten von der Vagina aus; weniger günstiger war der Erfolg der abdominellen Punktion. Die manuelle Reposition ist aber nicht ungefährlich, es kann bei schwerer Reposition zu Ruptur des Stieles und der Stielgefäße, unter Umständen sogar des Tumors selbst kommen. Ein weiterer, von *Fritsch* vorgeschlagener Weg war die im Becken eingeklemmte Cyste zu incidieren und nach Ausfließen des Inhaltes die Cystenwände mit der Vagina zu vernähen. Ich habe diese Methode nie ausgeführt, ich kann mir aber nicht denken, daß sie viel gute Erfolge gegeben hat; mußte man doch mit der Möglichkeit rechnen, daß der Cysteninhalt vom Lochialsekret infiziert wurde. In der Tat ist dies Verfahren eigentlich nur von *Fritsch* selbst ausgeübt worden. Später kam dann die Methode der Einleitung der künstlichen Frühgeburt auf, wenn der Tumor den Eintritt und Durchtritt durchs Becken verhindert; doch wurden dadurch keine glänzenden Erfolge erzielt; noch weniger allerdings mit dem künstlichen Abort, so daß auch dies Verfahren bald wegfiel.

In der Geburt selbst kamen natürlich die üblichen geburtshilflichen Methoden zur Anwendung, Extraktion mit der Zange, Extraktion am Beckenende, selbst fehlerhafterweise Perforation.

Erst als nach den siebziger Jahren, verlockt durch die günstigen Erfolge eines *Schröder, Hegar, Olshausen* u. a., die Ovariotomie auch in Deutschland üblich wurde, machte man sich allgemein daran, die Ovariotomie in Schwangerschaft und Geburt auszuführen. Die Ovariotomie in der Geburt war im allgemeinen nicht sehr beliebt; ich habe erlebt, daß die Fäden des geknoteten Stieles abrutschten; nicht selten war es gar nicht möglich, neben dem schwangeren Uterus oder hinter demselben zum Stiel zu gelangen, man mußte, um sich Weg zu bahnen, zuvor den Uterus entleeren, also einen nicht beabsichtigten Kaiserschnitt ausführen. Die Ovariotomie in der Schwangerschaft gab aber im ganzen recht gute Erfolge, oder, wie manche behaupteten, bessere als außerhalb derselben. Die Mortalität betrug 2,5—5,9%. Die günstigen Erfolge hängen damit zusammen, daß es sich fast stets um gut bewegliche Tumoren handelt, Mangel von Verwachsung, Fehlen von intraligamentärem Wachstum, gutartige Geschwülste und meist junge, kräftige, gesunde Personen. So kam es zustande, daß dieselbe günstige Mortalität sich ergab wie ohne Schwangerschaft.

Nun übersah man aber die Tatsache, daß nach Ovariotomie in der Schwangerschaft ohnehin in 22—25% der Fälle Fehl- oder Frühgeburt eintritt, um so eher, je weiter die Schwangerschaft vorgerückt ist. Ich machte seinerzeit in der Literatur auf diesen Umstand aufmerksam, der ja bei den Ehen ins Gewicht fiel, wo noch keine Kinder vorhanden waren oder wo in besseren Familien ein Erbe geboren werden sollte. Diese Opposition wurde von einigen fälschlich dahin ausgelegt, als ob ich vor Ovariotomie in der Schwangerschaft überhaupt warnte; meine Warnung galt nur *den* Fällen, wo man eine Frühgeburt vermeiden mußte; die günstigen Ergebnisse im allgemeinen hatte auch ich natürlich kennengelernt. Noch günstiger fast ist die Prognose im Wochenbett vom 5. Tage ab, sie hat für die Entbundene den Vorteil, daß ein Teil der Liegezeit hier mit dem physiologischen Wochenbett zusammenfällt.

Überblickt man alles zusammen, so hat diese Komplikation seit dem 19. Jahrhundert den größten Teil ihrer Gefahren verloren; die große Mehrzahl der so entbundenen Frauen hatte darnach normale ungestörte Wochenbetten.

17. MYOM UND SCHWANGERSCHAFT

Auch diese Komplikation ist ähnlich wie das Carcinom keine so häufige, da die Myome eher Geschwülste der späteren Dezennien darstellen und bei schon vorhandenem Myom Schwangerschaft im ganzen seltener eintritt.

Schwangerschaft kann allerdings bei allen Arten von Myomen vorkommen; am wenigsten bei größeren submukösen Geschwülsten, am ehesten bei subserösen. Im ganzen ist kein Zweifel, daß Myome das Zustandekommen einer Schwangerschaft eher verhindern, doch kommt gerade hier das merkwürdige Spiel der Natur vor, daß bei sehr komplizierten großen Myomen mit minimaler Uterushöhle auch mal eine Gravidität einsetzt, die sehr schwer zu erkennen ist. Ausbleiben der Regel wird auch hier das erste Sympton sein, dann nicht selten ein rasches Wachstum des Tumors, wobei besonders die Gegend der Uterushöhle als Sitz des Eies auffallend weich wird, während der übrige Uterus hart bleibt; dann treten unregelmäßige, manchmal sehr täuschende Blutungen ein, die einen drohenden Abort anzeigen oder zuweilen klimakterischen Blutungen ähnlich sind. Es kann zuweilen schwer sein und lange währen, bis die richtige Diagnose gestellt wird, da man in solchen Fällen mit diagnostischer oder kurativer Ausschabung vorsichtig sein muß, weil der Weg in die Uterushöhle oft nicht leicht zu finden ist. Ganz exzeptionell ist das Vorkommen einer extrauterinen Schwangerschaft bei einem über dem Nabel hinauf reichenden Myom mit Bersten des Fruchtsackes und Überschwemmung der Bauchhöhle.

In der ersten Hälfte des 19. Jahrhunderts war man gegen diese Komplikation ziemlich ohnmächtig; man ließ die Schwangerschaft bei Myomen ohne Eingreifen ruhig verlaufen, solange es ging. Kamen Störungen der Schwangerschaft, Blutungen, die zu Ablösung des Eies führten, so behandelte man dieselben nach den gewöhnlichen geburtshilflichen Regeln. Daß dabei viel Frauen durch Verblutung, aufsteigende Sepsis ihr Leben verloren, ist klar. Erst als man durch *Péan, Köberlé* u. a. gelernt hatte, operativ den Gefahren der Myome zu begegnen, konnte diese Tätigkeit auch auf die mit Schwangerschaft komplizierten Myome ausgedehnt werden.

Im allgemeinen herrschte der Grundsatz vor, solche Schwangerschaften möglichst exspektativ zu behandeln und nur in Notfällen einzugreifen und dann die gewöhnlichen geburtshilflichen Operationen an dem schwangeren myomatösen Uterus auszuführen. Ein schwieriges Kapitel stellten immer die durch Wehenschwäche komplizierten Geburten myomatöser Uteri dar; noch schlimmer die Nachgeburtszeiten, in der die schwachen und unregelmäßigen

Kontraktionen der Gebärmutter zu lebensgefährlichen atonischen Blutungen führten. Eingriffe in der Schwangerschaft waren im ganzen nicht üblich, wenn sie nicht durch die Notwendigkeit schwerer Blutungen diktiert wurden. Auch in der Geburt wartete man den Eintritt von Blutungen als Indikation ab. Gefährlich waren die Austastungen und Ausschabungen des Uterus wegen der höchst ungleichen Erweiterung des myomatös durchsetzten Organes.

Prophylaktische Operationen in der Schwangerschaft wurden im ganzen selten vorgenommen. Ich habe einmal im 3. Monat ein am Collum sitzendes, schon gänseeigroßes Myom, das später unbedingt zum Kaiserschnitt geführt hätte, mit Erfolg entfernt, wobei die Ausschälung ein Stück der Uterusschleimhaut freilegte. Die spätere Geburt verlief ohne Nachteil, ebenso eine zweite.

Die Geburten bei myomatösem Uterus verliefen oft sehr schwierig; ungleich, da Wehenmittel, wie Pituitrin, Ergotin usw., bei dem mit Myomen durchsetzten Uterus oft im Stich ließen. Am gefährlichsten war in solchen Fällen die Nachgeburtszeit, so daß man selbst genötigt sein konnte, den Uterus samt dem Tumor zu entfernen, um der Blutung Herr zu werden. Günstiger lagen die Fälle, wenn es indiziert war, in der Eröffnungs- oder Austreibungszeit durch Schnittentbindung einzugreifen und hernach das Organ samt der anhaftenden Placenta zu entfernen. Ein anderes Mal war der Eingriff in der Nachgeburtszeit nötig, weil man anders der atonischen Blutung nicht Herr werden konnte. Gefährlicher schon lag die Sache, wenn Verjauchung eines nicht mehr genügend ernährten Myoms zum Eingriff nötigte.

Als zweckmäßigstes Verfahren hat sich demnach herausgestellt, bei Komplikationen von Schwangerschaft und Myom bis zur Geburt zu warten, die Frucht durch Uterusschnitt zu entfernen, darnach das Myom auszuschälen, das Wundbett zu vernähen und dann die Uteruswunde wie beim Kaiserschnitt zu versorgen, oder nach Entfernung der Frucht den myomatösen Uterus durch Porro zu entfernen.

Diese Art und Weise des Eingriffes gibt die besten Prognosen. Das 19. Jahrhundert hat also auch hier wesentliche Fortschritte gezeitigt.

18. DIE EKLAMPSIE

Es ist selbstverständlich, daß Fälle von Eklampsie – die ersten sind schon von *Hippokrates* beschrieben – den Angehörigen der Erkrankten durch ihre unheimlichen Erscheinungen gewaltig auffallen mußten und Veranlassung gaben, heilkundige Personen beizuziehen. Eine wissenschaftliche Analyse und Behandlung solcher Fälle fand erst später statt, anfangs herrschte die rohe Empirie vor. Die wissenschaftliche Lehre von den Krämpfen (Konvulsionen) Schwangerer, der Name Eklampsie tritt erst später (1796 *Gehler*) auf, beginnt mit *Mauriceau*, ihm folgten *de la Motte*, *Levret*. Sie alle empfahlen allgemeine Blutentziehungen, schleunige Entbindung, unterstützt durch Muttermundincisionen. *Lauverjat* bezeichnet das Verfahren als section vaginale césarienne, also ein Vorgänger von *Dührßen*.

So trat die Eklampsie ins 19. Jahrhundert ein. *Busch*, der im Beginn des Jahrhunderts schon führend für die deutsche Geburtshilfe war, unterscheidet zwei Formen derselben, eine leichte und eine schwere. Die leichte Form ist nach ihm die nervöse, die schwerere die kongestive; bei der letzteren ist rasche operative Entbindung angezeigt. Ebenso urteilt *Kiwisch*. Während Anfang des Jahrhunderts noch nichts von Albuminurie verlautete, kommen allmählich, zumal von englischer Seite, Beobachtungen von Eiweiß im Urin, besonders bei hochgradigen Anfällen. Nach *Levret* ist das Vorkommen bei Erstgebärenden siebenmal so häufig wie bei Mehrgebärenden; in 10 von 14 Fällen fand sich der Urin eiweißhaltig. Die Therapie war damals sehr energisch: 4 Pfund Blut wurden einer Patientin durch 2 Aderlässe entnommen und auch 20 Blutegel gesetzt, da die Betonung der Krankheitsursache immer auf den roten, heißen Kopf gelegt wurde. Die genauesten und frühesten Angaben über Eklampsie finden wir bei den Engländern. Nach *Johns* verlaufen die Puerperalkonvulsionen neuerdings wieder häufiger tödlich. Da nach ihm Vorboten vorangehen sollten, deren genaue Beobachtung eine Verhinderung möglich machen konnte, so Geschwulst des Beckens und der unteren Extremitäten, ebenso der Hände, Arme, des Nackens und Gesichts, so ist auf solche sehr zu achten. Kommt dazu noch Kopfweh, Schwindel, Ohrensausen, heftige Magenschmerzen, dann drohen Konvulsionen, besonders bei I-Parae. Die Konvulsionen sollen selten bei regelwidrigen Lagen vorkommen, fast ausschließlich bei Kopflagen. Im Gegensatz zu *Velpeau* betont *Johns* den schädlichen Einfluß einer langen Geburtsdauer. Als Vorbeugungsmittel empfiehlt er Purgieren, Anregung der Diurese und Bewegung in frischer Luft; bei großer Gefahr Aderlaß, besonders je näher die Geburt ist. Vorsichtige Diät, Vermeiden von Fleisch und Spirituosen, besonders je mehr die Schwangerschaft vorgerückt ist.

Lever berichtet über seine Erfahrungen betreffs Eklampsie in *Guys* Hospital. Auf 10 Fälle von Konvulsionen fand er neunmal Albumen im Urin. Andere Schwangerenurine enthielten kein Eiweiß, wenn keine Anfälle da waren. Wenn der Urin vor und nach den Anfällen Eiweiß enthält, so ist die Menge während der Anfälle stärker; kommt die Eiweißausscheidung erst bei der Entbindung, dann sind die Anfälle weniger heftig. Seine Behandlung bestand in kräftigen Blutentziehungen und Brechweinstein, Reizmitteln aller Art, Vollendung der Geburt, sobald der Zustand es gestattet, sonst Abwarten, bis Blasensprengung oder Zange möglich; keine Wendung.

Als Ursache der Konvulsionen sahen die Autoren eine Kompression der Nieren an und dadurch bedingte Blutvergiftung, ferner Rigidität und Unnachgiebigkeit der Bauchwandungen, übermäßigen Umfang der Gebärmutter, so bei Zwillingen, Hydramnion, organische Veränderungen der Nieren oder Geschwülste, die auf die Nieren drücken.

Sehr eingehend beschäftigt sich schon *James Simpson* mit dem Studium der Beziehungen zwischen Albuminurie und Eklampsie; er betonte besonders die Vorläufer, das Ödem des Gesichts und der Hände; bei einer Anzahl Entbindungen, besonders Mehrgebärender, ist Eklampsie mit Albuminurie durch Granularatrophie der Nieren bedingt; letztere verschwindet dann nicht mehr. Er sieht die durch Eiweiß hervorgerufene Eklampsie sehr richtig als Vergiftung des Blutes an. Merkwürdigerweise erklärt sich der sonst so scharf beobachtende *Boër* gegen den Aderlaß.

Nach der Mitte des Jahrhunderts wurden öfters Chloroforminhalationen zur Coupierung der Anfälle mit Erfolg verwendet; unter den Mitteln, die Wehen der Eröffnungszeit bei Eklampsie anzuregen, wird vielfach die warme Vaginaldusche empfohlen; selbst schon im 7. Monat mit Erfolg. *L'Huillier* bestreitet, daß die Albuminurie für Eklampsie so maßgebend sei, wie manche behaupten. Nach seiner Anschauung haben beide Erkrankungen ihre Hauptquelle im Puerperalzustand und bestehen nur nebeneinander. Der Einfluß nervöser Erregungen, sei es auf den Allgemeinzustand, sei es direkt auf den Uterus, betonen alle Autoren. Neben Aderlaß und Narkoticis hoben alle die gute Wirkung von Collumincisionen auf den Geburtsverlauf hervor.

Vielseitig wird im Beginn der zweiten Hälfte des Jahrhunderts der Zusammenhang und die gegenseitige Abhängigkeit von Albuminurie und Eklampsie untersucht. So betont *Depaul* das zufällige Zusammenwirken beider Erscheinungen nebeneinander; allerdings könne Eklampsie häufig Ursache der Albuminurie werden, nicht umgekehrt, wie andere meinen.

Nach *C. Braun* dagegen ist der Morbus Brightii das erste Glied einer bis zur Eklampsie sich ausdehnenden Kette krankhafter Veränderungen, er äußert also ähnliche Anschauungen, wie sie lange in Deutschland geherrscht haben. Mehrfach finden sich aber schon in jener Zeit Publikationen, daß auch schwere Eklampsie ohne Albuminurie verlaufen könne.

Während in den meisten Veröffentlichungen jener Zeit Aderlaß und Chloroform eine Rolle spielen, rühmt *Scanzoni* den Wert der subcutanen Morphiuminjektionen für Minderung der Zahl und Stärke der Anfälle.

Breslau untersuchte das Aderlaßblut der Wöchnerinnen und fand Abwesenheit von Ammoniak und keine Vermehrung des Harnstoffes; dieser Befund spricht also gegen die *Frerich*sche Theorie der Umwandlung des Harnstoffes in kohlensaures Ammoniak. Die Albuminurie tritt erst kurz vor den Anfällen auf und verschwindet bald wieder. *Bossi* hat in 14 Fällen von Eklampsie achtmal Morbus Brightii als Ursache der Eklampsie gefunden und nur 2 Aderlässe gemacht, und diese angeblich ohne Erfolg. Kurz zusammengefaßt: Im zweiten Drittel des 19. Jahrhunderts waren die Anschauungen über Bedeutung der Albuminurie für Entstehung der Eklampsie schwankend.

So ist verständlich, daß *Rosenstein* mit seiner Übertragung der *Traube*schen Theorie Anhänger fand. Nach ihm wurde der anatomische Befund der Nieren Eklamptischer als identisch mit dem der diffusen Nephritis erklärt; die urämischen Erscheinungen sollten durch Blutvergiftung mit Kohlensaurem Ammoniak bedingt sein, welche durch Zersetzung des rationierten Harnstoffes entstehe. Fraglich war nur, ob der Harn als Ganzes oder einer seiner Bestandteile die Quelle der Vergiftung war. Die Beweise, daß das Ammoniaksalz die Vergiftung hervorrufe, sind widerlegt. Im Gegensatz dazu stellte *Traube* als Bedingung für Entstehung der urämischen Symptome auf: Verdünnung des Blutserums und Steigerung des Aortendruckes, bewiesen durch Hypertrophie des linken Ventrikels. Durch die Verdünnung des Blutserums entsteht Hirnödem und infolgedessen Anämie der Hirnsubstanz. Wird das Großhirn anämisch, so entsteht Koma; wenn das Mittelhirn, dann Konvulsionen. Diese Theorie ist durch *Munk* experimentell gestützt. Nieren Eklamptischer sind Stauungsnieren. Der Gebärakt ist von wesentlichem Einfluß auf den Ausbruch der Eklampsie, insofern er den Druck im Aortensystem steigert, während umgekehrt die Ausstoßung des Foetus günstig auf das Aufhören der Eklampsie wirkt. Die Bevorzugung der Erstgebärenden beruht nach *Rosenstein* auf der vermehrten Spannung ihrer Bauchdecken. Die Drucksteigerung im Aortensystem entstehe durch die Teilnahme des Muskelsystems an der Wehentätigkeit. Ein Zeichen dafür ist der volle, harte, gespannte Puls; die erste Folge ist Hyperämie des Gehirns, deren Folge bei dem so verdünnten Blutserum Transsudation in das Hirngewebe und dadurch Anämie derselben ist. Diese Anämie ist also wesentlich die Ursache des Koma und der Konvulsionen.

Es war ein Unglück für die Eklampsie, daß *Schröder* die *Traube*schen Anschauungen ohne weiteres in die Praxis übertrug. Man mußte sich demnach hüten, die Anämie des Hirngewebes zu steigern; die Folge davon war, daß die starken Blutentziehungen, die mehr als ein Jahrhundert hindurch so günstig in der Geburtshilfe gewirkt hatten, allmählich durch den Einfluß der Berliner *Schröder*schen Schule aufgegeben wurden. Statt dessen wurden mehr Narkotica gereicht, als Morphiuminjektion oder Chloroforminhalation, weil man sich vielfach zu überzeugen meinte, daß Erregung der Kreißenden durch äußere Reize, Berührung, Anrufen usw. Krämpfe hervorrief. War schon der Mangel an Blutentziehung ein Nachteil, so noch mehr die Blutbeschwerung des Blutkreislaufes mit Narkoticis; manche der Eklamptischen starben durch die Kombination des eklamptischen Sopors und der Morphiumbetäubung. Leider blieb so die alte antiphlogistische Therapie 30 Jahre lang unterdrückt. In dieser Zeit wechselten die verschiedentlichsten Wege und Methoden der Entbindung ab, nicht immer zum Besten der Befallenen. *Wyder* gab eine Mortalität der Mütter von 20%, der Kinder von 30% an. *Büttner* für Mecklenburg Mütter 34%, Kinder 42%. *Zweifels* Klinik bei exspektativer Therapie 32,6% Mortalität, bei aktivem Verfahren 14%, kindliche Mortalität 40%.

Anfangs überwog die Behandlung mit Narkoticis; die Empfehlung derselben wurde z. B. von *G. von Veit* so gesteigert, daß in damaliger Zeit (siebziger und achtziger Jahre) manche Kreißende die Klinik betrat, die schon 0,1 Morphium erhalten hatte, und daß mehr Kreißende infolge der Morphiumüberladung als infolge der eklamptischen Vergiftung zugrunde gingen. Außer den Narkoticis war das Wesentliche möglichst frühzeitige Entbindung, weil die Praxis gezeigt hatte, daß mit Ausstoßung der Frucht die Anfälle aufhören oder wenigstens schwächer werden. Als nun später *Dührßen* der Praxis seinen vaginalen Kaiserschnitt übergab, wurde die Schnellentbindung Mode, da diese ermöglichte, die Entbindung in jedem Stadium der Geburt zu vollenden. Diese Hochflut vaginaler Schnellentbindung war einige Jahre in der Praxis der deutschen Geburtshelfer üblich; allmählich aber zeigte sich, daß die Erfolge für die Mutter auch nicht besser waren als mit Zuwarten und Narkoticis.

Dann trat Ende des 19. Jahrhunderts *Stroganoff* mit seiner abwartenden Methode unter methodischer Darreichung von subcutanen Morphiuminjektionen und Chloralhydratklistieren hervor, ausgehend von dem Standpunkt, daß es wesentlich äußere Reize sind, welche die Anfälle hervorrufen.

In dieser Zeit ergab längere vorurteilslose Beobachtung, daß die damit erzielten Erfolge besser waren als die der üblichen Schnellentbindung. *Zweifel* hatte inzwischen, an der Stätte der Wirksamkeit *Credés*, den von diesem sehr gepflegten Aderlaß wieder neu belebt, entweder durch Schöpfen aus dessen Schriften in geburtshilflichen Journalen oder noch aus mündlichen Überlieferungen von Zeitgenossen. Wir alten Assistenten und selbst der Schwiegersohn *Leopold* hatten uns leider zu sehr von den *Credé*schen Lehren entfernt. Nun wurde vielfach der Aderlaß mit der *Stroganoff*schen Methode vereint und ergab bessere Erfolge als alle anderen zuvor geübten Methoden. Die Mortalität, die selbst an den bevorzugtesten Kliniken mit Schnellentbindung 12–15% betrug, sank auf 5–6% und hält sich seither auf dieser Höhe.

Höchst merkwürdig waren die Beobachtungen über die Frequenzverminderung der Eklampsie im Weltkriege. Schon vorher war den Geburtshelfern aufgefallen, daß die Mainlinie eine merkwürdige Grenze für die Verbreitung der Eklampsie abgab. Südlich derselben, in Baden, Württemberg, Bayern, war die Eklampsie sehr selten; nördlich des Mains weisen die Universitäten von Halle, Leipzig, Berlin, Königsberg ein reiches Material daran auf. Die wissenschaftliche Welt, speziell die Fachkollegen, befaßten sich damals nicht erst mit dieser Frage; ich war geneigt, die Art und Weise der Ernährung, speziell den Schnapsgenuß als Ursache zu betrachten, da dieser im Norden zweifellos viel stärker war als im Süden, wo der Obstweinverbrauch vorherrschte. Da zeigte die Statistik der Kriegsjahre, daß die Eklampsie in dieser Zeit im Norden und Süden gleichmäßig stark abgenommen hatte. Dies konnte nach allen Untersuchungen nur mit der stark verminderten Ernährung, besonders dem Mangel an Eiweiß und Fett in der Nahrung zusammenhängen, welcher Nord und Süd gleichmäßig betraf; es scheint demnach die Bevölkerung im Norden sich vor dem Krieg durchaus besser ernährt zu haben als die im Süden. Neuere Statistiken liegen nicht vor, aber bei der großen Teuerung und der dadurch gebotenen Sparsamkeit in der Nahrungsaufnahme, besonders von Fleisch, ist eine wesentliche Zunahme der Zahl der Eklampsien nicht wahrscheinlich.

Dieses Kriegsergebnis bestätigt bis zu einem gewissen Grade den Erfolg der Milchkur, die schon früher vielfach, besonders auch von Franzosen und Engländern, bei Nephropathie in der Schwangerschaft zur Vermeidung des Eintritts der Eklampsie mit

Erfolg durchgeführt war. *Tarnier* hatte seinerzeit die Behauptung aufgestellt, eine achttägige strenge Milchkur bei Nephropathia gravidarum genüge, der Eklampsie vorzubeugen. Wenn das auch nicht ganz zutraf, so ist doch darüber kein Zweifel, daß strenge Milchdiät, wie überhaupt bei Nephritis, so bei der Schwangerschaftsnephritis von hoher Bedeutung ist.

Ein weiterer Wendepunkt in der Eklampsiefrage trat durch die Versammlung der Deutschen Gesellschaft für Gynäkologie und ihre Verhandlungen auf der Tagung in Gießen 1901 ein. Das von *Wyder* und mir erstattete Gutachten ergab, daß Eklampsie nicht, wie *Stroganoff* u. a. behaupteten, auch bei anderen infektiösen Erkrankungen wie Pneumonie vorkomme, sondern daß Eklampsie durchaus von akuter und chronischer Nephritis zu trennen sei; daß wahre Eklampsie an das Vorhandensein eines Foetus und seiner Placenta gebunden sei; daß die vom Foetus ausgehenden Umsatzprodukte als Giftstoffe zu wirken vermögen; daß die Eklampsie demnach als eine Schwangerschaftstoxikose zu betrachten sei. Diese Anschauung hat sich seither immer mehr befestigt, sie ist die bedeutungsvollste der verschiedenen, durch die Schwangerschaft hervorgebrachten Toxikosen, und es ist kein Zweifel, daß die Giftstoffe vom Foetus und seiner Placenta abstammen müssen. Zahlreiche Arbeiten, so von *R. Freund, Hofbauer, Zweifel, Liepmann*, haben sich seither mit dieser Frage beschäftigt; eine Einigkeit und Klarheit ist noch nicht erfolgt. So viel steht fest, daß sich im Stoffwechsel des Foetus ein Ferment bildet, welches die Umsetzung der Eiweißstoffe bewirkt.

Beim Absterben des Foetus hört die Giftbildung auf, und es kann, während der tote Foetus retiniert wird, die Schwangerschaft sonst ungestört weiterbestehen. Natürlich mußten diese Anschauungen auch auf die einzuschlagende Therapie Einwirkung haben, aber eine allgemeine, immer wirkungsvolle Therapie ist noch nicht gefunden. Es wird aber seit 20 Jahren in keinem Kapitel der Geburtshilfe so fleißig und erfolgreich gearbeitet, wie seit der Tagung von Gießen auf dem der Eklampsie. Es steht zu hoffen, daß nach der Erforschung der Ursache des Puerperalfiebers uns auch hier bald eine definitive Aufklärung zuteil wird. Eine neue dankenswerte Richtung hat *Liepmann* eingeschlagen durch Untersuchungen über den Chemismus der überlebenden Placenta, indem er den Nachweis besonderer Fermente der Placenta zu führen suchte, die abbauend wirken. In der Placenta Eklamptischer findet zahlengemäß nachweisbar ein stärkerer Abbau statt als in normaler Placenta; Harnmenge und Höhe des Eiweißgehaltes sind von Bedeutung für die Prognose des Falles. Obwohl erfahrungsgemäß die Eklampsie bei Erstgebärenden häufiger vorkommt, ist die Lebensgefahr für befallene Mehrgebärende größer, 15,6:28,7. Die *Bright*sche Niere gibt ganz andere Bilder als die Eklampsieniere; bei ersterer geht eine Entzündung vor sich mit Schrumpfung, Verkleinerung und Verhärtung der Nierensubstanz; bei der Eklampsie sind die Nieren nicht verkümmert, blau-grauweiß, Rinde getrübt, Blutcapillaren verstopft, Epithel der gewundenen Harnkanälchen gelockert, gequollen, kernlos. Von größter Bedeutung sind für Eklampsie im Gegensatz zur chronischen Nephritis die begleitenden Leberveränderungen. Man findet hier die zuerst von *Jürgens* und *Klebs* nachgewiesenen fleckenartigen Blutungen, dann Leberzellenembolien *(Schmorl)* im Pfortadergebiet, in Lungengefäßen, Gehirn- und Nierenarterien. *Schmorl* vermißt die von ihm zuerst nachgewiesene anämische und hämorrhagische Nekrose in keinem Fall von Eklampsie, die, besonders unter dem serösen Überzug der Leber sitzend, Nekrosen und Embolien kleiner Lebervenen darstellen. Man darf sich nicht wundern, daß in der Hochflut der bakteriellen Forschung auch einmal ein Eklampsiebacillus *(Gerdes)* gefunden wurde, der sich hernach als ein harmloser Proteus vulgar. entpuppte.

Sehr wechselnd waren im Verlauf der zweiten Hälfte des Jahrhunderts die Anschauungen über die Ursache der Eklampsie. Nach *Frerichs* war Eklampsie die *Bright*sche Erkrankung der Schwangeren; er betont die mangelhafte Ausscheidung des Harnstoffes, der sich aber nicht vermehrt im Blut findet, das nicht giftig ist, und dessen Umsatz in kohlensaures Ammoniak nicht erwiesen ist. Nach ihm betonte *Halbertina* die Bedeutung der Verlagerung der Ureteren und die dadurch bedingte Stauung des Urins in den Nieren. *Bouchard* suchte die Giftigkeit der im Urin enthaltenen Salze durch Einspritzung desselben ins Blut der Tiere nachzuweisen; tatsächlich bekamen die Tiere bei starken Einspritzungen Krämpfe und gingen zugrunde. *Schumacher* zeigte aber durch Versuche an meiner Hallenser Klinik, indem er die Versuchsanordnung *Bouchards* wiederholte, daß es dabei nur auf die Konzentration des Urins ankam, und daß derselbe Urin, welcher unverdünnt giftig wirkt, bei Herstellung normaler Konzentration ungiftig wirkt. Auch die Untersuchungen des Gefrierpunktes des Blutes und des Blutdruckes ergaben nichts Besonderes, der Blutdruck steigt schon vor dem Anfall. Nachgewiesen ist, daß *vor* dem einzelnen Anfall ein heftiger Gefäßkrampf auftritt, welcher akute Gehirnanämie veranlaßt. Die in der Schwangerschaft erhöhte Reflexerregbarkeit begünstigt das Auftreten der Anfälle. Ein neues Moment in die Lehre der Eklampsie brachte *Zweifel* durch den Nachweis einer Säurevermehrung des Blutes, aber nicht durch Mineral-, sondern

Pflanzensäuren, als welche er die Fleischmilchsäure nachwies. Wahrscheinlich kommt auch eine Zunahme des Faserstoffgehaltes des Blutes in Betracht. Die placentare Theorie der Eklampsie stützt sich auf die Befunde *Schmorls*; er betont die Hepatotoxämie und die Neigung des eklamptischen Blutes zur Gerinnung und zur Thrombenbildung; diese entsteht durch die im Blut kreisenden Fibrinfermente, welche vom Foetus stammen und das mütterliche Blut vergiften. Bemerkenswert sind die Untersuchungsergebnisse *Kollmanns*; er fand im Blute der Eklamptischen eine starke Erhöhung des Faserstoffgehaltes und konstatiert, daß die Globuline im Kreislauf Koma, Krämpfe bedingen; die Nierenstörung ist die primäre Ursache der Eklampsie; das Gift wird wahrscheinlich ursprünglich von der Leber produziert, in der Leber entstehen anämische und hämorrhagische Nekrosen, in den Lungen Thromben im Gefäßsystem und Fettembolien; die multiple Thrombenbildung ist pathognomisch für Eklampsie. Diese Thrombenbildung entsteht durch ein Fibrinferment im Blut, das durch Vergiftung des mütter- Blutes vom Foetus gebildet wird.

Die beschriebene Eklampsie ist die toxische, welcher die reflektorische mit nur 5% Häufigkeit gegenübersteht. *Zangemeister* betont die Bedeutung des arteriellen Gefäßkrampfes, Retention von Ammoniaksalzen im Körper; der Urin Eklamptischer enthält sehr viel geringere Mengen davon als in der Norm; das Gift, das Eklampsie hervorruft, ist nach *Zangemeister* das Wasser. Die Eklampsie ist demnach keine urämische Intoxikation, sondern eine, durch Retention mütterlicher und fötaler Stoffwechselprodukte entstandene Intoxikation.

Entsprechend dem jähen Wechsel der theoretischen Anschauungen über das Wesen und den Ursprung der Eklampsie, finden wir einen etwas brüsken Wechsel der therapeutischen Bestrebungen in den vergangenen 50 Jahren. Was die Häufigkeit betrifft, so finden wir erst im letzten Dezennium des Jahrhunderts ein allmähliches Absinken, ein Erfolg, den wir allerdings nicht dem 19. Jahrhundert buchen dürfen.

Entsprechend dem Wechsel der antiologischen Anschauungen hat auch sprungweise ein großer Wechsel der therapeutischen Maßnahmen stattgefunden.

Von alters her, bis in die Mitte des 19. Jahrhunderts hinein waren Blutentziehungen üblich, Aderlaß, Blutegel, daneben Eiskappen auf den Kopf; dabei wechselte je nach den Zeiten die Neigung zu rascher Entbindung oder zum Abwarten. Als dann die Behandlung mit Morphiuminjektionen und Chloroform aufkam, wurde selbstverständlich auch von diesen Mitteln reichlich Gebrauch gemacht.

Nebenbei wurden, in der guten Absicht ableitend zu wirken, Reizmittel angewandt, Senfteige in den Nacken, auf Oberarm, Waden, Einhüllen in mit heißem Essig befeuchtete Tücher, Reizklistiere. Man bedachte aber bei diesen Maßnahmen nicht, daß starke Reizmittel bei reizbaren Personen Anfälle hervorrufen konnten. In der Leitung der Entbindung verhielt man sich abwartend; gewaltsame Dehnungen des Muttermundes würden verworfen.

Mit dem Auftreten der *Rosenstein-Traube*schen Theorie und ihrer Begünstigung in der Praxis durch *Schröder* fielen die Blutentziehungen ganz weg und wurde den Narkoticis nebst Chloroform ein breiter Platz eingeräumt.

Doch waren auch in dieser Ära die therapeutischen Erfolge nicht glänzend, man begrüßte daher das nächste Verfahren, die schleunige Entbindung sehr; schlechter konnte es ja auch nicht werden. *Dührßen* empfahl zuerst die frühzeitige Anwendung von 4 großen Incisionen des supravaginal entfalteten Collums, ohne Gewaltanwendung, in mäßiger Narkose. Die Erfolge schienen tatsächlich anfangs etwas besser zu sein, nur wollte *Schmorl* einige Male auf Chloroform Herzverfettung gesehen haben, weshalb dasselbe durch Aether sulfur. ersetzt wurde. *Schröder* hat durch seinen Widerspruch gegen den Aderlaß, und seine aktive Teilnahme für die *Traube*schen Anschauungen, denselben mindestens für 20 Jahre aus der deutschen Geburtshilfe verdrängt.

Nur *Grenser* (Dresden) blieb dem Aderlaß treu. Bei diesen, im ganzen wenig ermutigenden Resultaten der Eklampsiebehandlung hatte *Dührßen* es leicht, der Ende des Jahrhunderts die Schnell- resp. Frühentbindung empfahl. Das etwas blutige Verfahren war kein Fehler, weil ja Blutentziehungen für ihren Nutzen bekannt waren. Die Kliniken konnten aber meist die angeblich trefflichen Resultate *Dührßens* nicht bestätigen; vor allem nicht in der Richtung, daß die Krämpfe in 93,15 % der Fälle sofort mit der Entbindung aufhören sollten. Die Leipziger Klinik konnte ein Aufhören nur in 38,4 % der Fälle konstatieren. Zu gleicher Zeit konnte dieselbe Klinik feststellen, daß über die Hälfte der schnellentbundenen Frauen einen Blutverlust von über 500 ccm hatte; dies, und der Umstand, daß die Zahl der Todesfälle nicht so bedeutend abnahm, als man gehofft hatte, machte die Geburtshelfer in ihrer Verehrung für die Schnellentbindung wieder schwankend. *Dührßen* hatte zunächst vier tiefe Cervixincisionen empfohlen, die aber nur Erfolg bei völliger Erweiterung des supravaginalen Teils der Cervix hatten; wer Blut sparen wollte, konnte die Incisionen zwischen 2 Scheidenklemmen anlegen. Daraus entwickelte sich dann der vaginale Kaiserschnitt, indem der vordere Schnitt nach Abschieben der Blase ins untere Uterinsegment fortgesetzt wurde, der hintere bis zum Douglas ging; die seitlichen Incisionen fielen weg. In manchen Fällen legte *Dührßen* darnach einen Metreurynter ein (*Braun*, *Müller* u. a.), um nach dessen Durchziehung die Frucht zu entwickeln.

Fast zu gleicher Zeit kam *Stroganoff* mit seinem Vorschlag der kombiniert abwechselnden Anwendung von Chloralklistieren und subcutanen Morphiuminjektionen nach einem ganz bestimmten Schema; Kaiserschnitt blieb dabei ausgeschlossen, ausnahmsweise Metreuryse, ebenso Zange, Extraktion, Perforation nach den üblichen Regeln. *Zweifel* hat das Verdienst, zum *Stroganoff*schen Schema wieder den Aderlaß hinzugefügt zu haben, und erzielte schon in den Jahren 1911—12 eine Mortalität von 5,3%, so niedrig wie bei keiner anderen Methode; bald folgten viele deutsche Geburtshelfer ihm nach.

Alle anderen Methoden von früher: Schwitzkur, Jaborandi, Pilocarpin, waren dabei ausgeschlossen, ebenso wurde auf die Schnellentbindung verzichtet; trotzdem blieb die Mortalität fast überall unter 10 %, vielfach nur 5 %, also so niedrig wie noch nie.

Aber man darf bei diesen Erfolgen nicht stehen bleiben; man muß weiterhin darnach streben, die sichere Ursache der Eklampsie festzustellen und damit die kausale Therapie einzuleiten.

Emsig wird in diesem Kapitel der Geburtshilfe weiter gearbeitet, und so dürfen wir hoffen, daß bald einem Glücklichen diese Entdeckung im 20. Jahrhundert gelingt.

19. FEHLGEBURT, ABORT. FIEBERHAFTER (SEPTISCHER) ABORT. KÜNSTLICHER ABORT

Ganz richtig bezeichneten die Geburtshelfer des 19. Jahrhunderts als Fehlgeburt die Ausstoßung der Frucht in den ersten sieben Monaten der Schwangerschaft und beschrieben als wesentliche Erscheinungen frühzeitige, unregelmäßige Blutabgänge, mit Pausen dazwischen, Abgang von wässerigem Blut, wehenartige Schmerzen, die schließlich zur Erweiterung des Muttermundes führen; Abgang von Teilen des Eies oder vom ganzen, Zurückbleiben von Resten mit langwierigen mehr minder starken Blutungen darnach. Ebenso richtig wird der Nachteil des Vorgangs beschrieben, wenn zurückgebliebene Teile des Eies in Fäulnis übergehend Fieber bewirken. Sehr verschiedenartig ist die Auffassung und Beschreibung der Vorgänge bei den einzelnen Autoren. *Boërs* Darstellung ist im ganzen mehr eine philosophisch betrachtende. Im Gegensatz dazu ist *Osianders* Darstellung der Zeichen des Aborts eine durchaus praktische, dem Verständnis der damaligen Ärzte wohl angemessen; auch seine Therapie ist in einfachen verständlichen Grenzen gehalten. Seine Richtung ist merkwürdigerweise eine ruhig exspektative, nicht eingreifende, solange nicht der Blutverlust zu stark wird; ist dies der Fall, dann ist Tamponade angezeigt mit Watte oder Leinwandkugeln, die in Essigwasser eingetaucht werden. Dabei von inneren Arzneien Aq. cinnamomi, T. opii.

In dieser Weise geht die Therapie bei den nachfolgenden Autoren weiter; das Ultimum refugium bleibt die manuelle Ausräumung des Eies. Instrumentelle Hilfe kommt erst in Gebrauch, als *Récamier* seine Curette und andere Autoren Polypenzangen angegeben hatten. Eine wesentliche Umwälzung der Abortbehandlung kommt natürlich erst mit der Antisepsis. Man vermißt lange in den Lehrbüchern der Hebammen die Forderung, daß bei starken Blutverlusten die Hilfe eines Arztes requiriert werden mußte. Merkwürdig ist, daß in den meisten Lehrbüchern für Ärzte, selbst bis zur Mitte des Jahrhunderts, von Verlauf und Behandlung des Aborts keine Rede ist; so wird in den sonst so trefflichen klinischen Vorträgen *Credés* (1854) über Verlauf und Behandlung des Aborts kein Wort mitgeteilt. Von Indikationen des künstlichen Aborts ist allerdings die Rede, aber hinzugefügt, daß er denselben nie ausgeführt habe.

Unter diesen Umständen konnte für gewöhnlich nicht eingegriffen werden, wenn nicht die Cervix, speziell der innere Muttermund, so erweitert war, daß das Ei durchtreten konnte; und war die Öffnung einmal so weit, dann kam das Ei auch meist von selbst. Die einzigen Hilfsmittel waren Leinewandstreifen, in Essig oder andere aseptische Flüssigkeit getaucht, Wattekugeln usw. Doch zeigte sich bald das Bedürfnis nach Instrumenten, um einen engen Cervixkanal durchgängig zu machen. Eines der ersten war wohl das dreiarmige Dilatatorium von *Busch*. Die Arme sind entsprechend der Anteflexio uteri nach vorn gekrümmt; durch Druck auf den Griff springen die 3 Arme auseinander, dreikantige Branchen, wodurch die Cervix nach 3 Richtungen gedehnt wird. Das Instrument ist für Erweiterung einer Cervix in den frühen Monaten etwas gefährlich; paßt mehr zur Erweiterung des Muttermundes in der Geburt. Die später angegebenen zweiarmigen Dilatatorien von *B. Schultze* und *Ellinger* haben den Nachteil, die Cervix nur nach 2 Richtungen zu erweitern und dadurch zu Einrissen zu disponieren. Noch gewaltsamer wirkte das fünfarmige Dilatatorium von *Bossi*, das eine Zeitlang, besonders bei Früh-

9*

geburten toter Früchte, Anwendung fand. Für Behandlung der Fehlgeburten haben dann die zylindrischen, kurzen, stumpfen Dilatatorien mehr Verbreitung gefunden, deren Idee von *Hegar* stammt. Diese haben nur etwas mehr als die Länge der Uterushöhle, sind leicht gekrümmt, der Anteflexio entsprechend, ihr Durchmesser wechselt von 4—12 mm, sie sind von Holz, Glas oder Metall. Andere Modifikatienen gaben *Fritsch, B. Schultze, Fehling* an. *Vullirt* nahm das alte Verfahren der Erweiterung der Cervix durch Tampons wieder auf; die Tampons, aus jodoformierter Watte hergestellt, wurden in Ätherjodoformlösung (1:10) getaucht und mit immer stärkeren und längeren Tampons Cervix und Uterushöhle tamponiert, daß schließlich der Finger eindringen kann, ja selbst die Uterushöhle der Okularinspektion (?) zugängig wird.

Genügt das nicht, so kann man quellende Mittel nehmen. Sehr alt ist die Anwendung des Preßschwammes; zurechtgeschnittene Schwämme, die mit Gummilösung getränkt, getrocknet und gepreßt wurden und vor Gebrauch außen mit Sand abgerieben; die ganze Herstellung geschah streng aseptisch. Besser in der Wirkung und sicherer, was Asepsis betrifft, waren die technisch glatt und sauber hergestellten Laminariastifte, intensiver wirkend als die zur selben Zeit empfohlenen Tupelostifte. Die Laminaria wird in Stücken von 4 mm bis Fingerdicke geliefert und verliert ihre Wirksamkeit durch Auskochen nicht. Während man ursprünglich verschiedene starke Laminariastifte hintereinander einlegte, fand man es später zweckmäßiger, erst mit stumpfen Dilatatorien zu erweitern, so daß man gleich die dickste Laminaria einlegen konnte, worauf der Finger mit und ohne Narkose eindrang. Ist die Erweiterung nicht genügend, so kann man mit einem gekrümmten Knopfmesser nachhelfen; die komplizierten, zu diesem Zweck angegebenen Instrumente von *Greenalgk, E. Martin, Bischoff, Credé* sind allmählich abgekommen, weil sie schwer aseptisch rein zu halten sind. Für die Behandlung des normal verlaufenden Abortes sind solche Erweiterungsinstrumente weniger im Gebrauch; sie kommen mehr in Betracht, um Abortreste auszuräumen, wozu man die Curette nach *Récamier*, selten den scharfen Löffel von *Volkmann* gebraucht.

Bei völliger Erweiterung des Collums, und wenn man unnötige Eingriffe vermeidet, geht der Abort meist leicht und vollständig vonstatten; die unangenehmsten Fälle waren die, wo ein Teil des Eies abging und Reste zurückblieben, worauf sich die Cervix gern wieder schloß. Hier war ein großer Fortschritt durch die Dilatatorien von *Hegar* gegeben, worauf man mit einer nicht zu kleinen gebogenen Curette die Reste entfernte. Durch die Einführung dieser Therapie in die Behandlung des Aborts wurden wochen- und monatelange Blutungen coupiert; die einzige Gefahr ist die Perforation des Uterus durch die Curette. Nach gemachter Ausschabung ist eine antiseptsiche Auspinselung (Watte Bruns in 50 proz. Carbolalkohol oder Jodtinktur getaucht) zweckmäßig. Antiseptische Spülungen passen bei einer engen Cervix der ersten 3—4 Monate nicht; eine antiseptische Pinselung genügt, selten sind zwei nötig. Öftere Pinselungen sind von Nachteil, die Schleimhaut muß Zeit zur Regeneration haben.

Durch die Erweiterungs- und Schabinstrumente hatte die Therapie des Aborts und besonders der Abortreste einen großen Aufschwung genommen, und es war möglich, manchen Abort und besonders Reste eines solchen cito, tuto et jucunde fertig zu machen, der sich früher über Wochen und Monate hinzog; der Fehler in der Praxis war eine daraus resultierende Polypragmasie, die oft übers Ziel schoß.

Vor allem spielten nun eine große Rolle die fieberhaften Aborte, die entweder als unvollendete Aborte spontan mit Fieber einhergingen oder, war der Abort durch unreine Finger seitens der Ärzte, Hebammen oder Pflegerinnen infiziert, als sog. septischer Abort in die Behandlung der Ärzte kamen. Die Puerperalfieber, die im letzten Viertel des Jahrhunderts in den Kliniken fast erloschen waren, sind dadurch wieder aufgetaucht; übrigens ist nicht jeder fieberhafte Abort ein septischer, zum Glück ist ein Teil dieser Aborte putride, der Prozeß hört auf, sobald der faulende Inhalt entfernt ist.

Das Naturgemäßeste wäre natürlich für den Arzt, den Versuch zu machen, Abortreste bei Fieber möglichst bald zu entfernen, weil er sich sagen muß, die Aussicht, den Fall zu entfiebern, steigt, sobald das fiebermachende Agens entfernt ist. Tatsächlich war dies auch vielfach der Fall, aber der Eingriff gab auch Anlaß zur Verschlimmerung, zur direkten Steigerung der Septicämie oder Schüttelfrösten mit Pyämie. Es ließ sich nun den Fällen schwer im voraus ansehen, welche trotz Fieber bei Entfernung von Resten eine gute Prognose abgaben, welche nicht. *Winter* hat das Verdienst, sich dieser Frage energisch angenommen zu haben, indem er den Grundsatz aufstellte und in seiner Klinik durchführte, daß bei fieberhaften Aborten erst eine mindestens dreitägige Entfieberung eingetreten sein muß, ehe eingegriffen wird. Das hat zu einer Kontroverse in wissenschaftlichen Zeitschriften und Gesellschaften geführt, indem fast ebenso viele Geburtshelfer für sofortige Entfernung der Reste waren als dagegen. Es liegt ja nahe, sich zu sagen, wenn der fiebererregende Eirest entfernt wird, hört das Fieber auf; das ist auch tatsächlich der Fall bei putriden Resten, wo es sich nicht um Infektion, sondern um Intoxikation der Uterushöhle handelt, da ist es natürlich falsch, zu warten; man kann aber dem Rest nicht ansehen, ob er virulente oder avirulente, putride Keime enthält. Die Manipulationen der Bakteriologen mit Verflüssigung des Blutserums, der Gelatine, nehmen sehr viel Zeit in Anspruch und können in der Praxis nicht durchgeführt werden. Meist läßt sich ja auch unschwer klinisch feststellen, was ein leichtes Wund- oder Resorptionsfieber darstellt und was eine schwere Infektion; die Höhe des Fiebers, die Pulsfrequenz ist einigermaßen maßgebend, das Allgemeinbefinden; entscheidend aber ist der Palpationsbefund. Ist der Uterus, die Gegend der Tubenabgänge und die Parametrien nicht empfindlich, dann ist der Prozeß auf das Endometrium beschränkt, dann darf eingegriffen werden; ist aber die ganze Gegend druckempfindlich, oder ist schon ein Exsudat nachzuweisen, dann heißt es Hände weg und abwarten, bis Entfieberung eingetreten.

In der Wiener geburtshilflichen Gesellschaft sind von den Aktivisten und Nichtaktivisten im Februar 1922 je 20000 Aborte gegeneinander ins Feld geführt worden, ohne eine definitive Entscheidung über diese Frage herbeizuführen. Es kamen auf beide Statistiken je 1–2% Todesfälle; die Ursache liegt daran, daß es unmöglich ist, die Trennung der Fälle nach ganz gleichen Grundsätzen durchzuführen. Ist es schon unmöglich, aus solch großer Statistik entscheidende Ergebnisse zu erzielen, so zeigte sich um so mehr, wie unsicher es ist, aus einer kleinen Statistik von ein paar hundert Fällen Schlüsse ziehen zu wollen.

Auch auf dem letzten Kongreß der Gesellschaft für Gynäkologie ist dieselbe Frage auf *Winters* Veranlassung wieder angeschnitten worden; eine Einigung ist aber schwer zu erzielen. Es ergab sich als Schlußresultat, daß, wer in der Lage ist, bakteriologische Untersuchungen anzustellen, dies tun soll. Nachweis einer Reinkultur oder überwiegende Menge von Streptokokken, besonders der hämolytischen, soll Veranlassung dazu geben, die Ausräumung zu unterlassen, bis die Streptokokken verschwunden sind. Solche Untersuchungen sind aber nur in bakteriologisch gut eingerichteten Kliniken von Wert, in der Praxis sind sie unmöglich; deshalb soll nach *Winter* die Ausräumung hier erst 4–5 Tage nach der Entfieberung vorgenommen werden.

Blutungen sollen nicht zu vorzeitigen Eingriffen Veranlassung geben, denn bei Abort verblutet sich selten die Patientin. Dagegen empfiehlt *Winter*, solange Fieber besteht, Anwendung wiederholter mäßiger Dosen von Chinin als ein gewisses Specificum. Unbedingt sollen aber komplizierte Aborte, d. h. solche, wo die Entzündung vom Uterus auf die Nachbarschaft übergegangen ist, nicht ausgeschabt werden.

Man kann hier, wie *Döderlein* in Heidelberg (1923) hervorgehoben hat, kein Schema auf alle Fälle anwenden. Die Zeit, die heutigen Umstände, auch die Frage der Kosten drängen dazu, jeden Abort möglichst bald fertig zu machen. Eröffnet sich der Muttermund in günstiger Weise, sind kräftige Wehen da, so überläßt man den Verlauf der Natur selbst und darf ja nicht bei ungenügender Eröffnung Ergotin verordnen; das paßt höchstens, wenn kleine Reste vorhanden sind, die Cervix Neigung hat, sich zu schließen, und eine mäßige Weiterblutung besteht. Ist Cervix und Muttermund genügend weit eröffnet, zögert das Ei zu kommen, und geht eine starke Blutung weiter, dann Ausräumung in Narkose, selbst wenn leichte Fieberbewegungen vorhanden sind. Fühlt man einen kleinen Eirest in der engen Cervix, dann Entfernung mit dem Finger, aber unter Vorsicht, damit keine Perforation gemacht wird. Ist aber die Cervix schon wieder eng geschlossen und Fieber vorhanden, dann besser abwarten unter antiseptischen Spülungen. Sind aber schwere uterine und periuterine Adnexentzündungen festgestellt, dann unbedingt abwarten. Ist eitriger Erguß der Bauchhöhle vorhanden, dann unbedingt Eröffnung der Bauchhöhle, Entfernung des Eiters, Drainage.

Nach diesen Grundsätzen habe ich 35 Jahre an verschiedenen Kliniken die Aborte behandelt und relativ wenig Todesfälle erlebt, abgesehen von den Fällen, die schwer und tödlich infiziert in die Klinik eintraten.

Wie überall in der Medizin ist auch hier die Prophylaxe wichtiger als die Therapie; wir müssen zu dem Zweck unsere Hebammen besser erziehen, daß sie bei den ihnen anvertrauten Frauen auf die Anfangssymptome eines drohenden Aborts aufpassen und energisch dagegen vorgehen, wo die Frau wünscht, die Schwangerschaft zu erhalten. Der Übelstand in der Praxis ist der, daß mindestens 90% der Aborte der Frau erwünscht sind, gegen 10% direkt hervorgerufen; so ist es schwer, fast unmöglich, gegen dieses soziale Übel anzukämpfen; dabei ist in den letzten Dezennien die Zahl der abortierenden Frauen von 1:8 auf 1:5 hinaufgeschraubt, vielleicht in Wirklichkeit noch größer.

Ganz anders als mit den von den Weibern selbst, von Hebammen und Pfuscherinnen provozierten Aborten, steht es natürlich mit den von Ärzten nach wissenschaftlichen Grundsätzen eingeleiteten künstlichen Aborten.

Im Altertum, im alten Rom und Griechenland, war der künstliche Abort erlaubt und so gewöhnlich, daß sich kein Mensch nur einen Augenblick darüber besann, ihn selbst einzuleiten oder einleiten zu lassen; erst die Moral des Christentums hat diese Anschauungen gewaltig verändert, und schon lange ist der nicht vom Arzte sanktionierte künstliche Abort strafbar. Die erste zielbewußte gesetzliche Maßnahme wurde unter Karl V. aufgestellt, dessen Halsgerichtsordnung die Abtreibung selbst mit Todesstrafe belegte, so daß der künstliche Abortus vom Mittelalter an aus der Reihe der geburtshilflichen berechtigten Operationen schwand. Die jetzigen Strafen sind viel milder, Zuchthausstrafe oder Gefängnis. Nur im Orient wird heute noch straflos und ungeniert abgetrieben. Den künstlichen Abort machte der englische Wundarzt *William Cooper* im 18. Jahrhundert wieder aufleben, angeregt durch die üblen Folgen der Kaiserschnitte. Anfang des 19. Jahrhunderts folgten die Franzosen mit zahlreichen Publikationen und in Deutschland *Mende* und *Kiwisch* (1846), später *Naegele* und *Scanzoni.*

Während ursprünglich das hochgradig verengte Becken die einzige Indikation für den künstlichen Abort gab, außerdem noch selten lebensgefährliche Erkrankungen der Mutter, ist die erste Indikation jetzt ganz gestrichen. Es muß heutzutage als Kunstfehler bezeichnet werden, wenn ein Geburtshelfer wegen engen Beckens den künstlichen Abort macht. Grundsatz der ärztlichen Ethik soll sein, daß nicht *ein* Arzt allein die Indikation zum künstlichen Abort aufstellt und ihn ausführt, sondern mindestens zwei Ärzte; außer dem Geburtshelfer der betr. Fachvertreter, also der Innere, der Psychiater, Ophthalmologe. Auf diese Weise bleiben nur wenig Indikationen bestehen, die nicht im allgemeinen im voraus zu entscheiden sind, sondern nur relativ nach dem einzelnen Falle. Man ist nirgends mehr der Gefahr der absichtlichen Täuschung und der bewußten Übertreibung der Krankheitserscheinungen ausgesetzt als gerade bei den Symptomen von Hyperemesis grav., Lungenerkrankungen, Nierenstörungen; der Arzt muß sich hier sehr vor einer beabsichtigten Täuschung durch die Kranken hüten, da dieselben sehr oft geneigt sind, ihre Krankheitserscheinungen zu übertreiben, um die lästige oder unbequeme Schwangerschaft loszuwerden. Allgemeiner Grundsatz muß sein, jegliche Patientin, die den künstlichen Abort verlangt, zur Beobachtung bis zum Entscheid ins Krankenhaus aufzunehmen. Dadurch fällt der größte Teil der Fälle als nicht indiziert weg. So vor allem bei sog. Hyperemesis grav. Es wird in keinem Kapitel mehr übertrieben als gerade in diesem, weil es für die Kranke so leicht ist, sich die Symptome zu suggerieren. Eine jede Kranke mit den Symptomen der Hyperemesis gravid. gehört zur Beobachtung in die Klinik; setzt man da die Kranke auf gewöhnliche Kost, so wird sich meist binnen weniger Tage herausstellen, daß alles Übertreibung ist; das beste Abschreckungsmittel ist absolute Darmernährung. Ich habe nur zwei ganz schwere Fälle erlebt, den einen wegen zu später Einleitung der Fehlgeburt verloren, den anderen, der zum Skelett abgemagert war und gar keinen Grund hatte, sich nicht ein Kind zu wünschen, eben noch knapp durchgebracht. In diesen Fällen eilt es nicht so sehr, man kann ruhig eine Hyperemesis 1—2 Wochen beobachten, ehe man einen Entscheid fällt. Weit schwieriger ist der Entscheid bei Phthisis pulmonum. Ist die Krankheit so weit vorangeschritten, daß sie das normale Ende der Schwangerschaft fast nicht mehr erreichen würde, dann hat die Unterbrechung keinen Sinn, da wartet man ab, ob nicht noch spontane Frühgeburt eintritt, oder macht in extremis den Kaiserschnitt. Künstlicher Abort hat nur dann Sinn, wenn die Kranke sich danach so weit erholen kann, daß sie ihr Leben um einige Jahre verlängert; dann opfert das Kind evtl. sein Leben für die Mutter. Erlauben die Verhältnisse, die Kranke in ein Sanatorium, am besten in die Höhe zu schicken, dann mag man das versuchen. Jedenfalls hat es keinen Zweck, nach dem 5. Monat noch eine Fehlgeburt einzuleiten.

Am schwierigsten ist der Entscheid bei komplizierten Herzfehlern, wo selbst der geübte Innere sich in der Beurteilung des Falles um Monate, selbst Jahre wahrscheinlicher Lebensdauer täuscht; hier kommt noch in Betracht, daß die Gefahr eines schwierigen Aborts einer schwer Herzkranken nicht zugemutet werden darf.

Nierenkrankheiten sind im ganzen einfacher zu entscheiden, Nephritis gravidarum, Nephropathie kommt gar nicht in Betracht, sondern nur die Fälle von chronischer Nephritis, die durch eine hinzutretende Schwangerschaft akut und dauernd verschlimmert werden; häufig hilft sich, wie ich vor Jahren zuerst gezeigt habe, die Natur, indem der Foetus durch reichliche Bildung von weißen Infarkten in der Placenta der genügenden Ernährungsfläche beraubt wird und abstirbt. Graviditätspsychosen sind im ganzen selten und relativ leicht durch die Psychiater zu beurteilen; bei chronisch-psychisch Kranken darf die Fehlgeburt nicht eingeleitet werden.

Relativ leichter zu beurteilen sind die rein geburtshilflichen Fälle von Einklemmung und Retroflexio uteri gravidi und akutem Hydramnion, besonders des 4. und 5. Monats.

Alles andere kommt nicht in Betracht; man kann nicht genug Front machen gegen die Sucht mancher Geburtshelfer, besonders jüngerer, mit einer möglichst großen Zahl künstlicher Aborte zu glänzen.

Nun trat in den letzten Jahren die Erscheinung sehr unliebsam auf, daß dieselben Personen sich innerhalb *eines* Jahres zweimal zur Vornahme des künstlichen Aborts meldeten. Im Frühjahr wurde der künstliche Abort wegen Gefahr der Verschlimmerung einer Lungenerkrankung ausgeführt, im Herbst stellte sich dieselbe Patientin wieder ein, „jetzt bin ich wieder so weit", und erwartet selbstverständlich die erneute Ausführung des künstlichen Aborts. Dies mußte zu denken geben und vor allem dazu führen, die Einleitung des Aborts sehr einzuschränken und die Bedingung daran zu knüpfen, an den künstlichen Abort die Sterilisierung anzuschließen, um Wiederholung zu vermeiden. Dadurch wurden manche Frauen abgeschreckt, weil sie sich tatsächlich doch nicht so krank fühlten, um dauernd sterilisiert zu werden, und weil sie den zur Sterilisierung nötigen Bauchschnitt scheuten, so daß man mit der strikten Forderung der Sterilisierung im Fall des künstlichen Aborts schon etwa die Hälfte zurückweist. Kulante Ärzte sind daraufhin auf die Idee der temporären Sterilisierung gekommen, um solchen Patienten die Sache zu erleichtern. Es wurde teils temporäre Ausschaltung der Eierstöcke durch Versenkung in eine Bauchfelltasche vorgenommen oder der Eileiter in den Leistenkanal versenkt. Ich habe aber nur von *einem* Fall gehört, wo später die wirkliche Aufhebung der Sterilisierung gelang.

Es kann also nicht genug gegen eine solche Spielerei mit den größten ethischen Werten des Weibes protestiert werden; die temporäre Sterilisierung der Frau ist unmoralisch und darf nicht weiter ausgeübt werden. Die Zahl der Mittel und Methoden zur Einleitung des künstlichen Aborts hat von jeher sehr geschwankt, und die meisten ehemals gebrauchten Mittel sind zu verwerfen. Innere Mittel, welche mit Sicherheit den Abort herbeiführen, sind zum Glück alle absolut unsicher, so daß der Arzt von vornherein auf solche verzichten darf. Der vom Publikum gern selbständig ausgeführte Blasenstich ist ebenfalls zu verwerfen; der Abfluß des Fruchtwassers führt ja schließlich nicht mit Sicherheit die Ausstoßung des Eies herbei, hat aber viele Nachteile für die Mutter; Gefahr der Sepsis, der Verblutung, so daß am besten darauf verzichtet wird. Diese Methode früherer Jahrhunderte ist daher absolut zu verwerfen. Nur wenn Hydramnion früher Monate die Indikation dazu gibt, ist sie zulässig.

Etwas anders steht es mit der alten Methode der Ausstopfung der Cervix- und Uterushöhle mit Gaze, Watte, Leinwandstreifen; ein Vorgehen, das von alters her in Gebrauch ist, jetzt aber natürlich nur unter strengen antiseptischen Maßnahmen ausgeführt werden darf.

Die Ausstopfung der Cervix mit Jodoformgaze ist das einzig richtige, aber unter Freilegung der Cervix, Einführung unter absolutem Schutz gegen Verunreinigung, Verhütung der Gefahr der Perforation der Cervix oder Uterushöhle; am besten paßt die Methode, wenn Blutung Veranlassung gibt, den Abort zu machen. Die Gaze, die sich mit Blut vollsaugt, schwillt zu einem dicken Tampon an und wirkt so wehenerregend, daß der Uterus die Kugel und häufig auch hinter dieser das Ei losstößt. Sollte dasselbe nicht folgen, so müßte es manuell losgelöst werden.

Die beste Methode zur Erweiterung der Cervix und Anregung von Wehen war ehedem der Laminariastift, aber nicht erst dünnere und dann dickere, sondern gleich die stärkste Nr. 12, nachdem die Durchgängigkeit dafür mit Hegars erzielt war; darnach wurde das Ei, wenn es nicht schon gelöst und ausgetrieben war, manuell gelöst, um die Verhaltung und Zersetzung in Fäulnis zu verhüten. Alle diese Methoden haben ihre Gefahren, das einzig richtige Verfahren zur Vollendung des Aborts in *einem* Zug ist daher jetzt die Hysterotomia anterior; der ganze Abort nimmt dabei eine Zeitdauer von 15 Minuten in Anspruch:

Beckenhochlagerung bei möglichst entleerter Blase, Scheide und Scheidengewölbe mit 10—20 Meter breiter Jodoformgaze ausgestopft, so daß der Fundus uteri 4 Finger breit über die Symphyse zu stehen kommt, nun Schnitt von der Mitte der Tubenhöhe 4 cm lang nach abwärts, manuelle Ausräumung des Eies, womöglich in toto, restierende Schleimhautstückchen mit stumpfer Curette abgeschabt, Pinselung der Schleimhaut mit 50 proz. Carbollösung oder Jodtinktur, dann tiefe Muskelnähte und seröse Naht. Darauf Abtragung der Tube, Durchschneidung 1—2 cm vom Tubenansatz, peripheres Ende der Tube ganz abgetragen, zentraler Stumpf mit den beiden Enden eines Seidenfadens, der das Lumen der Tube umschnürt, ins Ligam. lat. hereingenäht und versenkt. Sollte Fieber oder sonstige Bedenken gegen eine Laparotomie sein, dann vaginale Eröffnung des Uterus, Entfernung des Eies, Wiedervernähung der Korpushöhle und Versenken der durchtrennten Tube in ähnlicher Weise ins Ligam. lat. Auf beide Methoden, besser nach der ersten, wird die Trockensterilisation sicher und gefahrlos durchgeführt. Zu warnen ist vor der einfachen Durchtrennung der Tube, da darnach wie auch beim Kaiserschnitt wieder erneute Schwangerschaft auftreten kann.

20. ZERREISSUNG DER GEBÄRMUTTER, UTERUSRUPTUR

Die Gebärmutterzerreißungen spielen im 18. und in der ersten Hälfte des 19. Jahrhunderts eine weit größere Rolle als heutzutage; der Hauptgrund liegt wohl darin, daß damals noch kein Chloroform zur Verfügung stand, erst von 1848 ab; ferner darin, daß damals vor Einführung der Antisepsis jede Perforation ein gewagter Eingriff war, den der Geburtshelfer möglichst unterließ; dasselbe galt auch für den Kaiserschnitt. Wir finden daher in der ersten Hälfte des 19. Jahrhunderts eine viel größere Anzahl von spontanen Uterusrupturen als später; zugleich wagten aber doch die Geburtshelfer relativ häufiger den Bauchschnitt zur Entwicklung der Frucht und Rettung der Mutter. Es darf konstatiert werden, daß der Erfolg wenigstens für die Mutter nicht selten ein günstiger war, während ohne Eingriff die Mutter samt der Frucht verloren gewesen wäre. Später, unter dem Einfluß der Narkose, mehrten sich die Versuche, die Mutter zu retten, es wurde auch häufiger zur Perforation und Exenteration gegriffen, dadurch mancher Ruptur vorgebeugt. Immerhin blieb die Prognose für eine Gebärende nach entstandener Ruptur sehr zweifelhaft. Vielfach waren Fehler der Hebamme schuld, die bei unerkannter Querlage nach Abfluß des Fruchtwassers nicht rechtzeitig die Hilfe des Geburtshelfers nachsuchte; oder Fehler des Geburtshelfers, der nach festgestellter Querlage nach Abfluß des Fruchtwassers und Einkeilung die Wendung des vom Uterus umschnürten Foetus erzwingen wollte, statt rechtzeitig zum Leibschnitt zu greifen.

So kamen dann in der ersten Hälfte des Jahrhunderts auffallend viel gerichtliche Verhandlungen wegen Todesfällen der Mutter bei verschleppter Querlage vor, die mit Verurteilungen der Ärzte und Hebammen wegen begangener Kunstfehler endigten. Hydrocephalus, ungünstige Einstellung eines großen Schädels, irreponibler Vorfall einer oberen Extremität neben dem Kopf, finden sich als veranlassende Momente. Die Zerreißung findet sich häufiger bei Mehrgebärenden, meist auf der linken Seite, weil dorthin überwiegend Rücken und Kopf gerichtet ist. Die Placentarstelle soll der Zerreißung nicht mehr ausgesetzt sein als irgendeine andere Stelle des Uterus; männliche Früchte überwiegen wegen der größeren und härteren Schädel.

Sehr häufig fühlt nach langer angestrengter Wehentätigkeit die Frau selbst, daß plötzlich etwas reißt, daß darnach Blut abfließt; das Uterusgewebe ist also zuvor krank, die Frau fühlt permanent den Schmerz der bedrohten Stelle, der Puls wird erregt, frequent, fadenförmig, das Aussehen blaß verfallen; lange penetrierende Wunden sind eine Seltenheit.

Mehr Klarheit gewann man über Art und Entstehung der Uterusrupturen, nachdem *Bandl* bei der Lehre von der Entstehung der Zerreißung die Lehre vom unteren Uterinsegment verbreitet hatte.

Ursprünglich war für die alten Geburtshelfer der Uterus ein gleichmäßiges Gebilde von Os externum bis Fundus; als aber *Bandl* die Lehre von dem Korpus und dem, die dünnere Cervix trennenden, Kontraktionsring begründet hatte, verstand man besser die Entstehung der Risse. Sehr wichtig war dann die Unterscheidung in spontane und violente Risse; die spontanen sind bedingt durch krankhafte Verhältnisse der Gebärmutter, Narben von alten Verletzungen, langsame Durchreibung der Uteruswand, zu große Kinder, ungünstige Einstellung. Diese spontanen Risse kommen meist allmählich zustande; im Moment der Zerreißung spürt die Frau einen heftigen Schmerz im Leib, die Wehen hören von da ab wie abgeschnitten auf, die Kreißende verfällt, bekommt einen ängstlichen Gesichtsausdruck, sieht blaß und elend aus, es geht Blut aus den Genitalien ab, bald mehr, bald weniger. Im Gegensatz dazu steht die violente Uterusruptur, die im Moment des Eingriffes des Geburtshelfers entsteht; der Eintritt derselben ist viel akuter und stürmischer, der Geburtshelfer hat selbst meist den Eindruck, daß er den Schaden angerichtet hat, die Wehen hören auf, weiteres Eingreifen verbietet der Schwächezustand der Patientin. Am häufigsten berstet der Uterus, Cervix und unteres Uterinsegment an seiner hinteren Wand und infolge des Druckes, den diese vom Promontorium erleidet. Bestehen die Kontinuitätsverletzungen nur in kleineren Durchlöcherungen, wenn eine scharfe Knochenwand oder ein Instrument das Gewebe verletzt hat, so ist die Prognose günstiger, als wenn Risse von 10—12 cm Länge entstehen. Die Durchreibungen der hinteren Wand bedingen Kommunikation mit der Bauchhöhle, die der vorderen Wand nicht immer, da hier die Blase schützt.

Die Blutung erfolgt entweder frei in die Bauchhöhle oder sie bildet einen großen subperitonealen Sack, der sich allmählich zersetzt und später Anlaß zum Durchbruch gibt. Je plötzlicher der Einriß erfolgt, um so stürmischer treten die Erscheinungen: Verfall des Gefühls, Blässe, kleiner frequenter Puls, kalter Schweiß, kühle Extremitäten, auf. Ist das Kind durch den Riß in die Bauchhöhle durchgetreten, so stirbt dasselbe rasch ab, da die Placenta sich löst. Die Umgebung des Risses wird sehr druckempfindlich, und bald fühlt man die Kindesteile mit erschreckender Deutlichkeit unter den Bauchdecken und die leere, 1—2 faustgroße, harte, zusammengezogene Gebärmutter daneben. Je nach den weiteren Veränderungen kann die Kreißende rasch stark kollabieren, oder sie hält sich verhältnismäßig lange bei Kräften. Die innere Untersuchung ergibt meist, daß der vorliegende Kindesteil sich hoch zurückgezogen hat; nur wenn der Kopf schon teilweise ins Becken eingetreten war, bleibt er eingeklemmt, und das höchst markante Symptom des Zurückweichens des eingetretenen Teiles fehlt. Je nach der Beschaffenheit des Uterusinhaltes tritt rascher oder langsamer eine Peritonitis mit ihren Folgen ein. Nur in seltenen, günstigen Fällen tritt eine Abkapselung ein; meist beginnt rasch die allgemeine Unterleibsentzündung. Unternimmt der Geburtshelfer dazu noch operative Eingriffe zur Rettung der Frau, so kann dies den Verfall sehr beschleunigen. Sehr selten erholt sich die Frau, da, wo der Riß sehr klein ist, sich bald abkapselt und der Inhalt der Uterushöhle vom Bauchfellraum abgeschlossen bleibt.

In der Literatur finden sich zuerst Bemerkungen von *Guillemeau* über die Uterusruptur; weitere Klärung des Vorganges brachte *Michaelis*; aber *Bandl* hat das Verdienst, auf die Vorbereitungen der Natur zur Ruptur hingewiesen zu haben, und gab damit die Möglichkeit der Vorbeugung. Er trennte scharf das dicke, sich kontrahierende Korpus von der unteren dünneren Cervixpartie samt unterem Uterinsegment, die Grenze ist der oft sichtbare und und fühlbare Kontraktionsring. Wird der äußere Muttermund vom Kopf ins Becken eingeklemmt und kann sich nicht in die Höhe ziehen, dann wird die Cervix immer mehr verdünnt und schließlich ein großer Teil des Kindes in den gedehnten Teil hineingeboren, bis schließlich die Verdünnung an einer Stelle so stark wird, daß es zur Zerreißung kommt. Ist der Muttermund weich und nachgiebig, so zieht er sich über den vorliegenden Teil in die Höhe; findet nun ein großer, harter Schädel Widerstand im Beckeneingang, so kann das Scheidegewölbe zwischen Os int. und dem mittleren gut befestigten Teil der Vagina in die Höhe gezerrt und gedehnt werden, es kommt zum Abreißen der Scheide an der hinteren Wand, Kolpaporchexis; das Kind schlüpft durch den Riß in den Subperitonealraum, oder, falls die Serosa mit durchreißt, in die Bauchhöhle. Die Wirkung der Ligam. rotunda und der Bauchschnitt können den Uterus, wenn der Kopf vollständig von der Cervix aufgenommen ist, mit seinem Os intern. annähernd im Niveau des Beckeneinganges halten. Sind die Symptome der drohenden Uterusruptur in klassischer Weise vorhanden, Hochtreiben des Kontraktionsringes, Verdünnung der ganzen Cervix mit tetanischer Härte und allgemeiner Schmerzhaftigkeit, daneben Einklemmung des Os intern. oder im Gegenteil starkes In-die-Höhe-ziehen desselben mit Anspannung des hinteren Scheidengewölbes, dann muß sofort eingegriffen werden, um dem Riß vorzubeugen: Narkose, Morphiuminjektion, Incision des gespannten äußeren Muttermundes, Verkleinerung des vorliegenden Teiles durch Perforation, Vermeidung jeglichen Hochgehens mit der Hand zur Wendung usw., Extraktion der verkleinerten Frucht auf vaginalem Weg; sind die Schwierigkeiten zu groß, dann schonende Laparotomie. Zur violenten Uterusruptur geben besonders verschleppte Querlagen Veranlassung. Ist die Querlage nicht richtig erkannt worden, das Fruchtwasser frühzeitig fort, so kann, die Schulter voran, tief herab in den überdehnten Cervix getrieben werden. Bemüht sich hier der Geburtshelfer, in den gedehnten Cervixsack neben dem Rumpf seine Hand und Vorderarme in die Höhe zu schieben, so berstet die überdehnte Cervixwand, es folgt violente Ruptur mit all den schädlichen Folgen einer solchen.

Charakteristisch für das Eintreten der Ruptur ist ein plötzlicher heftiger Schmerz im Leib; die Kreißende gibt oft selbst an, es sei etwas in ihrem Leib zerrissen, darnach Aufhören der Wehen, weil Kind und meist Placenta durch den Riß in die Bauchhöhle treten; dazu kommen die oben schon geschilderten Symptome des Kollapses. Der früher gegebene Rat, die Frucht durch den Riß wieder in die Uterushöhle hereinzuziehen, ist falsch, da dadurch Riß und Blutungen gesteigert werden und die darnach empfohlene Tamponade und Drainage des Risses von der Scheide aus nicht vor weiterer Blutung schützt. Das einzig richtige Verfahren nach heutigen Anschauungen ist Bauchschnitt, Entfernung des Kindes und der Placenta aus der Bauchhöhle, Stillung der Blutung; Naht des Risses, falls derselbe nicht zu groß ist; sonst Totalexstirpation des zerrissenen Uterus oder Porro, diese Operation geht rascher und ist weniger blutig. Keime werden immer durch den Riß aus dem Genitaltraktus in die Peritonealhöhle gedrungen sein, also ist die Hauptaufgabe für den Geburtshelfer und Operateur, die Blutung definitiv zu stillen, dem Blut Abfluß zu schaffen, um keinen Nährboden für schädliche Keime zu lassen; dann ist die Aussicht auf Genesung günstiger als beim Zurückbleiben eines lazerierten Uterus mit viel Verletzungen in der Umgebung. Erfahrungsgemäß kann eine Schwerverletzte mit gut gelagerter Wunde so gut ausheilen, daß sie hernach nochmals schwanger wird und gebärt. Die Zahl der wenigen Primiparae (5:564 Multiparae) darf nach *H. W. Freund* nicht dazu verleiten, die Erstgebärenden ganz auszuschalten; es ist wie im Kapitel der Placenta praevia, Eklampsie, des Kaiserschnittes höchst erfreulich, zu sehen, welche große Anzahl Frauen heutzutage gerettet werden. Die Zahl der klinisch Geretteten stellt sich bei Laparotomie auf 44%, bei Drainage auf 33%. Selten wird man in der Lage sein, die Operation auf Perforation zu beschränken, die Frucht schonend mit dem Kranioclast zu extrahieren und dann die Nachgeburt folgen zu lassen; der Uterus muß dann exakt nach der Vagina hindrainiert werden, evtl. auch die äußere Fläche des zerrissenen Uterus nach der Bauchhöhle hin; keinesfalls darf die Placenta in der Uterus- oder Bauchhöhle zurückbleiben.

Die Hauptsache für die Kreißende ist Kürze der vorzunehmenden Operation. Die Kreißende erträgt nach stattgehabter Ruptur keinen langen Peritonealschock mehr; bei rascher Erkenntnis des Vorgangs und zweckentsprechender Therapie kann darin ihre Lebensrettung liegen. Die Hauptsache ist, daß Kommunikation zwischen Uterus- und Bauchhöhle bald aufhört und in günstiger Weise geschlossen wird; für die Zukunft, nachfolgende Schwangerschaften, hat der Geburtshelfer nie außer acht zu lassen, daß eine Kommunikation zwischen beiden Höhlen stattgefunden hatte.

21. DIE LEHRE VOM GEBURTSMECHANISMUS

Das 19. Jahrhundert hat uns durch *C. H. Naegele* die gewaltigsten Fortschritte für die Lehre vom Geburtsmechanismus gebracht; dies wäre nicht möglich gewesen, wenn nicht tüchtige praktische Geburtshelfer in den Nachbarländern ihm zur Seite gestanden hätten, so speziell in England und Frankreich, wo die praktische Geburtshilfe durch treffliche Anstalten weit voran war. Ich erinnere hier an die Person des Irländers *Fielding Ould* aus der Mitte des 18. Jahrhunderts, dann an den ersten Master in der Reihenfolge, der dem Begründer des Rotundehospitals *Mossa* folgenden Master, der zuerst feststellte, daß die Pfeilnaht des vorangehenden Kopfes quer im Beckeneingang stehe, während die Brust allerdings mehr gegen das Sacrum gerichtet sei. Ähnlich spricht sich auch *Smellie* aus, der auch den Kopf dem queren genähert, in einem als schrägen Durchmesser stehend schildert. Er betont, daß, wenn der Kopf quer im Beckeneingang stehe, die eine Schulter nach vorn, die andere nach hinten gerichtet ist; tritt der Kopf tiefer ins Becken, so dreht sich das Hinterhaupt nach vorn. Etwas abweichend äußert sich später *Saxtorph*, nach dessen Ansicht die Pfeilnaht anfangs im schrägen und erst später im geraden Durchmesser verläuft. Ganz abweichend davon äußert sich *Johnson*, nach dessen Anschauung sich die Pfeilnaht schräg in Eingang, Höhle und Ausgang des Beckens stellt.

Auch die ältere französische Schule darf als Vorläuferin der deutschen Geburtshilfe des 19. Jahrhunderts nicht übergangen werden; ich nenne hier *Levret*, der insofern hinter den Engländern zurückstand, als nach seiner Anschauung das Gesicht stets dem Kreuzbein zugekehrt war. Ähnlich sprachen sich *Roederer*, *G. W. Stein* aus, welche hinter den englischen Anschauungen zurückstehen, wenn sie äußern, daß der Kopf mit seinen Durchmessern zur Geburt unschicklich stehe, denn der Kopf stelle sich mit seinem großen Durchmesser in den kleinen des Beckens. *Solayrés* und *Baudelocque* sen. nehmen je 6 Stellungen des in den Beckeneingang tretenden Schädels an, aber mit verschiedener Stellung des Hinterhauptes, das bei *Solayrés* bald vorn, bald hinten, bei *Baudelocque* dreimal nach hinten gerichtet war. Immerhin haben alle diese Vorläufer tüchtig für *Naegele* vorgearbeitet.

Im Anfang des Jahrhunderts erklärte *Boër* in seiner natürlichen Geburtshilfe, auch er schließe sich den 2 Autoren an, und läßt den Kopf eine Spirallinie durch die Beckenseite beschreiben, derart, daß das Hinterhaupt sich von der Seite nach vorn hinter die Schamfuge dreht, wobei das Kinn stark auf die Brust gebeugt wird. Er wendet sich dabei stark gegen *Stein* und vergleicht den Durchtritt mit dem einer Kugel aus einem Rohre, nur viel langsamer.

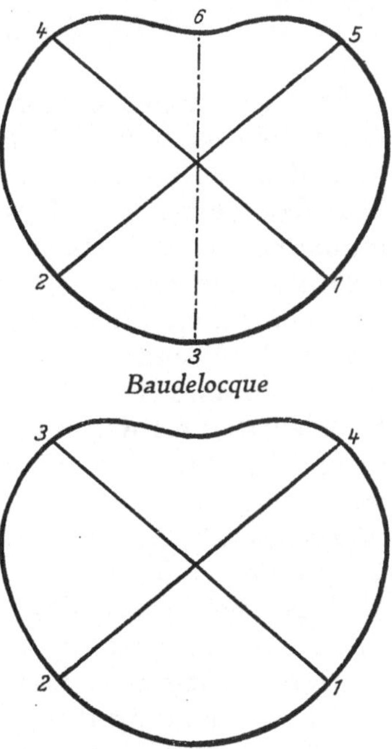

Baudelocque

Naegele

Naegele (Heidelberg) trat 1819 nach jahrzehntelang genau registrierten Beobachtungen, die zuerst 1809 in *Meckels* Archiv veröffentlicht wurden, mit der Behauptung auf, daß es eigentlich nur 2 Schädellagen gebe, und stellte den 6 *Baudelocque*schen 2 Hauptlagen entgegen, während die anderen nur Übergangslagen seien. Sein Schema wird durch das dem *Baudelocque*schen entgegengesetzte bezeichnet, wobei die angebrachte Zahl jeweils die Stellung des Hinterhauptes bezeichnet.

Die Hauptsache in *Naegele*s Forschungen bestand darin, daß der Schädel mit seiner Schnittfläche nicht parallel zu der Fläche des Beckeneinganges eintrete, sondern derart geneigt, daß das vordere Scheitelbein tiefer stehe (*Naegele*sche Obliquität), und daß bei tiefstehendem Kopfe die Pfeilnaht nicht dem geraden Durchmesser, sondern dem schrägen entspreche. Ferner bewies er, daß nicht die vermeintliche zweite Lage die häufigste sei, sondern die dritte, welche am Schlusse durch die zweite in den geraden Durchmesser übergehe; er zeigt den Austritt des Schädels in dritter Lage, wenn diese bis zum Austritt beibehalten wurde. Er schildert ferner den Sitz der Kopfgeschwulst in erster

Lage auf dem hinteren oberen Teil des Scheitelbeins; bei dritter Lage auf dem vorderen Teil, den schrägen Durchschnitt der Schultern nur dem geraden Durchmesser genähert.

Naegeles Feststellungen basierten auf mehreren tausend von Beobachtungen und verdienten schon deshalb eine genaue Prüfung, anstatt nach anderweitigen kleineren Zahlen abgeurteilt zu werden. Zum Vergleich statthaft waren nur einigermaßen die Zahlen der Mad. *Lachapelle*, erschienen 1821, worüber sich *Naegele* 1823 äußerte. Es läßt sich nicht verkennen, welch sorgfältige Naturbeobachtung diesen Veröffentlichungen zugrunde liegt. Bei näherer Überlegung ergibt sich, daß der Widerspruch zwischen *Naegeles* Lehre und den Anschauungen der Mad. *Lachapelle* kein gar zu großer ist.

Ähnlich klingen Erfahrungen von *A. Dubois.*

Ein Beweis, wie wichtig in der Geburtshilfe die gute Beobachtung des spontanen Verlaufes einer Lage ist, geben die Studien über den Verlauf von Gesichtslagen. Bis zu Anfang des 18. Jahrhunderts galt als Axiom, daß Geburten mit dem Gesicht voraus nicht spontan verlaufen könnten; das führte dazu, das Hinterhaupt oder den Scheitel herunter zu holen, und wenn dies nicht gelingen wollte, die Wendung zu machen; Eingriffe, die natürlich in erster Linie manches Kindesleben kosteten und der Mutter oft Schaden durch Infektion oder Verletzung brachten. Diese Grundsätze herrschten bis zur Mitte des Jahrhunderts, erst dann überwog die gute Beobachtung der Geburtshelfer; und hierzu trug *Naegele* am meisten bei. In früheren Jahrhunderten hatten wenig Geburtshelfer so viel klare Vorstellung, daß sie sich den normalen Verlauf einer Gesichtslage klarmachen konnten; zu diesen wenigen gehörte *Paul Portal*, der aber bedauerlicherweise mit seinen Lehren in seinem Vaterlande nicht durchdrang. Nach ihm dringt *Peu* mit seiner Anschauung durch, daß die Gesichtslage gefährlich sei; er rät, sie manuell zu verbessern; ebenso ein Meister wie *Smellie.* Seine Beobachtung ging klar dahin, daß womöglich bei Gesichtslage das Kinn immer nach vorn geleitet werden soll. Erst *d'Anrye* erklärte Ende des 18. Jahrhunderts die Gesichtslage als für die Naturkräfte vollendbar. Noch *Baudelocque* steht auf dem Standpunkt des schwierigen Verlaufes der Gesichtslagen und empfiehlt, wenn nicht ein kleiner Kopf vorliegt, das Hinterhaupt herabzuholen, Zange oder Wendung; erst gegen Ende seiner Tätigkeit vermochte er seine Anschauungen dahin zu modifizieren, für gewisse Fälle spontanen Verlauf der Gesichtslagen zuzulassen.

So mußten die Frauen mit Gesichtslagen bis Anfang des 19. Jahrhunderts viel leiden durch stellungverbessernde Operationen.

Hunderte von Kindern mußten dabei ihr Leben einbüßen. Erst *Boër*, Anfang des 19. Jahrhunderts, hat das große Verdienst, gezeigt zu haben, was bei dieser Lage die Naturkräfte vermögen, wie die Gesichtslinie spontan in querer Richtung in den Beckeneingang eintritt, daß aber das Wichtigste dabei ist, daß das Kinn sich nach vorn dreht und nicht nach hinten gerichtet bleibt. Denkt man an die Seltenheit der Gesichtslagen, die auch wohl damals nicht mehr als $^1/_2$% betrugen, so mag man ermessen, wieviel Untersuchungen nötig waren, um zur Klarheit zu gelangen.

Boër, der sich auf das reiche Material des Wiener Gebärhauses stützen konnte, war in der Lage, auf die Beobachtung von ca. 80 normalen Gesichtsgeburten gestützt, zu erklären, daß bei Drehung des Kinnes nach vorn die Gesichtslage spontan verlaufe; es sei nur eine seltnere Gattung natürlicher Geburten und müßte den Naturkräften überlassen werden; ein enormer Fortschritt in unserem Fach, indem weder der Mutter noch dem Kinde ein Nachteil aus dieser Position drohe. *Boër* beschreibt als erster ganz richtig den natürlichen Hergang der Geburt bei Gesichtslagen, „die Stirne kommt nach der einen oder anderen Beckenseite, und, während der Kopf allmählich tiefer tritt, begibt sich die Stirn in die Aushöhlung des Kreuzbeines, das Kinn dreht sich nach vorn, es spreizt sich unter dem Schambogen, und Stirn und Scheitel treten über den Damm".

Boër übertraf mit seinen Erfolgen weit die Ergebnisse späterer Autoren des 19. Jahrhunderts; unter 80 Entbindungen war nur 1 Zange nötig, und nur 4 Kinder starben bei der Geburt. Bekannt ist seine Tätigkeit am Wiener Gebärhause, nachdem Kaiser Joseph II. ihm durch ein reiches Stipendium eine 8jährige wissenschaftliche Reise durch Frankreich, Deutschland, Italien, England ermöglicht hatte. Seine Wiener Erfolge waren glänzend; der einzige trübe Punkt war der Tod der von ihm mit der Zange entbundenen Erzherzogin Elisabeth; um so befriedigender war die spätere Laufbahn, die ihn mehr und mehr in seinem exspektativen Verfahren bestärkte.

Traurigerweise sprach sich *Osiander* sehr energisch gegen *Boër* dahin aus, daß nie eine Geburt in Gesichtslage der Natur zu überlassen sei. Die deutschen Lehrbücher nahmen zu Anfang des 19. Jahrhunderts 4 mögliche Gesichtslagen an: Kinn vorn links und vorn rechts; Kinn hinten rechts und schließlich hinten links, Lagen, die *Froriep* und *Joerg* zu den normalen rechneten, während *Siebold* sie als normalwidrige und schwierige erklärte.

Joerg vermehrt die Schwierigkeiten für seine Leser, indem er angibt, daß die Stirne sich im Verlauf der Geburt nach vorn drehe;

während *Naegele* im Verlauf seiner mehr als 30jährigen Tätigkeit nie sah, daß bei Gesichtslage im weiteren Verlauf der Geburt nicht das Kinn sich dauernd nach vorn gewendet hätte. Mad. *Lachapelle* handelt die Gesichtsgeburten wegen ihrer Wertigkeit vor den Steißgeburten ab; sie stimmt mit *Naegele* in der Annahme von 2 Gesichtslagen überein. Auch sie hat nie eine Gesichtslage entdeckt, wo die Stirn sich nach vorn gedreht hatte, abgesehen von Abortus. Sie erklärt die Geburt einer Frucht in Gesichtslage für ebenso leicht als in Steißlage. Der Erfolg von 41 Gesichtsgeburten rechtfertigt ihre Leitungsgrundsätze; von diesen 41 kamen 38 Früchte lebend, die anderen waren totfaul. Auch in Irland herrschten unter *Collins* am Rotundahospital ähnliche Grundsätze: 33 Gesichtsgeburten der Natur überlassen, davon 29 lebend, 4 tot.

Die Beckenendlagen galten von alters her für schwierige Geburten, aegre partus; man sagte denen, welche in dieser Weise mit dem Steiß voran in die Welt traten, Schlimmes voraus; Unglück für sie selbst und durch sie für andere; man neigte nicht dazu, die Steißgeburten der Natur zu überlassen, sondern einzugreifen, was manuell am Hinterteil leichter möglich und einladender war als beim Kopf oder Gesicht. Wenn irgend möglich, ergriff man die Füße und schob die Hüften zurück, um zu den Beinen zu gelangen. *Mauriceau* hält die Drehung des Rückens nach vorn und die des Gesichts nach hinten für günstig, und wichtig, so zu verfahren; er fürchtet mit vielen anderen, daß das Kinn vorn hinter den Schambeinen hängen bleibe. *Paul Portal* dagegen mahnt zur Geduld und warnt vor zu frühem Eingreifen bei dieser Lage. *Van Deventer* hält die Steißlagen für günstig. Allmählich im 18. Jahrhundert mehrte sich die Zahl derjenigen, wie *De la Motte,* welche die Beckenendlage spontan glücklich verlaufen sahen. Die Ansichten der Autoren, was Behandlung der Beckenendlagen betrifft, wechseln; erst *Deleurye* im 18. Jahrhundert kommt zu günstigen konservativen Anschauungen. Ebenso war es *Solayrés* wie früher bei der Schädelgeburt vorbehalten, die Reihe der Geburtshelfer zu eröffnen, welche die Erforschung des natürlichen Geburtsherganges bei dieser Lage pflegten; er nimmt noch 4 Lagen an, mit Unterarten dergestalt, daß der Rücken nach vorn, seitlich und hinten gekehrt sein kann. Er beschreibt den Durchtritt des Schädels durch das Becken sehr genau, hebt das schräge Eindringen des Schädels in das Becken hervor, Kinn voran zur Geburt.

Baudelocque hatte 4 Lagen angenommen, wovon 3 merkwürdigerweise mit dem Rücken nach vorn; die ersten beiden, Rücken nach links und rechts hielt er für die günstigsten; die 4. mit dem Rücken genau nach hinten erklärte er für die am wenigsten günstige.

Baudelocque hält diese Lagen im ganzen für natürliche, war aber doch dafür, dabei einzugreifen. Hüfte und Steiß sollen schräg ins Becken eintreten und durchschneiden; die Arme sollen beim Durchschneiden des Rumpfes sich vom Kopfe entfernen und sich an den Seiten des Kopfes in die Höhe schlagen; Hüftbreite im Ausgang meist parallel dem geraden Durchmesser.

Den wohltuendsten Eindruck in der Klarheit seiner Anschauungen und der Einfachheit seiner Eingriffe macht *Boër* an der Hand seines ohne Voreingenommenheit beobachteten Materials. Er spricht sich vor allem gegen das unnötige Drehen des Steißes und Rückens bei Beckenendlagen und gegen Herabholen der Füße aus und rät, diese Geburten, wenn nicht besondere Indikationen sind, der Natur zu überlassen, selbst wenn der Rücken der Frucht ursprünglich nach hinten gerichtet sei, da die Bauchfläche sich ohnehin im späteren Verlauf zur Seite und nach hinten drehe. Spätere Beobachter wie *Weidmann* heben hervor, daß, wenn nicht zu früh am Kinde gezogen werde, die Arme sich neben den Kopf in die Höhe schlagen. Dasselbe betont auch Mad. *Lachapelle* für den spontanen Verlauf der Beckenendgeburten. Denselben Grundsätzen folgten im Verlauf des 19. Jahrhunderts allmählich auch die Engländer.

Nach *Naegele* beschäftigte sich dann von den Deutschen wesentlich *Spiegelberg* mit der Lehre vom Mechanismus; er betont, daß die Stellung, welche der vorliegende Kindesteil beim Eintritt ins Becken einnimmt, demselben schon im Uterus angewiesen sei. Der Rücken des Kindes liegt an einer Seite, der Kopf mit seinem längsten Durchmesser im queren des unteren Gebärmutterabschnittes. Sind die beiden parallel, so tritt die Pfeilnaht quer ein, wenn nicht, so tritt der Breitendurchmesser des Uterus und der Kopf in der Richtung eines schrägen Durchmessers ein.

Der *Naegele*schen Anschauung der verschiedenen Schädellagen und der Erklärung über die dabei vorkommenden Drehungen schließen sich nach der *Mad. Lachapelle* auch die späteren Geburtshelfer an; vor allem *E. Siebold, Scanzoni, Braun, Martin, Spiegelberg;* und es wechselten weniger die Anschauungen über die Befunde als über die Ursachen der vorkommenden Drehungen. Es ist anerkenneswert, mit welchem Fleiß und tadellosen Ergebnissen diese Untersuchungen gemacht wurden, zu einer Zeit, wo noch keine Antisepsis in den Kliniken geübt wurde.

Noch später als die Kopflagen beschäftigten die Geburtshelfer die Gesichtslagen; man war lange strittig darüber, ob die Gesichtslagen primär als solche auftreten oder sekundär, doch siegte die Anschauung, daß das primäre Vorkommen das häufigere ist. Immerhin ist bemerkenswert, daß bis zum Jahr 1866 schon 33 verschiedene

Theorien über die Ursache der Entstehung der Gesichtslagen veröffentlicht waren. *Simpson* betonte die Bedeutung der unwillkürlichen Streckungen des kindlichen Halses für Entstehung der Gesichtslage.

Sehr beachtenswert waren die Feststellungen *Heckers* in der zweiten Hälfte des 19. Jahrhunderts, wonach die Schädelform der Gesichtslagen eine gegebene ist und in einer eigentümlichen Dolichocephalie besteht; der hintere Längsdurchmesser der Schädelbasis, vom Foramen occipitale ab gerechnet, ist im Verhältnis zum vorderen größer, kann denselben sogar direkt überwiegen, so daß der hintere Hebelarm größer wird als der vordere; dazu kommt dann die auffallende Abplattung dieser Schädelform durch Verkürzung des senkrechten Durchmessers. Daß diese Form angeboren und nicht erst intra partum erworben ist, erhellt auch daraus, daß diese Schädelform auffallend lang nach der Geburt erhalten bleibt, und daß ich diese Form bei einer siebenmonatlichen extrauterin geborenen Frucht beobachtet habe, wo wohl Raumbeschränkung die Ursache abgab.

Schon der treffliche *Boër* lehrt Anfang des Jahrhunderts, daß die Behandlung dieser Lagen in der Mehrzahl der Fälle exspektitativ sein soll, und daß die meisten Früchte am günstigsten spontan geboren werden.

Diese Anschauungen wurden allmählich von der Mehrzahl der deutschen Geburtshelfer angenommen, und man kann sagen, daß gegen Ende des Jahrhunderts allgemein der Grundsatz vorherrschte, Gesichtslagen möglichst lange exspektativ zu behandeln, und daß die therapeutischen Erfolge für Mütter und Kinder dabei unendlich besser waren als bei vorzeitigen Eingriffen.

Die regelwidrigen, den Längslagen gegenübergestellten Quer- und Schieflagen wurden ehemals nach *Baudelocques* Einteilung in sehr großer Zahl angegeben, und es gelang erst der Mad. *Lachapelle*, dann *Boër* und *Naegele*, die Zahl derselben sehr zu reduzieren und eine vernünftige Einteilung herbeizuführen. Als Ursache wurde von jeher, mehr noch als enges Becken, eine abnorme Konfiguration des Uterus angesehen, besonders große Erschlaffung des Organes nach vielen Geburten, abnorme Ausdehnung durch viel Wasser. So findet man Quer- und Schieflagen nachgewiesen, wenn die Geburt zu einer Zeit eintritt, wo die Kopflage noch nicht definitiv ist, bei intrauterinem Tod des Foetus, Veränderung der Gestalt und Form desselben in der Uterushöhle. Ganz auffallend überwiegen abgestorbene, faulende Früchte unter den Querlagen, ein Punkt, der für die Bedeutung des Foetus zur Herstellung von Längslagen spricht.

Die Umlagerung regelwidriger Lagen in Längslagen behufs leichter Ausführung geburtshilflicher Operationen ist von jeher geübt worden; die Möglichkeit solcher Eingriffe hat aber mit Erfahrung und Geschicklichkeit der Geburtshelfer zugenommen, zumal seit ihre Eingriffe durch Anwendung der Narkose erleichtert wurden und dadurch der Widerstand der Gebärenden und der Krampf der Uterusmuskulatur ausgeschaltet wurde. Damit hängt auch die Möglichkeit zusammen, mehr lebende Früchte bei regelwidrigen Geburten zu erzielen als ehedem.

Während die deutschen Geburtshelfer in der zweiten Hälfte des 19. Jahrhunderts die Lehre vom Mechanismus der Geburt, von den Lagen und Stellungen der Frucht im weiteren Verlauf der Geburt nach den von *Naegele* begonnenen Grundsätzen weiter ausbauten, brachten neue anatomische Untersuchungen am funktionierenden Gebärorgan neue Anschauungen in die Geburtshilfe; aber auch Streitpunkte, die zum Teil auch heute noch nicht erledigt sind. Sehr wertvoll sind die klinischen Untersuchungen am schwangeren und kreißenden Uterus von *Stratz* und *Schroeder* 1886, welche *Stratz* als Assistent *Schroeders* an der Berliner Frauenklinik ausführte, und die *Schroeder* kontrollierte und begutachtete. Darnach wurde viel präziser als bisher am Gebärorgan der obere dickere Teil, der Hohlmuskel, geschieden von dem unteren Teil, dem Durchtrittsschlauch; die Grenze zwischen beiden Teilen bildet der von *Schroeder* sog. Kontraktionsring, der bei intrauterinen Eingriffen zu fühlen ist als ein Wulst, der 1—2 Finger breit über das Os int. hinaufragt, allerdings anatomisch nicht ganz feststeht; viel schärfer bleibt die Grenze des Os intern., anatomisch schon durch das differente Epithel der Cervix in der Uterushöhle mit Decidua bekleidet, bestehen; äußerlich entspricht dem Kontraktionsring, besser wohl Grenzring geheißen, die Stelle, wo das Peritoneum fest am Uterus angeheftet ist. Es ist wohl verständlich, daß die Grenze am Uterus zwischen Kontraktionsorganen und Dehnungsschlauch nicht immer scharf bestehen kann und gelegentlich, je nach dem anatomischen Bau, etwas wechselt. Am nichtschwangeren Organ ist der Unterschied schwierig darzustellen; die Abbildung, welche *Veit* im Lehrbuch von *Olshausen* (5. Aufl. *Schroeder*) unter Abb. 49 gibt, ist wohl etwas willkürlich.

Anatomisch und klinisch viel einfacher stellen sich die Verhältnisse nach dem bekannten und eigenartigen Gefrierschnitt *Braunes*, an einer Hochschwangeren am Ende der Austreibungszeit ausgeführt; auf diesem ist ein, nicht deutlich ausgeprägtes, unteres Uterinsegment sehr ausgesprochen; aber der Wulst am inneren Muttermund, einem Negativ der Frucht, entsprechend der Furche zwischen

Kopf und Schulter. Was *Braune* nur für Cervix gehalten hat, ist von *Schroeder* als Cervix plus unteres Uterinsegment erklärt. *Bandl* hat seine Anschauungen über die Cervix und ihre Ausdehnung in der Geburt wesentlich auf diesem Gefrierschnitt aufgebaut.

Für ihn ist die Grenze zwischen Cervix und Korpushöhle der *Braune*sche innere Muttermund, die Grenze zwischen dem unteren Uterinsegment, das der Dehnung verfällt, und dem sich kontrahierenden Korpus; tiefer und näher dem Os int. benennt er eine Stelle als *Müller*scher Muttermund, eine Stelle, wo der untersuchende Finger bei erhaltener Cervix die Abbiegung der oberen Partie in den Cervicalkanal spürt.

Die Uterusrupturen finden statt in der überdehnten Cervix plus unteres Uterinsegment; spontane, bei zu großem Kopf, engem Beckeneingang und stürmischen Wehen; violente, wenn bei ungekeilter Querlage die Hand noch zur Wendung gewaltsam eingeführt wird und den vorhandenen Raum beengt. Die Behandlung der Symptome des drohenden Abreißens sowie die Therapie gehört in die Lehrbücher der Geburtshilfe, die Anführung geschah hier nur, um zu zeigen, wieviel die Lehre von der Ruptur im 19. Jahrhundert vorgeschritten ist. Sehr gewechselt haben ferner die Anschauungen der ersten Geburtshelfer über die Vorgänge am kreißenden Uterus und ihre Erklärung. Ziemlich allgemein angenommen war die Lehre vom allgemeinen Inhaltsdruck (A. J. S.) des Uterus auf seinen Inhalt (Fruchtwasser und Kind), solange die Blase noch steht. Springt aber die Fruchtblase, geht das Fruchtwasser ab, dann treten andere wirkende Kräfte in Tätigkeit, die man als Form-Restitutionskraft des Uterus bezeichnet; nach *Schatz* offenbart sich der Fruchtwirbelsäulendruck. Eine Längszunahme der Frucht erfolgt ausnahmsweise durch die Dehnungsorgane. Die Bauchpresse bildet eine Hilfskraft in der Austreibungszeit. Einen Widerstand gegen das Vorrücken der Frucht bilden nicht das Becken, sondern die Weichteile, zunächst Cervix mit Os int. und hernach das Diaphragma pelvis. Jeder durch das Becken bedingte Mechanismus ist pathologisch, die Geburtsgeschwulst am vorangehenden Teil, zumal Kopf, wird durch den Druck der Weichteile bedingt. Beim Mechanismus der Geburt wird unterschieden: Eintrittsmechanismus, Durchtritts- und Austrittsmechanismus.

Beim Durchtrittsmechanismus sind charakteristisch 2 Drehungen: Verstärkung der Beugehaltung, turbinale Drehung; strittig ist die Anschauung, welche *Olshausen* aufstellte, daß die Drehung des Rückens der des Kopfes vorangeht und letzterer sekundär nachfolgt.

Beim Austreibungsmechanismus wird der Nacken durch den Gegendruck des Diaphragmas fest gegen den unteren Rand der Symphyse angedrückt, der größte Umfang, die Circumferentia suboccip. kommt zum Durchschnitt. Eine Verkleinerung des Schädelinhalts durch Ausweichen des Wassers des Hirnhöhlen- und Subarachnoidalraums ist experimentell durch mich wahrscheinlich gemacht.

22. EXTRAUTERINSCHWANGERSCHAFT

Beobachtungen von Schwangerschaft außerhalb der Gebärmutter sind wohl in allen Jahrhunderten gemacht worden; wissenschaftlich verwertete, durch Obduktionen geklärte Fälle aber erst etwa vom Mittelalter ab und auch nach dieser Zeit noch sehr sparsam. Im 18. und 19. Jahrhundert mehrten sich allmählich die Fälle; vor allem solche, wo die Patientin an geplatzter Tubarschwangerschaft zugrunde ging, so daß der Fall hernach durch Sektion geklärt wurde. Mitte des 19. Jahrhunderts herrschte noch viel Unklarheit über die verschiedenen Ausgänge der falschen Schwangerschaft. Die Fälle von geplatzter Tubarschwangerschaft, wo man den Foetus in der Bauchhöhle fand, waren ja nicht schwer zu erkennen; über die Fälle von sog. Haematocele retrouterina mit Blutergüssen innerhalb und außerhalb der Peritonealhöhle und ihre Beziehungen zu den inneren weiblichen Genitalien gewann man erst sehr langsam Klarheit; und es sind vor allem die Forschungen von *Nélaton* und *Vidal de Cassis*, die hier bahnbrechend mit ihren Schülern vorangingen, während in Deutschland noch Mitte des Jahrhunderts ziemliche Unklarheit herrschte und erst allmählich, durch zuverlässige Kasuistiken von *Scanzoni*, *Credé* Klarheit gebracht wurde.

Eine der frühesten aufklärenden Veröffentlichungen betrifft eine Operation von Dr. *Frohburg* bei Extrauteringravidität im 9. Monat. Er entfernte die tote Frucht, ließ die Placenta zurück, es trat Zersetzung ein, welcher die Frau unter Blutungen am 20. Tage erlag. Frühzeitig im 19. Jahrhundert versucht *Vieweg*, an der Hand von 4 Fällen, ein Bild der Krankheit zu geben, indem er Leerheit des Uterus bei vorhandenem Placentargeräusch und Foetusherzschlag nachwies; von der Sonde wurde damals reichlicher diagnostischer Gebrauch gemacht.

Carus beschrieb dann zuerst 1801 etwa 12 Fälle von ihm zusammengestellter Gravid. tubar. interstit. *Villemin* bringt einen Fall, wo 1 Jahr nach der fälligen Geburt der Foetuskopf als rundlicher Tumor durch die Vagina gefühlt und durch Einschnitt entfernt wurde; danach gingen noch weitere Kindesteile durch die Scheide ab.

Allmählich kommen dann im 19. Jahrhundert Beobachtungen von Haematocele retrouterina, wie man jetzt die hinter oder seitlich vom Uterus sich ansammelnden Blutergüsse nannte, deren Ursprung lange dunkel blieb, bis dann der Zusammenhang mit Schwangerschaft durch das Vorhandensein von Kindesteilen definitiv nachgewiesen wurde. Volle Klarheit brachten Mitte des Jahrhunderts *Nélaton* und seine Schüler durch zahlreiche Beschreibungen von Fällen. Unter den Deutschen war *Credé* einer der ersten, der 1856, gestützt auf die Beobachtung von 3 Fällen, ein gutes Krankheitsbild nach den Symptomen mit Verlauf und Therapie entwickelte. Er schließt sich dem Standpunkt *Nélatons* an, daß bei diesen Blutansammlungen Punktion und Incision nur in dringender Not gemacht werden solle. Punktion von der Scheide, evtl. auch vom Mastdarm aus, wurde von *Kiwisch* empfohlen. *Scanzoni* empfahl, Chlorwasser in den Sack einzuspritzen, Ableitung auf die inneren Genitalien erst beim Herannahen der Menses, Ruhe, kalte Umschläge, kühlende Getränke, evtl. Aderlaß. *Scanzoni* gebraucht 1857 merkwürdigerweise den Ausdruck Haematocele uterina, ebenso *Breslau*. Es dauerte aber noch geraume Zeit, bis genügend Material die Verhältnisse klärte; erst durch das Aufleben der operativen Gynäkologie wurde allmählich Klarheit erzielt. Es scheint auch, als ob in dieser Zeit die Zahl der falschen Schwangerschaften zugenommen hätte, wahrscheinlich infolge der Zunahme der gynäkologischen Untersuchungen, der Sondierungen, Austastungen, Ausschabungen infektiöser und anderer Uteruskatarrhe.

Nächstdem hat sich dann *Hegar* (1861) eingehend mit der Geschichte und Diagnose der Haematocele periuterina befaßt. Damals wurde aber die Unterscheidung zwischen extra- und intraperitonealer Hämatocele nicht sicher durchgeführt; nach späteren Erfahrungen benannte man die Haemat. extraperitonealis besser Hämatom. *Hegar* beruft sich auf *Nélaton*, der die Hämatocele als Bluterguß in die Excav. retrouterina innerhalb des Bauchfells bezeichnet, abgegrenzt nach oben durch Pseudomembranen zwischen den Dünndärmen, entstanden durch Bersten eines *Graaf*schen Follikels während der Menstruation. *Nélaton* hob die Vorzüge einer exspektativen Behandlung in diesen Fällen hervor. Die Autoren wie *Nélaton*, *Voisin*, *Hegar* waren damals noch unsicher in bezug auf die diagnostischen Merkmale der extraperitonealen Extravasion. *Hegar* erklärte sich dagegen, die livide Färbung der Scheidenschleimhaut als pathognomonisches Zeichen einer intraperitonealen Blutung anzusehen; er hielt die Unterscheidung zwischen extra- und intraperitonaler Blutung selbst an der Leiche nicht immer für möglich. Nach *Hegar* kann der Sitz der Blutergüsse im vorderen und hinteren Beckenraum sein; innerhalb und außerhalb des Bauchfelles. Er glaubt, daß solche Extravasate in der Schwangerschaft, Geburt und Wochenbett gerade so gut vorkommen als bei der Menstruation. Die Differentialdiagnose zwischen intra- und extraperitonealer Blutung ist nicht immer mit Sicherheit zu stellen. Vergleichende Begrenzung der Geschwulst, welche man vor, neben und hinter der Vaginalportion suchte, sprechen für einen Sitz derselben extra peritoneum. Es bedurfte noch weiterer Forschung und besonders der Mithilfe der operativen Gynäkologie, um hier Klarheit zu schaffen und einzusehen, daß alle diese Blutungen im Bauchfellraum mit falscher Schwangerschaft zusammenhängen. *C. Braun* brachte Mitteilungen über Haematocele retrouterina, 6 Fälle retrouterin, 4 Fälle anteuterin gelagert: Heilung meist durch Punktion und Entleerung von einigen Unzen bis mehreren Pfunden Blutes, und dabei konnte Schwangerschaft nicht immer nachgewiesen werden.

Friedrich empfahl Morphiuminjektion in den Sack (1804), ebenso der Amerikaner *Brothers*, 34 Fälle (1888). In der ersten Hälfte des Jahrhunderts mehrten sich allmählich die Punktionen teils mit, teils ohne Erfolg; gegen Mitte empfahl man die Incisionen von der Vagina aus, meist mit gutem Erfolg, unter Zuhilfenahme von antiseptischen Spülungen des Sackes. Von den Engländern empfiehlt besonders *Greenalgh* die Punktion mit seinem extra dazu angegebenen Trokar.

Interessant war der lang hin- und herwogende Streit über die Ätiologie des retrouterinen Blutsackes. Während *Schröder* annahm, daß die Blutung nach Zerreißung entzündlicher Stränge in einen präformierten Sack hinein stattfinde und ihm *Virchow* mit seiner Autorität hierbei sekundierte, hielt *Nélaton* an der Anschauung fest, daß das Primäre die Blutungen aus zerrissenen Organen, Ovarien, Tuben, entzündlichen Strängen darstelle, die dann durch entzündliche Plastik nach außen abgeschlossen werden. Klarheit in diese Verhältnisse und Entscheidung des Streits brachten erst die zahlreichen gynäkologischen Operationen, welche nachwiesen, daß das Primäre die Blutung hinter und seitlich vom Uterus sei, welche allmählich zu einem Sack abgekapselt werde; daß, je frischer die Blutung, um so dünner die Sackwandung und um so leichter die Wände zu durchtrennen waren. Es ist wesentlich das Verdienst der Fortschritte der operativen Therapie, daß die Diagnose der Extrauteringravidität gegen Ausgang des Jahrhunderts so entscheidende Fortschritte gemacht hat. *I. Veit* hat als erster 1884 einen tubaren Fruchtsack durch Laparotomie entfernt, ihm folgten *Lawson Tait, Frommel*. Auch heute noch müssen wir ehrlich bekennen, daß wir vor der Operation selten weiter als zur höchsten Wahrscheinlichkeit gelangen; ausgenommen die ganz klaren Fälle vom Platzen des tubaren Sackes. Doch ist der Operateur berechtigt, sogar verpflichtet, bei einer durch innere Blutung Moribunden einzugreifen, auch wenn er keine sichere Diagnose hat, aber mit dem raschen Eingriff die Möglichkeit gewinnt, eine Sterbende zu retten. Es ist aber die Wahrscheinlichkeit einer sicheren Diagnosenstellung heute viel öfter gegeben als früher; ich erinnere vor allem an die *Abderhalden*sche Reaktion, durch Nachweis des Abbaues spezifischer Eiweißsubstanzen und von Placentarpepton. Solange sichere diagnostische Zeichen vom Kinde fehlen, ist diese Methode unersetzlich, zumal die sonst in früheren Monaten vom Uterus und seiner Umgebung gelieferten Symptome bei Extrauteringravidität wertlos sind. Eine Verwertung der Röntgenstrahlen zum Nachweis des Foetus ist hier selten nötig. Die Anfang des Jahrhunderts übliche Sondierung des Uterus, um die Größenzunahme zur Diagnose zu verwerten, ist verwerflich; ebenso hat man längst nach kurzem Gebrauch die Probeausschabungen des Uterus verlassen, weil dadurch nicht selten ein Bersten des Fruchtsackes erfolgte. Schwierig war die Diagnose bei frühzeitig abgestorbenem extrauterinem Ei; doch ist gewiß hier bei mehrtägiger Beobachtung Eile zum Eingriff nicht nötig, wenn nicht der Arzt selbst durch unvorsichtiges Palpieren ein Bersten des Sackes herbeiführt. Bei abgestorbener Frucht, besonders der rechten Seite, kann die Differentialdiagnose der schweren Appendicitis in Frage kommen.

Bei der Differentialdiagnose zwischen normaler und ektopischer Schwangerschaft soll man nie das *Hegar*sche Zeichen vergessen, die Erweichung des supravaginalen Teiles der Cervix, die allerdings sehr verschieden in Form und Stärke auftritt.

Die Verwertung des Nachweises einer erhöhten Temperatur zur Annahme einer Hämatocele ist heute nicht mehr üblich, und die Vornahme einer Probepunktion liefert ebenfalls unsichere Resultate, selbst wenn dieselbe reines Blut liefert. Von der diagnostischen Probeincision konnte man sich in früherer Zeit etwas versprechen, solange man ausschließlich vaginal vorging; da das heutzutage gewöhnlich nicht mehr der Fall ist, könnte dadurch eher geschadet werden.

Man darf nicht übersehen, daß ein plötzlicher Kollaps nach einer gründlichen Untersuchung, bei einer Dilatatio cervicis, einem unzweckmäßigen Aufrichtungsversuch, den Gedanken an eine Ruptur jederzeit aufkommen läßt. Die Differentialdiagnose der verschiedenen Arten von ektopischer Schwangerschaft können wir aber auch heute *vor* der Operation kaum mehr als mit Wahrscheinlichkeit stellen. Sie ist aber auch gar nicht nötig, sobald man sich zur Vornahme der Operation entschlossen hat, und in der größten Majorität der Fälle ist das Pflicht des Arztes. Bei jeder sicheren oder nur höchst wahrscheinlichen Extrauteringravidität ist seit Ende des Jahrhunderts der sofortige Eingriff das gebotene Verfahren. Selbst wenn momentan die Rückbildung eines neben dem Uterus liegenden Fruchtsackes im Gang ist, stellt die sofortige operative Entfernung, wenn der Operateur seiner Asepsis sicher ist, das beste Verfahren dar; denn es kann immer wieder ein Rückfall kommen, von selbst, durch die Menstruation, durch Schädigung körperlicher Natur, durch einfache kräftige Palpation, und die Trägerin des Fruchtsackes ist immer noch monatelang in Gefahr. An die einfache Punktion des Sackes, die nicht immer genügte, schloß sich in geschichtlicher Entwicklung die Morphiuminjektion an. Es ist verständlich, daß eine Morphiumdosis von 0,02, die einem gesunden Menschen nicht schadet, den Foetus tötet, selbst wenn sie nur in sein Fruchtwasser gelangt. *Winckel* erregte seinerzeit Aufsehen, als er behauptete, mittelst einer Morphiuminjektion die extrauterine Frucht einer sehr hochstehenden Dame getötet und so die Operation umgangen zu haben. Es ist ja möglich, aber so absolut sicher ist die Diagnose einer frühen Tubargravidität nicht, daß nicht auch einmal ein Irrtum vorkomme. Ebenso steht es mit der Vornahme der Elektropunktur.

Der unvergleichliche Fortschritt in der Behandlung der Extrauteringravidität ist gegeben seit Ende der achtziger Jahre; seither ist die Laparotomie bei Tubarabort und Schwangerschaft so sicher, daß man sie jederzeit ohne Bedenken unternehmen darf. Bei Hämatocele ist die Sache gewöhnlich nicht so eilig wie bei Ruptur; hier hat der Kliniker sich und sein Personal so einzuüben, daß 20 Minuten nach Einlieferung eines Falles zur Operation geschritten werden kann. Es ist zweifellos, daß in der sofortigen Operation keine Gefahr liegt; der Schock kann durch Campherinjektionen überwunden werden, die ungefährlich sind, sobald die blutenden Gefäße unterbunden sind. Ich kann betonen, daß ich unter einer Reihe der letzten 40 Fälle von Überschwemmung keinen an Verblutung verloren habe; und bei einer Reihe von 130 Fällen (darunter 90 Hämatocelen) sind nur 3 gestorben, davon waren 2 infiziert. Der Grundsatz des sofortigen Eingreifens gilt nicht nur für die ersten 3 Monate, sondern ebenso für die späteren, 4.–7. Monat; doch ist merkwürdigerweise die Blutung hier keine so foudroyante. Mit der Gewohnheit, möglichst frühzeitig zu operieren, hat die Prognose der Extrauteringravidität sich wesentlich verbessert.

Man darf bei einmal sicher stehender Diagnose und lebender Frucht nicht mehr zu lange warten, weil ein plötzliches Bersten des Fruchtsackes alles verderben kann.

Nach der Statistik ist kein Zweifel, daß extrauterine Früchte mehr Mißbildungen aufweisen (bis 50%) als intrauterine; diese Mißbildungen entstehen wesentlich in den ersten Monaten der falschen Schwangerschaft, darum hat Zuwarten keinen Sinn. Schwieriger kann der Entscheid werden, wenn Zeichen dafür vorhanden sind, daß die Frucht abgestorben ist; hier läßt sich unter Umständen rechtfertigen, wenn eine ängstliche Schwangere die Operation aufzuschieben wünscht. Da aber auch bei abgestorbener Frucht noch Gefahren drohen, soll man auch dann den Eingriff möglichst bald vornehmen.

Es fragt sich nun, wie soll man operieren? Die Wege des Vorgehens haben von Beginn ab sehr gewechselt: Punktion, Morphiuminjektion, vaginaler Weg, Laparotomie. Für die Wahl der Operation ist immer zweckmäßig, ein lebendes Kind einem abgestorbenen gegenüberzustellen; ebenso die unreife Frucht für sich zu beurteilen; auch ist zweckmäßig, zuvor zu entscheiden, ob vaginal oder abdominell vorgegangen werden soll. Die Reihenfolge der aktiven Tätigkeit war folgende: zuerst Punktion, zunächst als diagnostisches, dann als therapeutisches Hilfsmittel; als letzteres ist sie ganz verschwunden, als ersteres in der Anwendung sehr beschränkt. Dann kam die einfache Incision des Blutsackes. Sie paßt als vaginale Incision in therapeutischer Beziehung nur für die ganz seltenen Fälle, wo ein Hämatocelensack entweder durch spontane Einwanderung von Darmbakterien oder durch schädliche ärztliche Tätigkeit verjaucht ist. Die Laparotomie muß in solchen Fällen als zu lebensgefährlich zurücktreten, hier paßt nur die breite vaginale Incision mit Drainage. Dann kam die Entfernung durch Laparotomie oder durch vaginale Incision an die Reihe. Inzwischen kam die Klärung der Fälle nach der Richtung, ob das Ei noch frisch und lebend in der Tube sitzt; oder ob Ausstoßungsbestrebungen des Fruchtsackes dasselbe mehr oder weniger ausgetrieben haben; oder ob ein kleiner oder größerer Blutsack sich um dasselbe gebildet hat.

Seit der hohen Entwicklung der operativen Gynäkologie steht die Überzeugung fest, daß ein lebendes, noch in der Entwicklung begriffenes Ei unbedingt sobald als möglich entfernt werden soll. Während ursprünglich der Bauchschnitt die Methode der Wahl war, kam dann unter dem Einfluß von *Dührßen*, dem *Orthmann*, *Martin* u. a. folgten, die vaginale Entfernung auf; diese Richtung hielt an, solange man den abdominellen Weg für den gefährlicheren hielt. Es zeigte sich aber allmählich durch die Fortschritte der Bakteriologie, daß bei absolut aseptischem Vorgehen der abdominelle Weg weniger Gefahr bietet als der vaginale, wo der Kampf mit den Vaginalbakterien zu bestehen ist. Seither überwiegt wieder fast ausschließlich das abdominelle Vorgehen. Dazu kommt, daß die vaginale Operation weit mehr Schwierigkeiten bietet, wie dies auch *Veit* gezeigt hat. Das vaginale Operationsfeld ist lange nicht so übersichtlich und so zugängig. Bei Verwachsungen sind Tube und Ovarien nicht so leicht zu erreichen, die Blutstillung hat oft ihre großen Schwierigkeiten, man ist nicht immer sicher, ob alles Krankhafte entfernt ist; mehrfach mußte unliebsamerweise die Operation unvollendet gelassen und tamponiert werden. So wurde allmählich Ende des Jahrhunderts die Laparotomie bei reinen Fällen wieder allgemein üblich. Durch die ausgiebige Verwendung der Beckenhochlagerung mit tüchtiger Abdeckung der Därme ist dieselbe auch wesentlich erleichtert worden. Die ganz frischen, ungeplatzten Fälle sind aber auch die seltensten; nächstdem kommen die frischen Rupturen, wo mit Recht Sitte geworden ist, unverzüglich zu operieren. Es hat sich gezeigt, daß jede Minute früher Lebensgewinn darstellt, und daß auch stark ausgeblutete Frauen die Operation gut ertragen, da sie ja an und für sich keine großen Blutverluste setzt. Es darf nach heutiger allgemeiner Auffassung kein geplatzter Fall unoperiert sterben. Schwieriger kann der Entscheid werden, wenn schon eine Hämatocele entstanden ist; eigentlich ist diese ja ein Versuch der Naturheilung, der aber leider nicht immer oder nur langsam gelingt. Hat die Kranke die Kräfte und nötige Geduld, der Arzt die Ruhe und Verständnis des Zuwartens; treten keine ungünstigen Zwischenfälle ein, so kann bei Zuwarten fast jeder Fall ausheilen; allein es gibt ein langes, manchmal monatelanges Krankenlager. Darum ist bei der hohen Entwicklung unserer operativen Tätigkeit mit Recht üblich geworden, auch bei Hämatocele *stets* einzugreifen; man kürzt der Kranken die Leidenszeit ab und beugt unglücklichen Zwischenfällen vor. Auch hier hat im Gegensatz zur ursprünglich vaginalen Operation die Laparotomie ihren Vorrang behauptet. Die Berührung der Därme ist nicht so gefährlich, wie man früher glaubte; die Übersicht der Därme ist außerordentlich wichtig, weil sich Darmverletzungen dann vermeiden lassen; je früher operiert wird, um so leichter sind Darmverwachsungen stumpf oder schneidend zu trennen; auch Nebenverletzungen der Blase und Ureteren evtl. sogar großer Gefäße entgeht man so leichter; die Sackwandung, soweit eine solche noch übriggeblieben und lösbar ist, läßt sich leichter entfernen; die notwendigen Unterbindungen sicherer ausführen. Während man anfangs glaubte, die restierende Höhle, soweit sie des Bauchfelles beraubt war, tamponieren und offen halten zu müssen, hat sich gezeigt, daß dies bei innerem Operieren nicht nötig ist. Aber man hat gelernt, daß man vermeiden muß, tote Räume zurückzulassen, in denen sich Flüssigkeit ansammelt; man sucht alles möglichst trocken zu legen, deswegen ist die eine Zeitlang übliche Ausspülung der Bauchhöhle mit physiologischer Kochsalzlösung nicht mehr üblich. Solche Höhlen werden möglichst gedeckt durch das darüber gelagerte und fixierte Netz, durch die Flexura sigm., durch den Uterus, die anderen Adnexe; natürlich sind entstehende Verwachsungen nicht zu vermeiden; sie schaden aber selten viel; ich erinnere mich weniger Fälle, wo eine 2. Operation nötig gewesen wäre, um quälende Schmerzen oder lebensgefährliche Symptome auszuschalten. Nur ausnahmsweise hat man den stark verletzten Uterus oder die erkrankten anderen Adnexe mit entfernt und damit unbeabsichtigt eine Sterilisierung herbeigeführt. *Pfannenstiel* hat, um den Gefahren der toten Räume vorzubeugen, ein Betupfen der des Bauchfells beraubten Stellen mit 10proz. steriler Campherlösung angegeben. Nach meiner reichen Erfahrung darüber ist das außerordentlich wirksam und nützlich; später wurde von *Sigwart* eine Eingießung von Äther sulfur in die Bauchhöhle empfohlen und wirksam befunden. Mir scheint das Öl weniger zu reizen. Nach bakteriologischen Untersuchungen wird dadurch die physiologische Leukocytose wesentlich gefördert; bemerkenswert ist, daß ein darnach anfangs einsetzender, aber bald vorübergehender Kollaps durchaus kein schlechtes Zeichen ist.

Im Laufe der operativen Entwicklung ist naturgemäß die Frage aufgetaucht: Was soll mit der anderen Tube geschehen? *Franz* hat seinerzeit am Material meiner Hallenser Klinik bei einer großen Zahl geplatzter Extrauterinschwangerschaften nachgewiesen, daß in etwa 80% der Fälle auch die andere Tube krank und dadurch funktionsunfähig war. Vielfach ist sie verschlossen, enthält einen Hämatosalpinx oder auch Pyosalpinx, Schädigung des Epithels, Knickungen, Verwachsungen. Tatsache ist, daß in auffallend großer Zahl auch die andere Tube hernach Sitz eines befruchteten Eies wird. Dieses Vorkommnis hängt mit der allgemeinen Ätiologie der Tubarschwangerschaft zusammen. Während man anfangs kurzweg prophylaktisch die andere Tube entfernte, ist man später viel zurückhaltender geworden; man hat gesunde Tuben erhalten, versucht, kranke Tuben herzustellen, eine bleibende Öffnung anzulegen, Resektion nur eines Teiles der kranken Tube. Leider haben alle diese therapeutischen Versuche keinen großen Erfolg gezeitigt; aber jedenfalls ist Erhaltung der gesunden Tube richtig, wenn auch normale Schwangerschaften selten dabei vorkommen. Ich habe unter allen meinen Fällen von Resektion der Tube mit Anlegung einer neuen Öffnung nur einmal eine Schwangerschaft erlebt, und diese endete mit Abort.

Wie der große Prozentsatz der sterilen Ehen überhaupt der Gonorrhöe zur Last zu legen ist, so auch die Extrauterinschwangerschaften. Eine weitere Mahnung, daß es sehr am Platze wäre, vor Eingehen der Ehe Gesundheitsatteste der Ehekandidaten zu verlangen.

Überblickt man die Entwicklung in der Behandlung der Extrauteringravidität im letzten Jahrhundert, so läßt sich vollauf bestätigen, daß ein großer Fortschritt in Behandlung, vielleicht auch in Vorbeugung derselben gemacht ist.

23. BEHANDLUNG DER DAMMRISSE

Die ersten Vorschläge zwecks des Dammschutzes finden wir bei *Hippokrates*, der fettige, ölige Einreibungen, Salben empfahl; daran schlossen sich aufweichende Scheidenspülungen; diese Methode wurde fortgesetzt bis ins Mittelalter. Solange in dieser Zeit die Geburtshilfe ganz in den Händen der Hebammen ruhte, war auch der eigentliche Dammschutz ihnen anvertraut, die Sorge für Wiederherstellung des zerrissenen Dammes und Mastdarmes ganz in ihre Hand gelegt. Erst mit Ausbildung der männlichen Geburtshilfe wurde auch für Dammschutz und Dammwiederherstellung ärztliche Hilfe geleistet. Große Einrisse in Damm und Mastdarm blieben damals meist unvereint; die unglücklichen, damit behafteten Frauen hatten sich ihr ganzes Leben mit diesem Fehler abzuplagen. Eine Besserung dieser Zustände trat in Frankreich unter der trefflichen Mad. *Lachapelle* und *Boivin* ein; in Deutschland nahmen sich Anfang des Jahrhunderts *Ritgen, Osiander* und *Wigand* dieser Sache an.

Ritgen veröffentlichte zuerst eine große Abhandlung (Gemeins. d. Zeitschr. f. Geburtsh. 1826) über Behandlung des Mittelfleisches in der Geburt. Er betont als hauptsächlichstes Vorbeugemittel das Nichtverarbeiten der Wehen und Zurückhalten des vordrängenden Kopfes. Durch Anwendung dieser beiden Mittel ist das Vorkommen eines Dammrisses in seiner Klinik ein höchst seltenes Ereignis. Die wichtigste Vorschrift ist, den Kopf in Seitenlage durchtreten zu lassen, ein Vordrücken des Kopfes vom Hinterdamm aus in der Wehenpause. *Michaelis* war der erste, der eine prophylaktische Incision des Dammes empfahl, ein Verfahren, das im Beginn viele Gegner fand. Zur Heilung des entstandenen Risses wurden damals teils Haftnähte angewendet, teils durchgesteckte Karlsbader

Nadeln mit Achterschlingen von Seidenfaden. Die Frauen mußten wochenlang Seitenlage einhalten, Ober- und Unterschenkel mit Kissen unterstützt und durch Binden zusammengehalten; der Urin wurde mit dem Katheter entleert, um Beschmutzung durch denselben zu vermeiden; Stuhlgang täglich durch leichte Abführmittel oder Klistiere erzielt; die Wöchnerin durfte sich wochenlang nicht aufrichten und die Knie nicht voneinander bewegen. Im Vergleich mit heute muß man die armen Frauen von damals bedauern, und der Segen der Narkose bei Dammnaht wurde ihnen erst nach der Mitte des Jahrhunderts zuteil.

Sehr vernünftige Grundsätze verbreitete *Hüter sen.* (Marburg); er empfahl, die Zange nicht *vor* dem Durchschnitt des Kopfes abzunehmen, was sonst meist Regel war, sondern dieselbe als Verlängerung der Finger zu gebrauchen und damit den Kopf in der verlängerten Führungslinie herauszuheben, um den Dammriß zu vermeiden. Er weist mit Recht daraufhin, daß die dünnen Rippen einer kleinen Zange den Kopfumfang nicht wesentlich vergrößern, so daß das Abnehmen der Zange vor dem Durchschnitt zwecklos ist. Die Heilung des Dammrisses will *Hüter sen.* noch vielfach der Natur überlassen, verlangt aber dazu Seitenlage der Entbundenen mit zusammengebundenen Knien und Unterschenkeln.

Eingehende Studien über den Dammriß verdanken wir *Ritgen.* Die Geburtshilfe hätte in jener Zeit nicht so gefördert werden können, wenn damals schon die operative Gynäkologie zur Aufgabe des klinischen Lehrers gehört hätte. Es ist ein Glück, daß die erste Hälfte des 19. Jahrhunderts der Entwicklung der Geburtshilfe, und erst die zweite Hälfte der Entwicklung der Frauenkrankheiten gewidmet war. Bemerkenswert ist die Angabe von *Ritgen*, die sich später nicht mehr in unseren geburtshilflichen Lehrbüchern findet, daß das Hauptmittel zur Vermeidung des Dammrisses das Nichtverarbeiten der Wehen in der ganzen Austreibungszeit sei; ein zweites Schutzmittel das Zurückhalten des Kopfes bei noch unerweichtem Scheidengrund mit der flach aufgelegten Hand. Er führte ferner in Deutschland die Seitenlage für den Durchtritt des Kopfes an und betont, daß von da ab ein Dammriß eine Seltenheit geworden sei. Unter den weiteren Hilfsmitteln, die er angab, ist der sog. Hinterdammgriff zu nennen, indem er versucht, zu einer Zeit, wo bereits ein großer Teil des Hinterhauptes in der klaffenden Schamspalte sichtbar ist, durch einen Druck auf den Kopf vom Hinterdarm aus in der Wehenpause das Hinterhaupt mehr vorzubringen, damit der Kopf mit einem kleineren Planum durchtritt. Ein zweites vorzügliches Mittel ist der Mastdarmgriff. Zu diesem Zweck geht er bei der in Seitenlage liegenden Gebärenden mit 1 oder 2 beölten Fingern im Mastdarm bis über das Kinn der Frucht hinauf, um das Gesicht zunächst vom Kinn, dann vom Unterkiefer aus herauszuschieben, wodurch manche Zange vermieden wurde. Die Händeverunreinigung fand man damals noch nicht so schlimm, später ließ sie sich durch Gummifinger oder Gummihandschuhe vermeiden. Endlich stammen von *Ritgen* die Incisionen der Vulva, ursprünglich als „multiple Incisionen des Scheidenmundes“ bezeichnet, die aber doch bald wieder aufgegeben und durch 2 größere seitliche Incisionen im hinteren Umfang der Vulva an der Stelle der größten Spannung, dem Ansatz des Constrictor cunni entsprechend, ersetzt wurden. Noch später wurden die Incisionen auf *eine* vermindert, schräg in der Richtung auf den Tuber ischii zu, weil der zwischen beiden Incisionen liegende Lappen, nach beiden Seiten durch die Fäden gezogen, leicht schrumpft.

Viel später wurde dann die Incision in der Mitte angelegt, wo der Sphincter das befürchtete Weiterreißen nach hinten verhindert und eine glattere Heilung als bei seitlicher Naht erzielt wurde. Auch in der Anlegung der Naht ging *Ritgen* seiner Zeit voran, indem er neben zahlreichen adaptierenden Haftnähten tiefe, um Karlsbader oder gerade goldene Nadeln umschlungene Achternähte angab, die 6—8 Tage liegen blieben, eine Zeit, in der die Entbundene sich nicht rühren durfte, sondern auf der Seite liegen mußte. Für Darmentleerung, auch bei komplettem Dammriß, wurde durch leichte Abführmittel oder kleine Klistiere gesorgt.

Eine sehr gute Zusammenstellung der späteren Anschauungen zur Theorie und Therapie des Dammrisses findet sich bei *Kilian* (1849). Er hebt merkwürdigerweise hervor, daß die Heilkraft der Natur sich an wenigen Teilen des menschlichen Körpers so wirksam entfaltet wie am weiblichen Mittelfleisch. Wir haben später in der Chirurgie ganz andere Anschauungen gewonnen und die Naturheilkraft im Gesicht, den Extremitäten, dem Bauch vorangestellt. Wie oft in der damaligen vorantiseptischen Zeit die Achternaht mißglückte, darüber fehlt eine Statistik; die Nahtverhältnisse des Dammes konnten sich erst mit der Antiseptik und der Einbürgerung antiseptischen Nahtmaterials bessern.

Die Manipulation von *Ritgen*, *Osiander* u. a., bestimmt, eine Erweiterung des Scheidenganges zu schaffen, ist veraltet und verlassen, so Handgriffe wie die von *van Hoorn* empfohlene, durch Eingehen mit 2 Fingern in die Scheide dem andrängenden Kopf Erleichterung durch Zurückdrängung des Mittelfleisches und Steißbeines zu schaffen, Griffe, wie sie allerdings noch *Smellie, Baudelocque, Stein* empfahlen. Als letzter empfahl *Schatz* 1878, die Scheide vor dem Tiefertreten des Kopfes durch 2 Finger kräftig zu dehnen. Andere wollten zur Vermeidung des Risses den Kopf künstlich herausheben und ihn dadurch dem Wehendrang entziehen, so *Röderer*, *Stein* mit den Fingern, andere wandten dazu den *Roonhaysen*schen Hebel an; *Steidele* wollte dies durch Eingehen mit 2 Fingern in den kindlichen Mund ausführen. Nicht viel Nachahmung fand der Vorschlag von *Balandin*, den Kopf durch Einhacken einer kräftigen Kornzange in die Schädelhaut hervorzuleiten; wieviel Cephalhämatome dabei entstanden wird nicht gesagt.

Der eigentliche Dammschutz wurde erst von Mitte des 19. Jahrhunderts an ausgeführt. In Deutschland haben sich wesentlich *Siebold*, *Kilian*, *Ritgen* darum verdient gemacht. Jeder Geburtshelfer hatte so seine kleinen Modifikationen; doch die Griffe von *Ritgen* sind heute noch im Gebrauch.

Im Gegensatz zu den Geburtshelfern, welche gewisse zangenartige Instrumente empfahlen, um den Kopf aus Vagina und Vulva herauszuheben, haben andere den Rat gegeben, die Zange zuvor abzunehmen, zumal *Olshausen* angeblich den Nachweis erbracht hatte, daß die Zange die Risse eher begünstige. Gegenüber der früher üblichen Polypragmasie und dem von *Scanzoni*, *Wigand*, *Mende* u. a. ausgesprochenen Rat, ist jetzt eine Hilfeleistung der mittleren Linie die übliche geworden.

Ob zum Austritt des Kopfes und der Schultern Rücken- oder Seitenlage verwendet wird, bleibt der Gewohnheit des Geburtshelfers überlassen, evtl. auch zufälligen Verhältnissen; alle die verschiedenen Modifikationen der Handgriffe machen hier nicht viel aus; die Hauptsache ist, daß der Austritt des Kopfes nicht zu rasch erfolgt, und daß Mittel angewandt werden, um ihn mit möglichst kleinem Umfang durchtreten zu lassen; dieselbe Vorsicht ist dann auch beim Durchtritt der Schulter anzuwenden.

Überwiegend ist jetzt die Anschauung maßgebend geworden, daß jeder Dammriß unmittelbar p. part., d. h. nach Austritt der Nachgeburt genäht werden soll. Der Austritt der letzteren soll abgewartet werden, damit nicht bei einer etwa nötigen Placentarlösung die frisch gelegten Nähte gelockert werden. Zu beachten ist, daß *Hegar sen.* und *C. Hegar jun.* vor der Naht warnen. *Hegar sen.* sah recht viel ungeheilte Dammrisse, besonders nach kompletten Rupturen und will daher die Naht derselben auf das Spätwochenbett (6. Woche) verschoben wissen. Demgegenüber ist daran zu erinnern, daß ein unvereint gebliebener Riß im Wochenbett viel leichter zu infektiösen Prozessen Anlaß gibt, und der Wöchnerin unnötig Zeitverlust und Kosten entstehen, wenn sie später nochmals auf 2—3 Wochen ins Spital muß. Ärzte, welche in heutiger Zeit auf der Universität einigen Fleiß entwickeln, werden immer Gelegenheit gehabt haben, die Naht von Dammrissen mit anzusehen oder solche selbst anzulegen; anders steht es mit den kompletten Rissen, die auch bei reicherem Material nicht in jedem Semester auf einer Klinik vorkommen. Ich hatte daher eingeführt, daß jedes Semester 1—2 mal in der Klinik am *Winckel*schen Phantom die Ausführung der Naht eines kompletten Dammrisses vorgeführt wurde; letzteres ist sehr nützlich, weil dann der Praktikant die Operation selbst ausführt und seine Kommilitonen assistieren.

Mit der Einführung der Antisepsis trat natürlich auch die Ausführung der Scheidendammnaht in ein neues Stadium, indem alles zur Verwendung kommende Material, Instrumente usw. zuvor frisch ausgekocht wurden und sterile Tücher bereitzuhalten waren. Als Nahtmaterial kam entweder Seide, Zwirn, Draht, Silk frisch ausgekocht, oder Catgut, direkt sterilen Gläsern entnommen, zur Verwendung. Die Naht inkompletter Risse fand entweder in Seiten- oder Rückenlage statt; zuerst Anlegen der Scheidennähte von der Spitze bis zum Frenulum, dann der Dammnähte, letztere möglichst tiefumgreifend. *Bröse* empfahl zuerst Catgut in fortlaufender Form zur Scheidendamm- selbst Mastdarmnaht; es stellte sich aber bald als zweckmäßig heraus, nicht *einen* Faden für alle 3 Richtungen zu verwenden, sondern die Mastdarmfäden für sich anzulegen. Man erkannte bald, daß für Sicherung der Heilung des Mastdarmrisses Knopfnaht die beste Form darstelle, entweder Seide oder jodierter Catgut; am besten in Rückenlage angelegt, von der Spitze ausgehend, Einstich von der Mastdarmschleimhaut aus nach der Submucosa durch, sofortiges Knoten, Fäden etwas lang gelassen behufs späterer Herausnahme; besonders exakt ist die Schlußnaht am Sphincter anzulegen.

An Stelle der Naht sind dann später die früher von *Vidal de Cassis* angegebenen Serres fines getreten. *Michel, von Herff* haben zweckentsprechende Klemmen angegeben. Es ist aber nicht nötig, dieselben in der Nachbehandlung täglich zu wechseln, wie *Zweifel* tut. Man glättet vor Anlegen etwas die Hautwunde, hütet sich aber, zu viel abzutragen, und legt dann die Klemmen möglichst exakt und nahe aneinander an; für Pförtner- oder gar Mastdarmrisse passen dieselben nicht. Die Klemmen fassen das Gewebe nur ein paar Millimeter tief; das darunterliegende Gewebe wird nur indirekt mitgehalten, die Vereinigung ist also nicht so sicher wie durch Naht, und man tut gut, die Klemmen einige Tage länger liegen zu lassen.

Heilt die Dammnaht nicht, was in der Praxis gewöhnlich frühzeitig durch Fieber, Anschwellung, Ödem und Rötung der Teile, und üble Sekretion angezeigt wird, so muß man sofort die Nähte entfernen und Abspülung der Wunde vornehmen. Es ist aber falsch, sogleich wieder eine neue Naht anzulegen, die Wundfläche muß unter antiseptischen Überschlägen unvereint bleiben, bis sie gereinigt und das Fieber abgefallen ist. Meist kann man nicht vor dem achten oder zehnten Tag zur Sekundärnaht schreiten; dieselbe gelingt aber gut, wenn die Granulationen zuvor exakt abgeschält werden und die Nahtanlegung (womöglich Silk und Draht) exakt und genügend tief vorgenommen wird.

Die Zahl der bedauernswerten Frauen, welche durch einen kompletten Dammriß für ihr ganzes Leben defekt und unglücklich gemacht worden sind, hat sich gegen Ende des 19. Jahrhunderts durch die neuen Nahtmethoden wesentlich vermindert.

24. CHIRURGISCHE BEHANDLUNG DER WOCHENBETTSEPSIS

Abgesackte eiterige Ansammlungen, die leicht zugängig waren, wurden von jeher im Wochenbett eröffnet, der Eiter entfernt und nach Bedarf der Sack durch Drainage zum Ausgranulieren und Ausheilen gebracht.

Mit der Antisepsis und dem mit derselben zunehmenden Wagemut der Chirurgen kamen weitere Operationen in Anwendung. Die Erfahrung, daß eine eiterige, durch Appendicitis hervorgerufene Peritonitis ausheilen kann, mußte den Versuch nahelegen, eine Wöchnerin durch Ablassen des in die Peritonealhöhle ergossenen Eiters zu retten.

So wurden Ende des 19. Jahrhunderts die ersten Operationen bei allgemeiner Peritonitis vorgenommen. Wenn nicht besondere Umstände vorlagen, wurde die Incision in der Mittellinie abwärts vom Nabel gemacht, und zwar genügend lang, 6—8 cm. Nach Bedarf genügte hierzu eine Lokalanästhesie mit Novocain. Anfangs bestand noch Neigung, die Bauchhöhle nach irgendeinem Eiterherd zu explorieren; bald zeigte sich das als absolut überflüssig. Der erhöhte Druck bringt den Eiter zum Ausfließen; ebenso ergab sich bald, daß Ausspülungen der Bauchhöhle eher schädlich als nützlich waren; es genügte die Einlage eines etwa daumendicken Nasenrohres in die Wunde; ein tieferes Einführen des Drains war nicht nötig; in günstigen Fällen fiel Temperatur und Puls rasch ab, der Allgemeinzustand besserte sich, das Brechen hörte auf; doch genesen hierbei höchstens 10—15% der Erkrankten.

In solchen Fällen war meist Reinkultur von Colibacillen oder Staphylokokken zu finden; die Streptokokkenfälle gingen meist zugrunde. Von 15 in dieser Weise operierten Fällen genesen 27,0%. Eine Zeitlang war Mode, an die Spin. il. ant. super. Gegenöffnungen anzulegen und Durchspülungen zu machen, auch dies erwies sich bald als überflüssig. Der Schluß der Bauchhöhle konnte meist in 10–14 Tagen erzielt werden. Prognostisch am zweckmäßigsten war, nicht mit der Hand in die Bauchhöhle einzugehen, um den Eiter nicht weiter zu befördern.

Nur wenn zweifellos der Eiter durch Bersten eines erkrankten Organes ergossen war, so vor allem bei Appendicitis, Eierstockcysten, Tubensäcken, ist die Indikation gegeben, das erkrankte Organ zu entfernen; damit wurde aber die Prognose des Eingriffs wesentlich schlechter; günstiger war, wenn man in solchen Fällen bis zum Ablauf der akuten, stürmischen Symptome warten konnte.

Bei akuter Metoendometr. puerper. sind die Franzosen frühzeitig mit der Abrasio mucosae vorangegangen; in günstigen Fällen wurde dadurch Heilung erzielt; dies waren aber meist die Fälle, wo noch keine ausgeprägte Peritonitis vorhanden war; im letzteren Fall hilft auch meistens die Ausschabung nichts. Diese Ausschabungen waren besonders indiziert, wenn die Sepsis durch Zurücklassung von Placentar- oder Eihautresten hervorgerufen war. In Deutschland wurde die Ausschabung des puerperalen Uterus nicht so häufig vorgenommen, außer bei Aborten, wo sie an und für sich weniger gefährlich war. Erwies sich bei genauer und mehrtägiger Beobachtung, daß die Sepsis sich im Uterus lokalisiert hatte, daß also eine Metrophlebitis puerp. ohne Erguß vorlag, dann trat die Exstirpation des Uterus in Frage. Man mußte sich allerdings darüber klar sein, daß der ganze Körper septisch war, nicht bloß der Uterus; in günstigen Fällen gelang es aber doch, durch vaginale Totalexstirpation die Frau zu retten, zumal wenn keine Streptokokkeninfektion vorlag.

Waren die Venen der unteren Extremität, des Lig. lat., der Mesosalpinx usw. erkrankt, so kam die Exstirpation der erkrankten Venen nach doppelseitiger Unterbindung in Betracht. Diese Eingriffe sind schwierig und gefährlich, da das Venennetz ein schon ausgedehntes und verbreitetes ist und kleine Venenverletzungen zu schweren Blutungen Anlaß geben können; in Betracht kommen besonders die Vena cruralis, saphena, hypogastrica, renalis usw. Manchmal war der Erfolg überraschend, andere Male der Eingriff nutzlos; man erkannte bald, daß es besser ist, die mit eiterigen Pfröpfen erfüllten Venen gar nicht zu eröffnen, sie an der Stelle der Eiterpfröpfe doppelt zu unterbinden und im Körper zu belassen. Die

Prognose der Eingriffe bei puerperaler Phlebitis wurden auf diese Weise besser; allerdings wurde meist ein langes Krankenlager nötig, und es durfte nicht unterlassen werden, die Herzkraft nach der Operation durch Digitalispräparate, Campher usw. zu stärken. Gelang es bei einer regelrechten Pyämie, den ursprünglichen Herd auszuschalten, dann war Heilung denkbar. Im ganzen aber gaben alle Eingriffe bei puerperaler Sepsis des Venensystemes keine sehr günstige Prognose.

In dasselbe Kapitel gehört die *Trendelenburg*sche Operation bei Embolie der Pulmonalarterien. Dieses Vorkommnis ist allerdings häufiger nach gynäkologischen Operationen, besonders Myomotomien, als im Wochenbett; es betrifft besonders Frauen mit schlaffen, weiten Venen, mit dilitiertem Herzen, mangelnder Herzenergie. Diese Embolie kommt bekanntlich unvorhergesehen wie ein Blitz und führt, wenn der ganze Pulmonalstamm betroffen wird, rasch binnen 5 Minuten zum Tode. Es kommt bei fieberhaften Puerperalprozessen im ganzen seltener vor als bei scheinbar gesunden, fieberfreien Wöchnerinnen; darin liegt die Hauptgefahr, daß keine Prophylaxe ausgeübt werden kann. *Trendelenburg* hat nun eine sehr kühne Operation angegeben, die aber selten ausgeführt worden ist und noch seltener Heilungserfolge gezeitigt hat. Die Operation gelingt eigentlich bloß in Kliniken, wenn die Kranke schon in derselben liegt und alles für eine solche Operation vorbereitet ist; ein Transport in die Klinik wird immer zu spät kommen und bei Verdacht auf drohende Embolie eher gefährlich sein.

Kleine Lungenembolien kommen erfahrungsgemäß öfter vor; sie dokumentieren sich durch plötzlich auftretende Stiche in der Lunge, circumskripte isolierte Dämpfung, Schmerzen beim Atmen, Auswurf frisch-blutiger Sputa. Diese Symptome sind sehr alterierend, aber nicht so gefährlich, indem solche Kranke und der Arzt meist mit dem Schreck davonkommen. Ruhigstellung der Lunge durch Narkotica, besonders Pantopon und Codein, Anwendung lokaler Wärme ist von Erfolg. Ich habe diesen kleinen warnenden Attacken nie eine große Lungenembolie nachfolgen sehen und habe ihnen daher immer eine günstige Prognose gestellt; die befallenen Lungenpartien heilen aus unter Bildung eines Lungeninfarktes.

Verschleppung eines großen Embolus in die Lunge macht sich dadurch bemerklich, daß die Atemnot eine viel größere ist, daß die Atmung der *einen* Lunge völlig stillsteht, der Puls klein und unregelmäßig wird. Als Versuch zur Rettung hat *Trendelenburg* folgendes Vorgehen angegeben. Nach Umschneidung eines Hautmuskellappens mit aufsitzender linker Mamma wird der Lappen nach abwärts auswärts geklappt, mit dem Raspatorium die zweite Rippe freigelegt, mit der Knochenzange durchtrennt und nach dem Sternum zurückgeklappt. Die freigelegte linke Pleura wird eröffnet, das freigelegte Perikard eröffnet, der dahinter sich präsentierende Conus arter. der Aorta pulmonalis mit stumpfem Haken hervorgezogen, mit stumpfer Pinzette emporgehoben, nach Einführung einer Pinzette eröffnet, der Thrombus gefaßt und hervorgezogen und nun durch Emporheben der Arterienwunde mittels der eingeführten Pinzette dieselbe exakt vernäht, dann der Schlauch gelöst und Schlußverband. Hat die Patientin den Eingriff überstanden, dann hat sie beste Aussicht durchzukommen, meist ist sie aber schon zuvor der schrecklichen Dyspnöe erlegen.

In der Regel tritt der Tod nach Lungenembolie so rasch ein, daß jegliche Hilfe zu spät kommt. Auf 13 von *Körte* zusammengestellte Fälle, wo der Tod plötzlich eintrat, kamen noch 10 für die Operation in Betracht, davon waren nur 6 Embolien, und nur bei einer gelang es, das Leben für einige Stunden zu fristen. Die genial erdachte und technisch wunderbar ausgeführte Operation ist also hoffentlich eine Operation der Zukunft.

Zweiter Teil

GYNÄKOLOGIE

1. EINLEITUNG, ALLGEMEINES

Die Lehre von den Frauenkrankheiten ist an und für sich viel jünger als die der Geburtshilfe, obschon wir Schriften über dieselbe von *Hippokrates* besitzen, mehrere Jahrhunderte vor Christus, die von genauer Beobachtung und guter Kenntnis zeugen. Ihm folgten später die Schriften von *Celsus* und *Galen*, dann die Schriften der Araber.

Später, im Dunkel des Mittelalters, erloschen mitsamt der wissenschaftlichen Geburtshilfe auch die Kenntnisse der Frauenkrankheiten. Erst als sich von *A. Paré* ab die männliche Geburtshilfe und damit eine neue wissenschaftliche Richtung derselben entwickelte, erschienen allmählich wieder Mitteilungen über Frauenkrankheiten. Berühmt ist aus dem Anfang des 19. Jahrhunderts der Atlas der Mad. *Marie A. Boivin* über Krankheiten des Uterus und der Adnexe, den auch wir noch Ende des Jahrhunderts im Unterricht nutzbringend verwandten.

Bei den Heroen der Geburtshilfe des 19. Jahrhunderts, *Lucas Boër* und *Fr. Benj. Osiander*, erfahren wir nicht viel über Krankheiten der Frauen. Der erste der deutschen Geburtshelfer, der sich damit beschäftigte und auch Publikationen brachte, war *Adam E. v. Siebold.* Daß er nicht bloß sog. kleine Gynäkologie trieb, beweist seine Polypenschere zur Abtragung gestielter Myome, die wir noch heute benutzen; und die weitere Angabe, daß er zweimal eine vollständige Entfernung der carcinomatösen Gebärmutter vollzog, also ein Vorläufer von *Sauter* in Konstanz war. Im Jahre 1825 soll *Langenbeck* zweimal carcinomatöse Uteri exstirpiert haben, einen abdominell, einen vaginal, beide Patientinnen starben. Ebenso verlor *Holscher* einen Carcinomfall, wahrscheinlich an Verblutung.

Ein sehr umfassendes Werk in Gynäkologie ist das „Geschlechtsleben des Weibes" (1839) von *Busch*, ein Werk, das neben der Geburtshilfe auch die ganze Gynäkologie berücksichtigte. Der Reichtum des Wissens in diesen 5 Bänden erhellt daraus, daß nicht nur die allgemeine Ätiologie, Diagnostik und Therapie der Frauenkrankheiten in diesen Bänden abgehandelt ist, sondern ebenso speziell die Therapie der weiblichen Geschlechtskrankheiten, getrennt von Schwangerschaft, Geburt und Wochenbett; auch die spezielle Pathologie und Therapie der weiblichen Geburtsorgane.

Dann wird noch die spezielle Pathologie der weiblichen äußeren und inneren Geschlechtsorgane durchgeführt und die ganze Therapie, zumal der äußeren Geschlechtsorgane, angeschlossen. Kurzum, es ist ein gewaltiges Kapitel, was der Verfasser hier behandelt; man bewundert mit Recht, welch unerschöpfliches Wissen er entfaltet, Kenntnisse, die später nicht nur in einem Bande, sondern verschiedenen erschöpfend dargeboten werden; und die Gründlichkeit des pathologisch-anatomischen Wissens, aber auch der speziellen Pathologie und der Therapie.

Der Unterschied gegenüber den speziellen Lehrbüchern der Therapie ist, daß in diesen weit mehr Abbildungen gegeben sind als im *Busch*schen Buche. Einer der ersten, der die Schilderung der sog. kleinen Gynäkologie, d. h. die einfache Behandlung der Frauenkrankheiten ohne Operation, in Angriff nahm, war *Karl Mayer* in Berlin, Freund und Zeitgenosse *Virchows*. Ihm verdanken wir gute Kenntnisse über Katarrhe des Uterus, Erosion, Lageveränderungen, Vorfälle usw. Der runde *Mayer*sche Kautschukring war lange ein wirksames Behandlungsmittel in den Händen der Ärzte ehe die operative Richtung anfing; er war ein Vorbild für andere Ringformen.

Ihm folgten *Jörg* und *G. v. Veit* mit Schriften über Frauenkrankheiten. Schon längere Zeit vor *Busch* erschien *Jörgs* Handbuch der Krankheiten des Weibes 1809, 3. Aufl. 1831, ein sehr fleißig und gründlich durchgearbeitetes Werk; man merkt aber den Tiefstand der pathologischen Anatomie und der physiologischen Anschauungen. Überflüssige Nahrungsstoffe und unbefriedigter Geschlechtstrieb sind nach ihm wohl die Hauptfaktoren für Entstehung der Menstruation; der Uterus beginnt seine Leere zu spüren, daher die Ausschwitzung von Blut an seine inneren Wände; den Begriff der Reinigung weist er zurück. Er verwirft die Zuleitung des Ovulum durch die Tube. Die Mißbildungen des Uterus erinnern nach ihm an Tierähnlichkeit. Die Prognose der zu schwachen Menstruation ist günstiger als die der zu profusen; erstere meist ohne Arzneimittel, nur durch diätetische Mittel zu beseitigen. Die Hysterie ist ihm eine erhöhte Reizbarkeit des gesamten Nervensystems und der sympathischen Unterleibsorgane, teils mit krankhaftem Zustand der Geschlechtsorgane, teils mit Leiden der Assimilationsorgane verknüpft.

Zur Behandlung der chronischen Metritis und des Fluors gibt er nicht viel an, wohl aber energische Ratschläge zur Behandlung des Vorfalles von Scheide und Uterus: 3—4 Wochen ruhige Bettlage mit stärkenden und adstringierenden Einspritzungen, 4—8 mal täglich; Einreibung reizender Salbe wird empfohlen, um den Bändern Stärke zu geben, ebenso Einlagen von Schwämmen, mit roborierender Flüssigkeit getränkt. Er widerrät die gestielten Pessare; gegen Rückwärtslagerung des Uterus empfiehlt er aber Rückbiegen desselben in seine Normallage und Einbringen eines Ringes. Über Operation des Scirrhus äußert er sich sehr kritisch; alle Operierten seien spätestens $^1/_2$ Jahr danach tot. Mit Bezug auf die Behandlung der Eierstöcke erinnert er an die Operationen eines englischen Wundarztes. Sehr eingehend schildert *Jörg* die Krankheiten der Frau während der Schwangerschaft und betont die Gefahr der Blutflüsse, die leicht zu Abort oder frühzeitiger Ausstoßung des Eies führen. Die Rückwärtslagerung des schwangeren Uterus behandelt er etwas kurz, ebenso die Therapie derselben. Die Extrauterinschwangerschaften beschreibt er ziemlich gut. Die Symptome sind zum Teil übertrieben; die Aussichten für die Früchte sind nach ihm schlechter, für die Mütter besser. Bei frühzeitiger lebender Frucht empfiehlt er Abschneiden des Nabelstranges mit Zurücklassen der Placenta. Prognose der Blasenmole sei schlecht, es dauert Monate, selbst Jahre, bis die Frau sich erholt. Bei heftiger Blutung durch Molenschwangerschaft ist Ausräumung am Platze wie bei Placenta praevia, die Wöchnerin kann sonst durch Versetzung des Milchsaftes nach dem Gehirn das Leben verlieren. Bei Uterusruptur mit Austritt des Kindes nach der Bauchhöhle empfiehlt *Jörg* Entfernung der Frucht durch Kaiserschnitt. Putrescenz der Frucht in der Schwangerschaft führt zu Frühgeburt und häufig zum Ausgang in Puerperalfieber. *Jörg* verwirft die Idee des Milchfiebers, die Ursache desselben kann sein ein Wundfieber oder ein rheumatisches Fieber, das auch leicht in Puerperalfieber übergeht. *Jörg* steht in seiner Geburtshilfe weit höher als in der Gynäkologie, es fehlen ihm klare physiologische Anschauungen und die Grundlagen der pathologischen Anatomie.

2. NEUE CHIRURGISCHE GYNÄKOLOGIE, SP. WELLS

Die ersten Spuren der *neueren chirurgischen Gynäkologie* führen auf englischen Boden. Dort schuf Mitte des Jahrhunderts *Sp. Wells* für damalige Zeit Wunder auf dem engeren Gebiet der Eierstockschirurgie. Vor Fremden und Zuschauern operierte er einmal in der Woche in dem kleinen, aber schmucken Samaritan-Hospital. Jeder Arzt durfte Zuschauer der Leibschnitte sein, der sich mit seinem Worte in einem Einschreibebuche verpflichtete, daß er die letzten 24 Stunden mit keinem septischen Material in Berührung gekommen war. Ich habe bei *Sp. Wells* während einiger Monate fast ausschließlich Ovarialtumoren operieren sehen; ob er an anderen Tagen andere Operationen ausführte, weiß ich nicht. Er war mit seinen Assistenten von den Zuschauern nur durch eine einfache Barriere getrennt, aber jedenfalls konnte man seine Technik sehr genau verfolgen. Dieselbe war im ganzen einfach; ich sah ihn eigentlich nur ziemlich glatte Fälle operieren, allerdings auch mit Verwachsungen, aber z. B. nie die Ausschälung eines intraligamentären Tumors. Ob er solche Fälle im voraus ausschied oder ob sie damals selten waren, weiß ich nicht. Bauchschnitt median, Abdecken der Därme; Beckenhochlagerung wurde damals noch nicht benutzt; Punktion der Cyste mit seinem mit Faßzähnen versehenen Troikart, langsames, der Entleerung entsprechendes Vorziehen der Cyste, Trennung und Versorgung von Adhäsionen — das war so der gewöhnliche Verlauf einer Operation; darnach Fixation des Stieles mit seiner berühmten Ovarialklammer im Niveau der Bauchwunde und Schluß derselben mit tiefgreifenden Nähten; die Klammer blieb bis zum Abfallen liegen. *Sp. Wells* operierte damals noch ohne Antisepsis; das Geheimnis seiner Erfolge lag in seiner peinlichen Sauberkeit und exakten Genauigkeit und nicht zum geringsten in Anwendung seiner Klammer. Die Erfindung dieser Klammer war ein genialer Gedanke von *Sp. Wells*. Zu einer Zeit, wo man noch kein antiseptisches Naht- und Unterbindungsmaterial kannte, wäre ein Abbinden des Stieles und ein Versenken mitsamt den Nähten immerhin ein gefahrvolles Unternehmen gewesen; so spielte sich der ganze Abstoßungsprozeß außerhalb der Peritonealhöhle ab, und die Operierten litten von der Zerrung des Stieles nicht zu sehr. Eine gewisse Lateralflexion des Uterus muß die Folge des Verfahrens gewesen sein. Ich sah *Sp. Wells* auch im Privathaus dieselben Operationen mit derselben tadellosen Sauberkeit ausführen. Nach statistischen Angaben von *Sp. Wells* starben von seinen ersten 500 Operierten 127 nach der Operation, 105 von den zweiten 500; 107 starben, nachdem sie sich von der Operation erholt hatten; von 1000 Operierten, welche zu jener Zeit verheiratet waren, genasen 439 nach der Operation; von diesen gebaren 70 zusammen 126 Kinder. Unvollständige Genesung gab es eigentlich nach der Ovariotomie nicht.

Als dann später *Schröder* seine erste Reihe von 100 Ovariotomien veröffentlichte mit 80% Heilungen, faßte *Sp. Wells* den mutigen Entschluß, auf seine alten Tage auch noch auf die Antisepsis überzugehen. Der Erfolg blieb nicht aus; während er bis dahin die glänzendsten Erfolge unter allen Ovariotomisten mit mindestens 75% Heilungen erzielt hatte, stieg im ersten Hundert der mit Antisepsis operierten Fälle sein Heilungsprozent auf 90.

Während vor Einbürgerung der Antisepsis die Ergebnisse der Operateure auf dem Kontinent höchst traurige gewesen waren, konnten nun auch die deutschen Operateure, voran *Schröder*, mit den Erfolgen von *Sp. Wells* konkurrieren.

Sp. Wells genoß in verdienter Weise den Triumph der allgemeinen deutschen Anerkennung und Bewunderung auf der Deutschen Naturforscherversammlung zu Baden-Baden Herbst 1883.

3. JOSEF LISTER. ANTISEPTIK

In ganz anderer Weise als *Sp. Wells* beeinflußte natürlich *Josef Lister* die operative Gynäkologie, indem er überhaupt den Boden schuf, auf dem sie sich entwickeln konnte.

In den chirurgischen Kliniken sah es damals in Deutschland traurig aus; so hatte *Nußbaum* in langen Jahren keine einzige komplizierte Fraktur durchgebracht, nur die inkompletten heilten; ähnlich ging es *v. Volkmann*; er war daher im Frühjahr 1870 zur offenen Wundbehandlung übergegangen; mit entschiedenem Erfolg für seine Amputationen. Die Operationsstümpfe lagen offen da, der Eiter floß in untergestellte Porzellanschüsselchen ab. *Listers* System war auf rein chirurgischer Basis aufgebaut, auf dem Unterschied der von ihm beobachteten Behandlungsergebnisse der unkomplizierten und der komplizierten Beinbrüche.

Damals waren *Pasteurs* Untersuchungen über Keimgehalt und Keimfreiheit gewisser Flüssigkeiten schon bekannt, und man wußte, daß die Gärungs- und Fäulniskeime durch Filtration von Flüssigkeiten fernzuhalten sind. *Lister* fiel es auf, daß alle offenen Wunden, zumal die komplizierten Beinbrüche, eiterten und fieberten, während die unkomplizierten, geschlossenen Frakturen ohne Fieber, ohne Eiterung heilten. Er kam demnach zu der Anschauung, daß die in der Luft suspendierten Keime es sind, welche die Wunde infizieren, und so suchte er diese Keime von der Wunde fernzuhalten, die er sich an Händen, Instrumenten, Verbandstoffen festhaftend dachte. So kam er zu der Lehre, daß eine Wunde nur unter 5 proz. Carbolspray angelegt oder verbunden werden durfte, daß die Hände in gleicher Weise mit 5 proz. Carbolwasser zu reinigen seien, ebenso alle Spülungen, Verbandstoffe Carbol enthalten sollten. Seine Erfolge an Wundheilungen waren verblüffend. Durch den Deutsch-Französischen Krieg wurde seine erste im Jahre 1867 veröffentlichte Mitteilung darüber noch etwas verdeckt und zurückgehalten, bald aber, vom Jahre 1872 ab, studierten die Deutschen seine Lehre, prüften sie, ließen das Unwesentliche weg, verbesserten das Wesentliche. Die großen Chirurgen *Volkmann*,

Nußbaum usw. schickten ihre ersten Assistenten nach Edinburgh, wo *Lister* in gewinnender Bescheidenheit jeden Fremden aufnahm. Man darf wohl sagen, daß auf deutschem Boden weit mehr zur Verbreitung seiner Lehren geschah als auf englischem. Die Kliniken von Berlin (*Schröder*), Freiburg (*Hegar*), Leipzig (*Credé*), Rostock (*Winckel*) nahmen seine Ideen auf und entwickelten sie weiter, und so war es möglich, daß unsere deutsche operative Gynäkologie sich auf dem Boden der Antiseptik so rasch entwickeln konnte. Der Siegeszug der Antiseptik vollzog sich viel rascher als der der Lehren von *Semmelweis*.

Das Wesentlichste, was die deutsche Gynäkologie sofort annahm, war die strenge Desinfektion der Hände und des Operationsgebietes. Jetzt erinnerte man sich auf einmal der schon 20 Jahre vorher von *Semmelweis* veröffentlichten Lehre der Infektiosität der Finger, ferner der Desinfektion des Operationsgebietes, der Instrumente, der Seide und Verbandstoffe. Lange Zeit wurde auch die Luft des Operationssaales und des Operationsfeldes unter Carbolspray gehalten, weil *Lister* von der Anschauung ausging, daß die Luft die schädlichen Keime enthalte; bis *Bruns sen.* Anfang der achtziger Jahre den Ruf ertönen ließ: „Fort mit dem Spray!" Das Desinfektionsmittel für die Hände blieb vorerst 5 proz. Carbollösung, später kam dann Kreolin, Lysol, Sublimatlösung auf. Die deutsche operative Gynäkologie nahm nun nicht nur die kleinen Operationen, wie Dammplastik, Scheiden- und Portioamputationen in ihren Bereich auf, sondern sehr bald auch alle Laparotomien wie Ovariotomien, wo *Schröder* mit seiner strengen Antisepsis bald bessere Erfolge erzielte als *Sp. Wells*; Myomotomien wurden anfangs nur zaghaft ausgeführt. Ein großes Ereignis in der Gynäkologie war, als *W. A. Freund* Mitte der achtziger Jahre seine erste abdominelle Totalexstirpation des carcinomatösen Uterus ausführte, dem bald *Billroth*, *Czerny* mit ihren vaginalen Methoden folgten.

Die Antisepsis hatte rasch den Boden für die deutsche Gynäkologie gewonnen und geebnet; und mit den erzielten Erfolgen wuchs der Mut zu neuen Eingriffen, die man früher nicht für möglich gehalten hatte.

4. ALFRED HEGAR

Als einer der ersten trat mit gynäkologischen Operationen *Alfred Hegar* (Freiburg) hervor. Er hatte frühzeitig eine strenge Antisepsis in seiner Klinik und bei seinen Operationen eingeführt, so daß von weit her Schüler und Lernbegierige der Klinik zuströmten. Heute erstaune ich noch, daß er damals mich und andere auswärtige Kollegen neben *Kaltenbach* bei großen Operationen assistieren ließ. Ich danke ihm dadurch einen großen Teil meiner Kenntnisse in operativer Technik, die ich in *Credés* Klinik nicht erwerben konnte.

Zunächst waren es die Scheiden-Dammplastiken, die er kultivierte und die er schon in Darmstadt mit *Simon* zusammen ausgeführt hatte. Sehr einfach war die ovale eiförmige Anfrischung der vorderen Vaginalwand und die zackige der hinteren samt Dammplastik; die Anfrischung ging mäßig tief in die Submucosa. Da damals noch kein fabrikmäßig hergestelltes steriles Catgut zur Verfügung stand, so war die Einführung eines feinen weichen Silberdrahtes in die Operationstechnik sehr zweckmäßig; man konnte denselben unbegrenzt liegen lassen und brauchte die im oberen Teile der Vagina liegenden Nähte erst nach Wochen oder Monaten herauszunehmen, wodurch zu frühzeitige Dehnung und Zerreißung der unteren Partien vermieden wurde. Ganz genial ausgedacht war seine Anfrischungsfigur für den kompletten Dammriß. Das Studium derselben fiel dem Anfänger schwer. Erst später, als ich die Schnittführung am *Winckel*schen Phantom vornahm, konnte ich meinen Schülern demonstrieren, wie dieselbe der Natur abgelauscht war.

Eine weitere Großtat *Hegars* war die Einführung der Kastration in die Gynäkologie zum Zwecke der Aufhebung des Wachstumes der Myome; Großtat weniger in bezug auf die gynäkologische Technik als die physiologische Begründung.

Hegar hatte an Frauen studiert und erkannt, wie die Entfernung der beiden Eierstöcke, wenn sie auch nicht krankhaft entartet waren, auf die Rückbildung des Uterus einwirkte, er hatte danach eine nicht beabsichtigte Verminderung der Myomgeschwulst gesehen. Durch Tierversuche studierte er ferner, in welcher Weise die Entfernung der normalen Keimdrüse bei sonst normalen Tieren, Henne, Hund, Kalb, auf die Rückbildung der inneren und äußeren Genitalien wirkt.

Die Operation der Myome war damals noch wenig in Angriff genommen. *Péan* und *Koeberlé* waren mit Methoden dieser Operation beschäftigt, aber dieselben waren immer noch sehr gefährlich und wiesen noch ein hohes Mortalitätsprozent auf. Da war es eine Erlösung, als *Hegar* mit dem Vorschlage auftrat, die normalen oder wenig veränderten Keimdrüsen zu entfernen, um das Wachstum des Myomes aufzuhalten. Die wissenschaftliche Welt folgte ihm bald staunend und bewundernd nach; eine bestimmte Größe der Myome, bis zu welcher die Operation zulässig sei, wurde damals nicht angegeben; es ergab sich aber bald, daß bei zu großen, über den Nabel hinausreichenden Myomen, die Aufsuchung und Entfernung der im kleinen Becken verborgenen Ovarien sehr schwierig sein konnte.

Hegar hatte das Verlangen gestellt, man müsse stets vor der Operation die Lage der Eierstöcke feststellen. Anfangs suchte er auch dieser Forderung gerecht zu werden, es zeigte sich aber bald, daß dies nicht immer möglich war, und daß mancher Eierstock leichter bei geöffneter Bauchhöhle vom Fundus der Geschwulst aus zu tasten war. Weiterhin erschwerte sich *Hegar* die Operation anfangs dadurch, daß er den vaginalen Weg einschlug. Ich erinnere mich eines Falles, wo die nicht narkotisierte Patientin selbst die Nadeln einfädelte. Damals war die Scheu vor dem Bauchschnitt noch zu groß, es zeigte sich aber bald, daß diese Scheu unnötig war, und daß man leichter und sicherer auf abdominalem Wege die Ovarien entfernen konnte. In der Tat erzielten *Hegar, Kaltenbach* und viele andere bald große Reihen von Kastrationen mit höchstens 5% Mortalität.

Die so günstigen Erfolge ermutigten die Operateure, die Indikation für die Kastration weiter auszudehnen, so auf chronische Metritis mit schweren, sonst nicht stillbaren Blutungen, auf schwere Dysmenorrhöe, hartnäckige Fälle von öfterem Mittelschmerz. Die Ausdehnung der Kastration auf das Gebiet schwerer, mit der Unterleibsfunktion zusammenhängender Neurosen erwies sich bald als zweifelhaft in den Erfolgen; auf einzelne vorübergehende Erfolge kamen Rückschläge, so daß diese Indikation bald wieder verlassen wurde.

Dagegen waren die Erfolge der bei Myomen gut durchgeführten Kastrationen sehr befriedigend; die Menstruationsblutungen sistierten vollständig, der Tumor schrumpfte ein, und große, bis zum Nabel reichende Myome, versanken im Verlauf eines halben Jahres in der Kleinbeckenhöhle. Am günstigsten war die Einwirkung auf gefäßreiche weiche Myome, die mit der Periode an- und abschwollen; am ungünstigsten bei hauptsächlich subserös entwickelten Myomen. Selten kamen noch unregelmäßige, bald länger, bald kürzer andauernde Blutungen vor. Nur einmal erlebte ich, daß bei einem von *Hegar* selbst kastrierten Falle das interstitiell und zum Teil submukös entwickelte Myom unter heftigen lebensbedrohlichen Blutungen zur Ausstoßung kam. Nur ein rascher, die Ausstoßung unterstützender nächtlicher Eingriff rettete das Leben der Kranken, die sich langsam von ihrer sekundären Anämie bei völliger Amenorrhöe erholte und noch 30 Jahre lebte.

Die von *Hegar* eingeführte Kastration fand nicht allein in Deutschland, sondern in allen Ländern eifrige Nachahmung und hielt eine

Zeitlang die Bestrebungen zur Vervollkommnung der Myomotomie zurück, war aber viel lebenssicherer als die letztere.

Es war *Hegar* selbst, der eine Methode schuf, die Myome gefahrlos zu entfernen. Die Schwierigkeit bot die Behandlung des sog. Stieles der Geschwulst, der meist aus der Cervix oder der Nachbarschaft gebildet wurde und durch dessen Zurücklassung durch Sepsis und Nachblutungen Gefahr drohte. *Péan* und *Koeberlé* konnten bei ihrer Methode dieser Gefahr nicht ganz entgehen.

Hegar hatte die Vorteile der extraperitonealen Stielbehandlung bei der Ovariotomie durch *Sp. Wells* klar erkannt; er suchte daher nach einer Methode, auch den Myomstiel extraperitoneal zu lagern und ihn so zur Abstoßung zu bringen. Mittels eines metallenen Instrumentes, einer Art Klammer, ließ sich das nicht bewerkstelligen, daher ersann er die Umschnürung des Stieles mit Fäden, oder noch besser mit elastischer Ligatur bis zur völligen Zirkulationsstörung, und da der Stiel meist nicht hoch hinauf ins Niveau der Bauchdecken gezogen werden konnte, mußte die Bauchwunde, soweit nötig, offen bleiben und das sich rasch anlegende und zu Verklebungen führende Peritoneum parietale, das unterhalb der Umschnürungsligatur befestigt wurde, zum Abschluß gegen die Bauchhöhle verwendet werden. So entstand meist ein tiefer Trichter, der den Stumpf umgab und der im Interesse der raschen Austrocknung des Stieles möglichst trockengehalten werden mußte, was durch Ausstopfen mit Jodoformgaze, Gaze gepulvert mit Carb. anim., Tannin, Airol, Chlorzinkwatte erreicht wurde. Die Nachbehandlung war allerdings mühsam und für die Operierte schmerzhaft und nahm viel Zeit in Anspruch; es dauerte oft 3–4 Wochen bis zur Abstoßung des Stumpfes, je nach seiner Dicke. Später half man sich dadurch, daß, wenn die völlige Verödung der Gefäße sicher anzunehmen war, die Ligatur gelöst und der Stumpf im Niveau der Ligatur abgetragen wurde, worauf sich der Trichter rasch schloß, manchmal noch durch Unterstützung mit Sekundärnaht. *Hegar* erzielte auf diese Weise weit bessere Resultate als seine Konkurrenten mit anderen Methoden. Mir selbst gelang es in einer ersten Reihe von 50 Fällen mit seiner Methode eine Mortalität von 11% zu erreichen.

Diese beiden Methoden *Hegars*: Kastration und extraperitoneale Stumpfmethode bei Myomen sind Großtaten ersten Ranges, welche die junge aufstrebende deutsche Gynäkologie mächtig förderten und denen kein anderer Gleiches an die Seite zu setzen hatte, als später *Freund* seine Totalexstirpation des carcinomatösen Uterus.

Auch auf dem Gebiete des Harnfistelwesens schuf *Hegar* viele und zweckentsprechende Methoden zur Heilung dieses lästigen Leidens.

Die Krönung seines Lebenswerkes war die „Operative Gynäkologie" von *Hegar* und *Kaltenbach*, 1. Aufl. 1883. Wenn auch eine übelwollende Kritik aus der *Spiegelberg*schen Schule damals behauptete, die beschriebenen Operationen seien gar nicht vorhanden, sondern müßten erst geschaffen werden, so zeigten doch die weiteren Auflagen des Werkes, wie notwendig und grundlegend dasselbe für die deutsche Gynäkologie war als Vorläufer für die später veröffentlichten Gynäkologien, und daß das Werk dem Verlangen gerecht wurde, diese Operationen in weitere Kreise zu verbreiten.

5. CARL SCHRÖDER

Zur rechten Zeit kam *Carl Schröder* von Erlangen an *E. Martins* Stelle nach Berlin. Die Antisepsis war schon Gemeingut der deutschen Gynäkologie geworden, und *Schröder* trat die Erbschaft des reichen Materials *Martins* an, welcher sich die neuen Errungenschaften nicht mehr angeeignet hatte. Umgeben von einem Stabe tüchtiger Assistenten, *Martin jr.*, *Löhlein*, *Hofmeier*, *Veit*, entwickelte er dort eine neue Richtung der deutschen Gynäkologie und versammelte bald eine große Zahl deutscher und ausländischer Ärzte um sich, die mit wissenschaftlichem Eifer seinen Operationen folgten und sie später auswärts verbreiteten. Neben den schon bekannten vaginalen Operationen pflegte er besonders die Operationen an der Portio, Keilexcision, supravaginale Excision der Portio, die eine Zeitlang vor Einführung der Totalexstipation eine große Rolle beim Uteruskrebs spielte. Am reichen Material der Ovarialcysten lehrte er uns Fortschritte machen. Zuerst gab er die Methode an, eine scheinbar zu schwer und allgemein verwachsene Cyste, besonders wenn vereitert, in die Bauchwunde einzunähen und langsam ausgranulieren zu lassen; dann lehrte er die subserös und ins Parametrium hereingewachsenen Cysten zu exstirpieren und das Geschwulstbett, mögligst trockengelegt, zu vernähen. Für die Myomotomie schuf er frühzeitig im Gegensatz zu *Hegars* intraperitonealer Methode die Keilexcision und Vernähung in Etagen und Bedeckung mit Peritoneum, allerdings noch nicht so vollständig wie später *Chrobak* mit seiner Methode. Seine erste Reihe von 100 Myomfällen wies allerdings immer noch eine Mortalität von 33% auf, also eine Zahl, die höher war als die der extraperitonealen Methode. Für die geheilten Fälle war allerdings die Art der Ausheilung eine viel angenehmere und raschere. Dann beschäftigte er sich mit dem tuberkulösen Ascites, besonders dem rechtsseitigen, der leicht zur Verwechslung mit Ovarialtumoren Anlaß gab, mit Tuberkulose der Adnexe usw. Kurz, es gab kein Gebiet der gynäkologischen Operationen, auf welchem er nicht bahnbrechend vorgegangen wäre. Als Opfer der Wissenschaft, an den Spätfolgen einer Infektion sterbend, ward er viel zu früh der Wissenschaft und seinem großen Schülerkreis entrissen.

Die reichen Erfahrungen seiner Berliner Wirksamkeit legte er in seinem Lehrbuch der Frauenkrankheiten nieder, ein Buch, erschöpfend und tüchtig in seiner Art, wenn auch nicht so hochstehend wie das seiner Geburtshilfe. Den besten Beweis für dessen Wert liefert die große Zahl von Auflagen, die das Buch nach seinem Tode unter der Redaktion seines Schwiegersohnes *M. Hofmeier* erlebt hat.

6. ROBERT OLSHAUSEN UND RUDOLF KALTENBACH

An *Schröders* Stelle trat *Olshausen*, der in sehr jungen Jahren als Professor ordin. nach Halle gekommen war und dort in stiller, ernster Arbeit neben der Geburtshilfe die Gynäkologie pflegte. Er hatte das Glück, in *v. Volkmann* einen Kollegen zu besitzen, der von vornherein ganz auf gynäkologische Operationen verzichtete. So bekam *Olshausen* schon früh eine verhältnismäßig große Erfahrung in gynäkologischen Operationen, speziell Ovariotomie. Diese Erfahrungen legte er in einem Band der *Billroth*schen Chirurgie über Krankheiten der Ovarien nieder, der damals epochemachend war und ein großes Material zusammenstellte. Nach *Schröders* frühem Tode siedelte *Olshausen* nach Berlin über und wirkte dort in derselben stillen, arbeitssamen Weise weiter bis in sein Greisenalter. Die Frucht seiner dortigen Arbeit war neben vielen Aufsätzen in der Gynäkologischen Zeitschrift ein kleines Buch über Myombehandlung.

Ähnlich wie *Schröders* Laufbahn war auch die von *Kaltenbach*, kurz aber glänzend. Als junger Assistent hatte er das Glück, an allen Forschungen und operativen Leistungen seines Lehrers und Chefs *Hegar* teilzunehmen und unter dessen Leitung sich zu einem hervorragenden Operateur auszubilden. Anfangs hatte er als Schüler *Hegars* die Kastration der Myome bevorzugt und glänzende Erfolge erzielt, später wandte er sich mit Erfolg der *Schröder*schen und *Chrobak*schen Methode der Stielbehandlung der Myome zu. Seine literarische Hauptarbeit galt der neuen Auflage der *Hegar-Kaltenbach*schen Operationslehre. Ein infolge einer Infektion in

Freiburg enstandenes Herzleiden machte seinem Schaffen als ord. Professor in Halle ein frühes Ende.

Auf diese Heroen unserer deutschen Gynäkologie, deren Zahl viel kleiner ist als die der Geburtshelfer, folgte eine große Zahl junger Kräfte an allen deutschen Hochschulen.

Unter den französischen Operateuren zeichnete sich frühzeitig *Koeberlé* (Straßburg) und *Péan* aus. Ersterer operierte schon zu einer sehr frühen Zeit die Myome, als *Hegar* sich noch mit der Kastration beschäftigte. Er trug die Tumoren mittels eines von ihm angegebenen Schlingenschnürers ab und befestigte den Stiel im Niveau der Bauchdecken. Nach altfranzösischer Methode operierte er noch im Frack mit weißer vorgebundener Schürze, die Kranken im Bett.

Péan, der ursprünglich der abdominellen Methode der Myomotomie gehuldigt hatte, betrat später den vaginalen Weg und trug die Geschwulst durch Morcellement ab. Ich habe persönlich solchen Operationen beigewohnt und hatte durchaus nicht den Eindruck, daß es ihm jedesmal gelang, die ganze Geschwulst zu entfernen. Immerhin vertrat *Péan* eine glänzende Position auf dem Gebiete der operativen Gynäkologie in Frankreich. In der ersten Hälfte des Jahrhunderts war *Récamier* in Frankreich tätig, bekannt durch seine Curette und die Wiedereinführung des Spekulums. Ebenso war in derselben Zeit der berühmte Geburtshelfer *Sir J. Simpson* in praktischer Gynäkologie sehr tätig, wie zahlreiche Aufsätze beweisen. In seiner letzten Publikation befindet sich ein Todesfall nach einer Ovariotomie, wahrscheinlich an Chloroform.

In den siebziger Jahren erschienen in Frankreich zuerst die Ann. de Gynécol., redigiert von *Pajot* in Verbindung mit *Courty*, *Gallard*, *Leblond*, die zahlreiche Aufsätze junger tüchtiger Kollegen brachten, im ganzen aber mehr für Geburtshilfe tätig waren.

Es ist interessant zu verfolgen, würde mich aber viel zu weit führen dies im einzelnen zu tun, wie auch in Amerika und vielen anderen Ländern, etwa um dieselbe Zeit wie in Deutschland, eine blühende Entwicklung der Gynäkologie, ihre Verbesserungen den geburtshilflichen Maßnahmen pararell laufend, einsetzte.

Der Fortschritt der operativen Gynäkologie unter dem Schutze der Antisepsis erhellt am besten bei der Einzelbetrachtung der Operationen. Man übersieht dabei mit Staunen und Bewunderung, welche enormen Fortschritte und Veränderungen die Einführung der Antisepsis usw. der deutschen Gynäkologie gebracht hat, und das ungefähr zur selben Zeit, als die Lehre von *Semmelweis* in Deutschland Wurzel faßte.

Ich werde mich im folgenden auf die Fortschritte der Gynäkologie im 19. Jahrhundert, besonders der Operationen, beschränken, wie sie sich im Laufe der letzten 5 Jahrzehnte des 19. Jahrhunderts, besonders durch den Einfluß der Antisepsis entwickelt haben. Ich teile nicht den *Krönig*schen Standpunkt, daß jegliche Operation an den Organen der weiblichen Bauchhöhle oder gar jede an einer Frau vorzunehmende Operation Sache des Gynäkologen sei; ich ziehe nur die wirklich rein gynäkologischen Operationen in den Bereich der Betrachtung, wie ich es auch stets in meinen Kliniken in Basel, Halle, Straßburg gehalten habe, wo ich die Operationen an Niere, Bauchspeicheldrüse, Därmen, Leber, Mamma dem Chirurgen überließ, um von ihm dagegen sämtliche Operationen an den inneren Organen des Weibes überwiesen zu erhalten. Ich habe diese Arbeitsteilung immer vorteilhaft für beide Teile gefunden. Es ist ja möglich, daß man infolge eines Irrtums ins Gebiet des Chirurgen gerät und umgekehrt, aber bei gutem Willen und Vorsicht lassen sich solche Übergriffe leicht vermeiden.

7. NARKOSE

Für uns, die wir von Jugend auf von Narkose gehört und sie haben ausüben sehen, ist es fast unverständlich, an eine Zeit zu denken, wo die Wohltat der Narkose dem zu Operierenden noch nicht zuteil wurde. Amputationen ohne Narkose; Wundbehandlung durch siedendes Öl (*A. Paré*), wer vermag sich das heute ohne Narkose vorzustellen. Man gab zwar dem Patienten betäubende Düfte zu riechen oder betäubende Mittel, wie Tees, zu trinken, unter welchen der Mohnsaft eine große Rolle spielte; aber es war keine richtige Betäubung, wie heute noch die alten, aus früheren Jahrhunderten stammenden Kupfer bezeugen, wo der zu Operierende am Stuhl festgebunden ist und der danebenstehende Geistliche Zuspruch tut.

Es war der Großtat *Liebigs* vorbehalten, das wichtigste Narkoticum des abgelaufenen Jahrhunderts, das Chloroform, darzustellen (1831) und seine einschläfernde Wirkung zu erkennen. Merkwürdigerweise haben nicht die Deutschen es in die Praxis eingeführt, sondern es war der Schotte *James Simpson*, der den Mut hatte, es im Jahre 1847 zu Narkose und zur Schmerzstillung bei Geburten anzuwenden. Von da ab hielt es rasch seinen Siegeszug durch die ganze gebildete Welt. *Simpson* wurde berühmt durch seine Anwendung des Chloroforms bei den Geburten der Königin Viktoria von England. Er war von Beginn ab so vorsichtig, nicht eine vollständige tiefe Narkose bei denselben einzuleiten, sondern nur im

Moment des Wehenschmerzes das Gas einatmen zu lassen; der Königin zu Ehren wurde diese Narkose „à la reine" genannt, ein Ausdruck, der sich geschmakloserweise auch jetzt noch nicht aus der deutschen Literatur verloren hat.

Fast zu gleicher Zeit hatte der Amerikaner *Morton* die betäubende Wirkung des Äthers bei Zahnoperationen entdeckt; eine weitere Anerkennung fand damals dieses Mittel gegenüber dem Chloroform nicht. Das Chloroform wurde inzwischen in der ganzen Welt verbreitet. Was muß die Menschheit dem Entdecker dankbar sein, daß in den vielen Kriegen zwischen 1850—1870 den armen Verwundeten bei den Operationen die Wohltat der Narkose zuteil wurde. Man erkannte die Wirkung des Chloroforms, die rasche Betäubung der Kranken, aber bald auch die Schädigung des Herzens, bis zu schweren Herzkollapsen. Infolge dieser allmählich bekannt werdenden Nachteile des Chloroforms fand in den siebziger und achtziger Jahren des Jahrhunderts auch der Äther zur Narkose in chirurgischen und geburtshilflichen Kreisen weitere Verbreitung nach ziemlich heftigem Kampfe zwischen Freunden und Gegnern der beiden Mittel. Die den arteriellen Druck senkende Wirkung des Chloroforms, die Möglichkeit der blitzschnell eintretenden Chloroformtodesfälle, die schwere Nausea uud der lange Chloroformkatzenjammer nach dessen Anwendung waren nicht zu leugnen; dagegen erwies sich der Äther auch bei Inhalationsnarkose als ausgezeichnetes Herzstimulans, das gerade den schwächsten Patienten gut bekam. Die unangenehmen Erstickungsfälle beim Narkosenbeginn ließen sich bei einiger Vorsicht leichter überwinden. Der Nachteil des Äthers bestand in der Reizung der Schleimhäute, besonders der Bronchien, des Rachens, der Augen, der Lungen, so daß bei mangelnder Aufmerksamkeit leicht eine störende, unter Umständen zu Entzündung führende Bronchitis entstand. Allmählich klärte sich der Kampf; von Mitte der achtziger Jahre ab war der Äther das dominierende Inhalationsmitttel für alle größeren Operationen in Deutschland. Ausgeschlossen von der Äthernarkose mußten natürlich alle Fälle werden, wo schon zuvor ein Katarrh der Luftwege bestand, während bei Herzfehlern und degenerativen Prozessen des Herzens der Äther das souveräne Mittel blieb. Die Inhalation der beiden Mittel fand statt von Tüchern, Gaze, Watte, Masken, von welchen besonders die *Esmarch*sche einen großen Freundeskreis errang. Zur Ätherisierung wurde gern die weit größere *Juillard*sche Maske angewendet, die die Möglichkeit bot, die atmosphärische Luft abzusperren. Eine besondere Art der Narkotisierung stellt der Ätherrausch dar, wo 20—40 ccm Äther aufgegossen mittels der großen Maske den Kranken vorgehalten wurden unter

Absperrung der atmosphären Luft; die Prozedur genügte, um rasch binnen weniger Minuten eine ziemlich vollständige Narkose behufs Vornahme kurzer Eingriffe zu bewirken, wobei die Narkotisierten völlig willenlos und anästhetisch wurden.

Statt Äther wurde dann Chloräthyl oder Bromäthyl zu ganz kurzen Betäubungen zur Inhalation verwendet; so zu einer einfachen Incision, Zahnextraktion, zur Einleitung einer Narkose. Statt der üblichen Masken, wo viel Äther durch Verdampfen verloren geht und leicht auch durch Benetzung der Haut eine akute Dermatitis entsteht, habe ich dann lange Jahre den Inhalationsapparat von Prof. *Braun*, Leipzig, verwendet. Der Apparat enthält 2 graduierte Glasfläschchen nebeneinander, das eine wird mit Chloroform, das andere mit Äther gefüllt; je nach der Stellung der Hahnen mit Chloroform oder Äther werden diese allein oder ein Gemisch auf die Maske geleitet; man spart sehr am Mittel bei der Narkose, Verbrauch von Äther nur etwa $^1/_4$ gegen sonst; die Narkose erfolgt sehr ruhig und gleichmäßig und gelingt auch, wenn der zu Betäubende nicht atmen will, und die Nachwirkung ist eine geringe. Jeder junge Arzt, jede Schwester kann leicht die Handhabung des Apparates erlernen. Jedenfalls ist diese Methode sehr den großen feststehenden Apparaten mancher Kliniken vorzuziehen, bei denen man auf die Inhalation und die Menge des Gases gar keine Einwirkung hat, so z. B. der *Dräger*sche Apparat, Lübeck, der eine sehr genaue Dosierung erlaubt, aber sehr kompendiös und unbeweglich ist.

Einen sehr großen weiteren Fortschritt brachte die *Schleich*sche Lokalanästhesie, die, vom Erfinder und anderen immer mehr ausgearbeitet, ein unerwartet großes Arbeitsgebiet im Bereich der äußeren Haut und der von dieser aus erreichbaren Gebilde schuf. Das ursprünglich hierzu verwandte Mittel war das Cocain, dem dann das Novocain und andere Mittel folgten. Der Nutzen eines lokal wirkenden Mittels, das die Allgemeinnarkose ausschaltete, war unberechenbar; die Verbreitung wuchs von Jahr zu Jahr, die Einspritzung erfolgt cutan. Die Anwendung des Mittels ist besonders da vom Vorteil, wo keine Eröffnung der Peritonalhöhle erfolgt. In der Gynäkologie paßt die Lokalanästhesie besonders bei Prolapsoperationen älterer Frauen; Zusatz von Kochsalzlösung (0,9 proz.) und Adrenalin ist nützlich. Am meisten empfehlen sich jetzt zur subcutanen Injektion sterile Ampullen der Firma Merck.

Statt der Infiltrationsanästhesie *Schleichs* hat *Hackenbruch* eine Methode der Umspritzung der zu anästhetisierenden Hautstelle angegeben.

Eine großartige Neuerung schien ursprünglich die von *Bier* eingeführte Lumbalanästhesie zu sein, wobei das Mittel Cocain, Stovain,

Tropococain in Lösung, und zwar 3—4 ccm, langsam zwischen 2. und 3. Lendenwirbel bei der in sitzender Stellung befindlichen Kranken eingespritzt wird; erst 5 Minuten später darf die zu Narkotisierende gelegt werden. Die zu injizierende Flüssigkeit muß schwerer sein als die Arachnoidealflüssigkeit. Bei richtiger und genügender Einspritzung gelingt es, bis zu den oberen Grenzen des Thoraxgebietes eine völlige Anästhesie zu erzielen. Die Kranke bleibt klar, kann während der Operation jede gewünschte Bewegung ausführen, Auskunft geben über ihr Empfinden; ein wesentlicher Nachteil sind die intensiven Kopfschmerzen, die lange nach der Operation anhalten. Die Methode ist auch nicht ungefährlich; es sind Todesfälle durch Lähmung des Atmungszentrums und Phrenicus während und nach der Narkose eingetreten.

Nach einer größeren, mehrere 1000 Fälle umfassenden Statistik von *K. Franz* ergab diese Methode sogar mehr Todesfälle als die gleiche Zahl von Äthernarkosen; eine Statistik von *Strauß* über 22717 Medullarnarkosen ergab 46 Todesfälle, also etwa 1 : 500. Zieht man die angeblich der Methode nicht zur Last fallenden Todesfälle ab, dann immer noch 1 : 850; also keine wesentlich besseren Erfolge als nach der Inhalationsnarkose.

Die anfängliche Begeisterung, mit der die Lumbalanästhesie aufgenommen wurde, ist bald abgeflaut. Nach einem Referat von *Hofmeier* und *König* auf dem 39. Kongreß der D. Gesellschaft für Chirurgie ergaben sich viele Zufälle während der Narkose und schwere Nachwirkungen, so daß die Mehrzahl der Chirurgen die Methode verlassen haben; nur die meisten Gynäkologen bedienen sich derselben noch bei ihren Laparotomien. Normaldosis 0,07 Stovain, oder 4,2% g Tropococainlösung in Ampullen von Merck.

8. ANTISEPSIS UND ASEPSIS

In der ersten Hälfte des 19. Jahrhunderts waren nur schwache Anfänge von operativer Frauenheilkunde bemerkbar. *El. v. Siebold*, *Jörg* u. a. beschäftigten sich damit praktisch und literarisch. Eine eigentliche operative Gynäkologie gab es nicht und konnte es auch nicht geben, so lange ohne Antisepsis die operativen Resultate zweifelhaft, ja ungünstig waren. Frauen mit Ovarialtumoren siechten in der ersten Hälfte des Jahrhunderts in Deutschland hin, manche gingen nach 40—50 Punktionen elendiglich zugrunde, weil der Entschluß zu einer Exstirpation ein Todesurteil war.

Es gehörte damals schon Mut dazu, wegen ungefährlicher Krankheiten Operationen an den weiblichen Genitalien vorzunehmen. Man liest ja noch in einem Bericht aus den sechziger Jahren von der *Hecker*schen Klinik, daß ein Fall von Amputation der Portio wegen Blumenkohls und 2 Dammplastiken zur selben Zeit an Sepsis zugrunde gegangen waren. Ganz unglaublich mußten im Gegensatz dazu die Berichte aus England klingen, daß *Sp. Wells* bei seinen Ovariotomien nur 25% Mortalität hatte, während zur gleichen Zeit an der *Nußbaum*schen Klinik alle komplizierten Frakturen der unteren Extremität septisch zugrunde gingen.

Die erste Kunde von *Listers* antiseptischem Verfahren verhallte ziemlich ungehört; erst die direkte Berührung mit englischen Kollegen bei der Belagerung von Paris brachte den Deutschen die Gelegenheit, die Carbolsäure und die Erfolge des *Lister*schen Verfahrens kennen zu lernen. Rasch bürgerte sich anfangs der siebziger Jahre die antiseptische Heilmethode an den chirurgischen Kliniken Deutschlands ein, deren Leiter zu diesem Zweck persönlich in Edinburgh die Methode studierten oder ihre ersten Assistenten hinschickten. Im Winter 1875 waren wir nur 4 deutsche Ärzte auf *Listers* Klinik; Franzosen, Engländer waren keine da. Von den chirurgischen Abteilungen übernahmen auch die geburtshilflichen Kliniken die Methode, zunächst im Interesse der Geburtshilfe, um dieselbe dann von da auf den gynäkologischen Abteilungen einzubürgern. Auf diesen waren es zuerst die Prolapsoperationen; kleine gynäkologische Eingriffe, wie Discision, Ausschabung; später erst Ovariotomie, für welche die *Lister*sche antiseptische Methode brauchbar eingeführt wurde.

Nachdem einmal der Widerstand der führenden Geister, wie *Scanzoni*, *Braun* u. a., gebrochen war, befreundeten sich die deutschen Frauenärzte rasch mit der Antisepsis, und so war es verständlich, daß die antiseptischen Methoden auch bald auf den gynäkologischen Abteilungen Eingang fanden. Die genaue Durchführung der Hände- und Instrumentedesinfektion lag den Geburtshelfern sehr nahe; der Spray und der antiseptische Verband wurden als notwendige Beigabe mit übernommen. Das Verständnis für Drainage zur Ableitung stockender Sekrete, für Vermeidung toter Räume, in welchen sich Keime ansiedeln konnten, entwickelte sich allmählich. Während ursprünglich das ganze Verfahren nur rein mechanisch war, konnte ein richtiges Verständnis für die Methode und ihren Geist erst aufkommen, als man durch *Pasteur* und *Koch* die Bedeutung der uns unbekannten Keime für die Antisepsis kennen lernte. Das war Ende der siebziger und Anfang der achtziger Jahre der Fall; von da ab datiert in Deutschland der riesige Aufschwung der operativen Gynäkologie und ihre Erfolge.

Mit ihren Fortschritten wurde die Gynäkologie immer kühner, sie schaffte bald den unnötigen Ballast, wie Spray, ab und vertiefte, gestützt auf die bakteriologischen Lehren, ihre antiseptische Methode; zugleich wurde der Kreis der auszuführenden Operationen immer größer.

Im Beginn wurde natürlich auch in Deutschland die durch *Lister* klassische Carbolsäure angewendet, die in der von ihm vorgeschriebenen 5 proz. Lösung für viele Hände allmählich ein sehr unangenehmes Antisepticum war, weil die Hände derb, rissig, unempfindlich wurden; ebenso wie der Spray für Lungen und manche Nieren schädliche Einwirkungen zeigte. Sehr willkommen war daher, als *Koch* das Sublimat in Lösung 1—4‰ als Antisepticum ersten Ranges empfahl, ebenso Oxycyanat. Tatsächlich haftete diesen Mitteln nicht die reizende Wirkung wie der Carbolsäure an, aber doch kam bei manchen Operateuren nach langem Gebrauch und energischem Bürsten Sublimatekzem der Hände zur Entwicklung, das stark juckte und durch Reiben der juckenden Stellen leicht zu Ekzemen führte.

Im Laufe der Jahre traten andere Mittel an deren Stelle, Teerderivate wie Kreolin, Kresol, Lysol, Lysoform, deren genügende Wirksamkeit in bestimmten Konzentrationen festgestellt wurde.

Zu gleicher Zeit hatte *Fürbringer* den Alkohol als keimtötendes Mittel angegeben; man glaubte zunächst, daß seine Wirksamkeit sich dadurch geltend mache, daß er das auf der Epidermis vorhandene Fett der Talgdrüsen löse und in die letzeren eindringe. Andere Anschauungen gingen später dahin, daß die Epidermis dadurch derb und undurchlässig werde und die Bakterien in den Talgdrüsen, wohin das Desinfiziens nicht reicht, fixiert werden.

Um die Desinfektionsweise mit Alkohol hat sich besonders *Ahlfeld* verdient gemacht. Man fand, daß 70 proz. Spiritus besser auf die Epiphyten der Oberhaut wirkt als reiner Weingeist. Jahrelang haben wir Operateure uns dieser Methode bedient; zunächst energische Heißwasserdesinfektion mit Abseifen und gründlichem Bürsten; dann gründliches Abreiben der Finger, Hände, des Nagelfalzes, Subungualraumes mit Alkohol, dem nach *v. Herffs* Vorschlag 1% Aceton zugesetzt wird. Die bakteriologische Untersuchung zeigte, daß die gefährlichen pyogenen Eiterkeime dadurch gründlich zerstört waren; man konnte direkt mit der alkoholdesinfizierten Hand die Operation beginnen, ohne zuvor noch eine lästige Desinfizierung vornehmen zu müssen, sofern man nicht vorzog, die inzwischen von *Friedrich* in die Praxis eingeführten Gummihandschuhe zu verwenden.

Schumburg ist mit seinem Vorschlag, die Heißwasserdesinfektion auszuschalten, und nur den Alkohol, an seiner Stelle in der Hebammenpraxis den Brennspiritus, zur Händedesinfektion zu verwenden, nicht durchgedrungen.

Was den Anzug betrifft, so operierten meines Wissens früher die meisten Operateure in gewöhnlichem Rock, stülpten sich vielleicht die Ärmel in die Höhe und banden eine Schürze vor. Wenn meine Erinnerung mich nicht täuscht, trug *von Langenbek* einen Frack in der Klinik und zur Operation; *Bruns* aber zog, als ich bei ihm hörte, zur Operation einen wasserdichten Regenmantel an. Die Franzosen, wie *Koeberlé* noch nach 1870 tat, operierten im Frack, den sie mit einer weißen Schürze schützten. Im August 1870 sah ich die französischen Chirurgen vor ihrem Lazarett in Fröschweiler in der weißen Operationsschürze promenierend ihre Zigarretten rauchen.

In Deutschland begann man sehr bald in der antiseptischen Ära sich zur Operation in einen waschbaren Rock ohne Ärmel oder eine große, alles bedeckende Schürze zu kleiden. Sobald die Apparate zur Dampfdesinfektion fertig waren, wurde alles sterilisiert. Für die meisten Operationen, besonders Laparotomien, war ferner Vorschrift, ein weißes waschbares Beinkleid. *Hägler* wies nach, wieviel Staub, inklusive Bakterien, die Kopf- und Barthaare zu enthalten pflegen. Die logische Folge davon war, daß man den Kopf mit einer waschbar-weißen, die Haare bedeckenden Mütze bedeckte, und da durch andere Versuche, besonders der Tuberkuloseärzte, die Gefahr der Tröpfcheninfektion, zumal beim Sprechen nachgewiesen wurde, war ein Mund- und Bartschutz die Folge, der aus einem Gazeschleier bestand, welcher vom Gesicht nur die Augen freiließ. Das gab dem Operateur eine gewisse Sicherheit, besonders wenn er im Verlaufe der Operation den Assistenten oder Studenten etwas demonstrieren oder erklären wollte.

Aus der Antisepsis war so allmählich die Asepsis hervorgegangen. Man verbannte die Antisepsis vollständig; alles, was dem Auskochen, strömenden Dampf ausgesetzt werden konnte, wurde so desinfiziert; die Antisepsis fand nur noch Verwendung für die Haut des Operateurs und die Operationsfläche der zu Operierenden. Die schließliche Vollendung des antiseptischen Kostüms bestand im Anlegen von Gummischuhen und der von *Friedrich* zuerst empfohlenen nahtlosen Gummihandschuhe, deren Herstellung allmählich eine große Vervollkommnung erfuhr. Die nahtlosen, dünnen, glatten Handschuhe stumpften kaum das Gefühl ab, besonders wenn man sich allmählich einige Übung in der Verwendung erworben hatte. Da dieselben durch ihre Dünnheit leicht Risse bekommen, mußte die Hand des Operateurs vor Anlegen derselben vorschriftsmäßig desinfiziert sein. Zeitweise trug man auf *Mickulicz'* Vorschlag darüber noch Zwirnhandschuhe, die nach Beschmutzung wieder gewechselt werden mußten. Doch litt entschieden das feine Tastgefühl des Operateurs etwas darunter; die stumpfe Trennung von verwachsenen Cysten ließ sich nicht so leicht und sicher durchführen wie bisher oder allein mit der Gummihand.

Die ganze Operationstoilette war etwas umständlich, aber man konnte doch unter dem Schutze derselben für bessere Erfolge garantieren.

An die Desinfektion des Operateurs schließt sich naturgemäß die der zu Operierenden an.

Die Desinfektion der Vulva für vaginale Operationen wird gehandhabt wie in der Geburtshilfe. Vor der Antisepsis geschah hier gar nichts. Zuerst kam ein gründliches Abbürsten der Haut- und der Geschlechtsteile mit Bürste und Seifenwasser und Desinfizienzien, was aber bald wieder wegen der geschlechtlichen Reizung gelassen wurde; es folgte gründliches Abwaschen mit Leinwandläppchen und Wattebäuschen mit warmem Wasser, darauf vorsichtiges Abwaschen mit verdünntem Alkohol. Die Vagina wurde gereinigt durch antiseptische Spülung oder vorsichtiges Ausreiben mit 1% g Solveol- oder Lysollösung, Formalinlösung (2%) oder Ausspülen und Ausreiben mit der von *Herff* empfohlenen Jodalkohollösung (Jodi puri 0,3 mit 100 Spir. vin von 50%). Nur bei Laparotomie, wo von der Bauchhöhle aus eventuell das Vaginalgewölbe geöffnet wird, Befeuchtung der Vagina und ihres Gewölbes mit Jodtinktur.

Die Bauchhöhle bürstete man ursprünglich tüchtig mit warmem Seifenwasser und hernach mit Lysol oder Formalinlösung ab. Abgesehen von diesem zeitraubenden Vorgehen wurde dadurch vielfach die Narkose gestört, und bei empfindlichen Blondinen entsteht manchmal ein lästiges Ekzem. Es war daher als Fortschritt zu begrüßen, als *Grossich* empfahl, einfach die Bauchhaut mit gewöhnlicher Jodtinktur 1—2 mal a. oper. zu bepinseln. Dadurch wurden auch die Klebemittel für den Operationsschutzverband Gaudanin (*Döderlein*), Chiropter überflüssig.

Die Instrumente wurden am besten in dem *Schimmelbusch*schen Apparat 10 Minuten lang in 1 Proz. Sodalösung ausgekocht und dann steril mit dem ausgekochten Drahtgestell auf einem sterilen Tuch ausgebreitet. Die im Lauf der Operation verunreinigten Instrumente werden in 2 proz. Solveollösung abgewaschen und bei Beschmierung mit Kot oder Eiter dann nochmals ausgekocht.

Zum Auftupfen der in die Bauchhöhle ergossenen Flüssigkeiten, Cysteninhalt, Blut, Eiter usw. wurden ursprünglich Schwämme verwendet, die nach einem umständlichen, aber sehr zuverlässigen, von *Billroth* angegebenen Verfahren (Unterchlorigsäure), desinfiziert werden mußten. Einfacher und billiger ist die Verwendung von Gazetupfern und Gazekompressen, welche durch heißen Dampf sterilisiert und nach Gebrauch verbrannt werden. Gazekompressen konnten evtl. nach guter Sterilisation nochmals zum Vorlegen vor die Vulva bei starker vaginaler Sekretion der Wöchnerinnen verwendet werden.

Bei umfassender Verunreinigung der Bauchhöhle, wo durch reichliches und manchmal zu starkes Auftupfen Schädigung des Peritonealepithels entstand, dem Lähmung der Därme oder Neigung zur Verwachsung folgte, wurden eine Zeitlang Ausspülungen der Bauchhöle mit lauwarmer physiologischer Kochsalzlösung gemacht, um allen Eiter und Blut zu entfernen. Ich gewann den Eindruck, daß derartige Durchspülungen nicht von Nutzen waren, sondern Blut und Eiter in tote Räume der Bauchhöhle zu verschleppen geeignet waren, wo sie meist zum Schaden der Operierten liegen blieben. Ich habe daher das Verfahren wieder aufgegeben, zumal *Walthard* gezeigt hatte, daß durch diese Manipulation, besonders mit Antisepticis, das Peritonealepithel geschädigt wird.

Seit *Pfannenstiel* auf der Tagung der Gesellschaft für Gynäkologie in Straßburg 10 Proz. steriles Campheröl zur Desinfektion der Bauchhöhle empfahl, habe ich dasselbe fleißig verwandt, sobald Verunreinigung der Bauchhöhle durch Eiter und Sekret vorlag; ich habe die betreffende Stelle mit in das Öl getränkten Tupfern betupft oder direkt bis zu 100 ccm Campheröl in tote Räume eingegossen. Von diesem Verfahren habe ich die besten Erfolge, nie Nachteile gesehen, und bin fest überzeugt, daß die guten Erfolge meiner eitrigen Adnexoperationen darauf beruhen. Im Krieg kam, von *Sigwart* empfohlen, die Eingießung von warmem Äther in die Bauchhöhle auf (100–200 ccm); die Methode hat sich bewährt und wird seither von Gynäkologen und Chirurgen bei Verunreinigung der Bauchhöhle z. B. nach Proc.-vermiformis-Perforation viel angewandt; sie leistet aber wohl nicht mehr als die Campheröltupfung und reizt sicher das Peritonealepithel; der Vorteil ist der, daß sich der Äther spontan weithin verbreitet.

Während in der vorantiseptischen Zeit Zwirn oder gewöhnliche Seide als Nahtmaterial verwandt wurde, wird seit der *Lister*schen Antisepsis dem Naht- und Unterbindungsmaterial besondere Sorgfalt gewidmet. Auf dem Berliner internationalen Kongreß (1890) mutete es die damalige junge Generation eigentümlich an, als *Lawson Tait* sein Fadenmaterial einfach aus der Tasche zog und dasselbe mit dem Munde bereithielt, um seine damals so viel bewunderte Dammplastik möglichst rasch ausführen zu können.

Es zeigte sich bald, daß einfaches Auskochen der Seide selbst in 1 Proz. Sol. Natr. carbon. nicht genügt, um die in der Seide oft noch vorhandenen Sporen abzutöten. Ich erinnere mich eines Falles aus den sechziger Jahren, wo ich mit ausgekochter Seide den Stumpf unterband; nach anfangs fieberfreiem Verlauf kamen nach Ablauf von 2 Wochen langwierige störende Stumpfexsudate, die sicher durch zurückgehaltene Sporen bedingt waren. Es gibt aber und gab auch in der antiseptischen Ära Chirurgen, deren ausschließliches Naht- und Unterbindungsmaterial Seide war, so z. B. *Bramann*, der damit sehr gute Resultate erzielte.

Ein sehr gutes Nahtmaterial stellte der Silberdraht dar; derselbe muß weich und biegsam sein, um beim Schnüren und Drehen nicht zu brechen. Wegen der Gefahr durch die abgeschnittenen spitzen Enden läßt sich der Draht nur äußerlich am Damm, in der Scheide, für Fisteloperationen verwenden. Der Draht ist in seiner Wirkung ideal, weil er durch einfaches Kochen sicher keimfrei wird und auch im weiteren Verlauf keimfrei bleibt, da er in seiner Substanz keine Bakterien aufnimmt und in die Tiefe leitet wie die Seide. Eine später eingeführte Art war der Bronzedraht, der auch mit Nutzen zu Darm- und Magennähten verwendet wurde.

Ähnlich wirkt der Silk, der im ganzen dieselben Eigenschaften hat wie Silberdraht, aber weicher, schmiegsamer ist, sich besser knoten läßt und ebenfalls durch Auskochen leicht zu sterilisieren ist; seine Anwendung empfiehlt sich nur an Stellen, wo er leicht wieder zu entfernen ist. Der Vorteil liegt wie bei Draht darin, daß man Silk länger liegen lassen kann als Seide und Zwirne.

Das für das *Lister*sche Verfahren spezifische Material ist das Catgut, welches durch Sterilisation präparierten Schafdarmes gewonnen wird. Der Vorteil liegt darin, daß er genügend lange hält, um die prima intentio von Wunden zu garantieren, daß er dann resorbiert und dadurch gelockert wird, so daß die geknoteten Fäden nicht entfernt zu werden brauchen. Anfangs wurde das Catgut in Carbolöl aufbewahrt und in den Handel gebracht; es zeigte sich aber, daß das darin aufbewahrte Catgut nicht steril blieb.

Ein großes Verdienst um Herstellung eines dauerhaften und zuverlässigen Catguts erwarb sich die Firma Kuhn (Melsungen). Später wurde dann Catgut trocken dargestellt, durch Sterilisation in heißer Luft von 140 °C keimfrei aufbewahrt (Fabrik Niemitz, Hamburg).

Bequemer für den Gebrauch sind die in flüssiger Jodlösung nach *Kuhn* aufbewahrten Catgutringe. Da mir die fabrikationsweise Sterilisierung nie ganz zuverlässig schien, habe ich viele Jahre lang das nach von *Herff* präparierte Jodcatgut verwendet und zuverlässig in der Schnürung und absolut steril befunden. Ich habe in den letzten 10 Jahren alle Kaiserschnitte damit genäht. Dasselbe wird folgendermaßen hergestellt: 50 g einer Jod=Jodkaliumlösung (*C. Billmann*, Mannheim) werden mit kaltem, zuvor abgekochtem Wasser verdünnt; das von *Kuhn* im Ringe bezogene Catgut wird aufgewickelt, dann 8 Tage in diese Lösung gelegt und von da bis zum Gebrauch in 96proz. Alkohol aufbewahrt; das so von der Operationsschwester bereitete Catgut war haltbar, steril und gut zu knoten.

Ehedem war von besonderen *Operationsräumen* überhaupt keine Rede; man operierte zunächst im klinischen Hörsaal; in manchen Kliniken hat sich das lange fortgesetzt. In Basel operierte ich in demselben Raum, in dem ich Klinik abhielt; und auch in dem 1888 erbauten Hörsaal der Straßburger Klinik machte ich anfangs noch alle Operationen; der Raum diente zugleich als Untersuchungszimmer und Verbandsaal. Allmählich begannen die Kliniker sich außer Hör= und Kreißsaal einen speziellen Operationsraum zu schaffen.

Das Haupterfordernis für einen guten Operationssaal ist gute Beleuchtung durch ein großes Fenster gegen Norden; ein Amphitheater für Zuschauer ist in chirurgischen Operationssälen nutzlos, denn von einem solchen aus sehen die Zuschauer doch nichts, und will man seinen Schülern eine Operation zeigen, wie den Kaiserschnitt, so operiert man im klinischen Hörsaal. Man schützt die Wunde gegen etwa beim Kommen und Gehen der Zuschauer entstehenden Staub durch gutes Abdecken, und darf nicht vergessen, daß *Hägler* nachgewiesen hat, daß in der Luft der Krankensäle Staphylokokken vorkommen, selbst Streptokokken, welche in die Wunde fallen können.

Im Bau und Einrichtung der Operationssäle wurde Ende des 19. Jahrhunderts vielfach maßlos übertrieben. Der Operationsraum braucht gar nicht saalartig groß zu sein, denn durch den Rücken des Assistenten sehen kaum ein paar Hauspraktikanten genügend von einer Operation, zumal bei Laparotomie, Operationen in der Scheide.

Die Hauptsache für den Operationssaal ist ein Material, das leicht zu reinigen ist, und an welchem kein Schmutz haftet. Daher haben die emaillierten Plättchen zum Bodenbelag und zur Wandbekleidung das Feld behauptet. Da sich aber in den Rinnen zwischen den Plättchen leicht Blut und Schmutz ansammelt, hat man vielfach in Operationssälen mit Nutzen Terazzo zum Fußboden verwendet. Wichtig ist alle Ecken abzurunden am Zusammenstoß der Wände, des Fußbodens und der Decke. Einen entschiedenen Fortschritt haben die Waschangelegenheiten gemacht, die ermöglichen, daß man sich abwechselnd im strömenden kalten oder warmen Wasser wäscht, und daß das Wasser durch einen leicht bewegbaren Hebel in Bewegung gesetzt wird.

Ob man Methoden anwendet, die Wände von oben her zu berieseln oder von unten abzuspritzen, bleibt der Geschmacksrichtung des einzelnen überlassen. Jedenfalls muß man für einen guten Ablauf von Wasser, Blut, Operationsflüssigkeiten sorgen, mit der Möglichkeit guter Durchspülung.

Manche Operateure wollten Extraräume für Laparotomien haben, und alleanderen vaginalen u. a. Operationen in einen besonderen Raum verlegen. Viel wichtiger erscheint mir die Trennung in einem aseptischen und einen septischen Operationssaal, in welch letzteren alle Operationen bei Appendicitis, Pyosalpinx, Parametritis, Abszesse, fiebernde Kaiserschnitte usw. gehören. Wo eine derartige Trennung nicht bloß im Raum, sondern auch in Instrumenten, Verbandmaterial usw. durchzuführen ist, belohnt sich das zweifellos durch bessere Resultate. Die Trennung in einen aseptischen und septischen Operationssaal ist vor allem wichtig für das Personal; ein guter Techniker kann in jedem Raum, auch in einer Privatwohnung, aseptisch operieren.

Sehr zweckmäßig ist, neben dem Operationssaal einen kleinen Raum anzubringen, wo die Narkose vorgenommen und die Kranke desinfiziert wird. Ich habe es immer als furchtbar grausam empfunden, wenn die zu Operierende wach auf den Operationstisch aufgeschnallt wird und sämtliche Vorbereitungen von Instrumenten, die Desinfektion der Assistenten usw. mit ansehen muß. Ebenso ist wichtig, auf der anderen Seite einen Sterilisationsraum zur Desinfektion der Instrumente zu haben und einen großen Sterilisator zur Desinfektion der Operationsröcke, des Verbandmaterials. Es ist unzweckmäßig, wenn Gas- und Wasserdämpfe sich im gleichen Raume entwickeln, wo narkotisiert wird.

Ich habe oft gesehen daß die Operationsräume der städtischen Krankenhäuser und Diakonissenanstalten viel schöner und zweckmäßiger eingerichtet waren als die der Kliniken; nicht weil die klinischen Direktoren es weniger gut verstanden hätten als die Krankenhausdirektoren, sondern weil die Städte immer viel liberaler waren als der Staat und ihren Direktoren leichter Verschwendungen erlaubten, und weil zugleich in den kleineren Operationssälen der Krankenhäuser die Rücksicht auf Raum für die Studierenden wegfiel.

Im ganzen ist also ein enormer Fortschritt in der Sauberkeit und der praktischen Anlage der Operationsräume festzustellen; man sollte sich aber doch bei Neuanlagen vor übermäßigen Ansprüchen und Verschwendung hüten.

9. ESMARCHSCHE BLUTLEERE

Auf dem chirurgischen Kongreß Ostern 1873 teilte *Esmarch* zum ersten Male seine Versuche über blutleere Operationen mit. Er empfahl zu diesem Zwecke Umschnürung der Extremitäten mit elastischen Binden oder mittels Gummischlauchs. Diese Neuerungen fanden erst im darauffolgenden Jahre 1874 mehr Anklang bei seinen Kollegen und dann im Ausland, besonders bei den Engländern. Es zeigte sich, daß man durch Herstellung der künstlichen Blutleere ohne den geringsten Blutverlust operieren kann, und daß teilweise dadurch völlige Anästhesie erzielt wird. Die elastische Binde muß zu diesem Zweck von der Peripherie gegen das Zentrum so gut umschnürend angelegt werden, daß der Arterienpuls (Femoralis, Brachialis) in der betr. Extremität nicht mehr zu fühlen ist. Der Vorteil der Kompression der großen Gefäße durch elastische Ligatur ist eklatant; die Blutersparnis vermindert die akzidentalen Wundkrankheiten und den Reiz der Schwämme. Die künstlich hergestellte Anästhesie erlaubt an den Fingern ohne weiteres zu operieren; man ist in der Lage, Fremdkörper ohne Blutung aufzusuchen, verletzte Gefässe zur Unterbindung freizulegen; der Verblutungstod wird durch Einwicklung der Extremitäten vermieden. Die *Esmarch*sche Methode hat sich rasch nicht nur in Deutschland, sondern in England, Amerika, der ganzen Welt eingebürgert, und *Esmarchs* Name ist durch seine Blutleere in der ganzen gebildeten Welt berühmt geworden. Die Vornahme von Amputationen und Resektionen an den unteren und oberen Extremitäten ist durch die Blutleere in ein neues Stadium getreten; der Transport der Verwundeten vom Schlachtfeld ins Lazarett und von diesem in ein anderes ist dadurch vereinfacht. Die Blutleere erleichtert auch die Assistenz bei den Absetzungen der großen Gliedmaßen. Eine Gefahr liegt höchstens in zu starker oder zu lang andauernder Anwendung der Blutleere, indem dann die betreffenden Teile brandig werden können. Nicht bloß die Extremitäten können blutleer entfernt werden, die Methode kann auch auf einzelne Organe wie schwangeren Uterus, Myome ausgedehnt werden.

An Stelle der manuellen Kompression der Aorta, die, länger fortgeführt, nachteilig wirkt, trat die Kompression der Baucheingeweide mit elastischem Schlauch nach *Momburg*. Ein fingerdicker elastischer Gummischlauch wurde der liegenden Patientin zwischen unterem Rippenrand und Beckenschaufel in 2–4 Touren so fest angelegt, daß der Femoralpuls verschwindet. Natürlich darf die Kompression nicht zu lange (stundenlang) fortgesetzt werden, sonst wird die Zirkulation geschädigt. Immerhin sind unangenehme, selbst gefährliche Erscheinungen danach beobachtet worden; Erbrechen, Kollaps, selbst länger dauernde Herzschwäche, besonders im Moment der Lösung des Schlauches; ferner Durchfälle, länger dauernde Blasenschwäche. Todesfälle sind oft bei älteren Leuten eingetreten, welche die Umschnürung nicht so gut ertragen. Die Aortakompression durch den Schlauch ist ein wertvolles Hilfsmittel der blutstillenden Therapie geworden. Ähnlich wirkt die Aortenklemme von *Gauß* und *Sehrt*, die beide weniger gefährlich sind. Die komprimierende Pelotte wird unterhalb des Nabels angelegt und die Aorta so gegen die Wirbelsäule fixiert, daß die tastende Hand keinen Puls mehr fühlt. Die Aorta wird in der Höhe des 4. Lendenwirbels komprimiert, dann bleibt im Gegensatz zum *Momburg*schen Schlauch die Arteria renalis, Mesent. super. und der Stamm der Arteria coeliaca frei. Gewöhnlich wird die Pelotte die Art. ovaricae sammt der Aorta gleichzeitig komprimieren; nur bei abnormem Abgang der letzteren wird man eine mangelhafte Blutstillung bekommen und dann die Aortenklammer höher anlegen müssen.

Immerhin bieten diese blutsparenden Kompressionen in Anlehnung an *Esmarch* sowohl als *Momburg* und *Gauß* gewisse nicht zu unterschätzende Vorteile.

Auch der Ersatz des verlorenen Blutes durch physiologische Kochsalzlösung, *Tavel*sche, *Ringer*sche Lösung oder selbst menschliches Blut hat nicht immer das geleistet, was man davon erwartete; vor allen Dingen muß man sich hüten, dem Kreislauf Flüssigkeit einzuverleiben, ehe die Blutstillung gesichert ist. Manchmal kann Einverleibung mäßiger Mengen von Flüssigkeiten in den Dickdarm von Nutzen sein.

Seltener benützt man die Autotransfusion, indem durch feste Einwicklung der Extremitäten Blut gespart und in den Kopf, Herz, Lunge geleitet wird, unter entsprechender Lagerung des Körpers.

Bei einem Blutverlust von mehr als 3% der Gesamtblutmenge ist subcutane Einspritzung der verlorenen Flüssigkeit nicht nutzlos; unter 3% gelingt der Ersatz auch ohne solche Zuführung. Reichliche subcutane Einführung z. B. von *Tavel*scher Lösung hat manchmal ausgedehnte Hautgangrän hervorgerufen; man kann daher mit all diesen Maßnahmen nicht vorsichtig genug sein.

10. OPERATIONEN AN DER VULVA

Verletzungen der Vulva bei Frauen treten fast ausschließlich infolge von Entbindungen ein; wird der Riß nicht sofort genäht, oder heilt er nicht, so ist eine spätere Operation erforderlich. In vorantiseptischer Zeit verzichteten die Operateure vielfach auf die leicht nutzlose Operation des kompletten Dammrisses; die armen Frauen quälten sich dann ihr ganzes Leben mit der Inkontinenz ab.

Ganz enorm selten sind die sog. Pfählungsverletzungen des Dammes und der Vulva, welche entstehen, wenn eine Frau mit der Vulva auf einen spitzen Zaun oder Pfahl auffällt. Es sind das oft scheußliche Zerreißungen des Dammes, der Scheide und des Mastdarmes, die schwer zu nähen sind.

Es war im vergangenen Jahrhundert eigentlich nur *Hegar*, welcher eine Zeitlang lehrte, der praktische Arzt solle einen bei der Geburt entstandenen kompletten Riß nicht nähen, weil er doch nicht heile. Das ist nun nicht richtig; ein gut und richtig genähter kompletter Dammriß heilt immer; der junge Arzt muß nur Gelegenheit haben, teils an der Lebenden, teils am Phantom solche Risse nähen zu lernen. In der vorantiseptischen Zeit war es zu entschuldigen, die nach der Geburt ungeheilt gebliebenen Dammrisse nicht in Angriff zu nehmen, weil sie später doch nicht heilten.

Hier sind uns *Hegar* und *Simon* bahnbrechend vorangegangen, die zweckmäßige Nahtmethoden ersannen und mit Benützung der Antisepsis gute Heilresultate erzielten. Sie zeigten, daß es wesentlich auf exakte, der Natur abgelauschte Anfrischung der alten Narbe ankomme; besonders wichtig war das beim kompletten Dammriß. Sieht man in den Lehrbüchern die sog. Schmetterlingsfiguren abgebildet, wie sie als Anfrischungsfiguren benutzt werden, so wundert sich der Anfänger leicht, woher diese Figur kommt. Macht man aber am *Winckel*schen Phantom zunächst einen inkompletten Riß, so hat man die trianguläre Form vor sich, wie sie der Anfrischung zugrunde liegt. Schneidet man dann den Sphincter durch und 1–2 cm die Mastdarmschleimhaut weiter durch, so entsteht genau die Schmetterlingsfigur von *Hegar* und *Simon*. Das früher gebrauchte Nahtmaterial Seide war besonders bei ungenügender Sterilisation nachteilig. Besser wurden die Verhältnisse, als man Catgut oder Silk für solche Nähte verwandte. Der Silberdraht paßt aber nur für Scheide und Damm, nicht für Mastdarmnähte. Man lernte bald, daß die anfängliche Polypragmasie der Antiseptik, tägliches Inspizieren, Abspülen und Reinigen schädlich ist; daß die Wunde am besten heilt, wenn man sie in Ruhe läßt. Ebenso lernte man, daß die rechtzeitige Entleerung des

Darmes von Bedeutung ist, nicht zu früh und nicht zu spät; daß Einläufe vom Übel sind und leicht die Naht sprengen; daß einem, wenn Ricinus oder Bitterwasser keinen Erfolg geben, manchmal nichts übrig bleibt als harte Scybala, die über dem jungen Sphincter angehäuft sind, mit dem kleinen Finger zu entfernen.

Als mit den Antisepticis das Catgut eingeführt wurde, kam die Methode auf, solche Höhlenwunden mit fortlaufender Catgutnaht zu nähen. Dies hat aber nur Sinn, wenn man Vagina, Rectum, Damm je mit *einer besonderen* fortlaufenden Naht vereint; *eine* fortlaufende Naht für alles gibt schlechte Resultate. Überhaupt erkannte man bald, daß der sich schon am 5.–6. Tage auflösende Catgutknoten für den Darm nicht das richtige Mittel ist; hier trat bald die feinere Seidennaht wieder in ihr altes Recht.

Die einfachen Methoden der Anfrischung nach *Simon-Hegar* sind immer die besten geblieben und heute noch in Geltung. Die späteren Modifikationen waren zum Teil zu kompliziert. Einfach und zweckmäßig ist das Verfahren, die Operation mit der Trennung des Scheidenrohres vom Mastdarmrohr zu beginnen. Die dünne, bogenförmige Narbe, welche das Rectalrohr vom Scheidenrohr trennt, wird möglichst dünn excidiert und nun das Mastdarmrohr stumpf vom Scheidenrohr nahezu getrennt. Es ist sehr wichtig daß das Mastdarmrohr keine Verletzungen erleidet; kleine Verletzungen der Scheide schaden dagegen weniger. Zunächst wird das Mastdarmrohr geschlossen und die Sphincterenden aufgesucht, um sie exakt zu vereinen. Die in die Höhe geschlagenen seitlichen Vaginallappen werden nach Bedarf auf jeder Seite in Gestalt eines Dreiecks abgetragen; die Scheidenlappen können mit feinem Draht, Silk, Seide genäht werden; für die Mastdarmschleimhaut kommt zur Naht am besten Jodcatgut zur Verwendung. Sind die beiden Rohre, jedes für sich, abgeschlossen, dann bleibt noch in der Mitte die Dammöffnung zu flicken, was am besten mit Seide geschieht. Diese Nähte bleiben 10–12 Tage liegen, die Mastdarmnähte 12 bis 14 Tage, die Scheidennähte noch länger.

Die Bartholinitis suppur. war von jeher ein bekanntes Leiden und chirurgischer Hilfe bedürftig. Mit Einführung der Antisepsis lernte man diese Incisionen gründlich auszuführen und die Heilung mit antiseptischen Verbänden anzustreben. Vorübergehend war üblich geworden, die vereiterte Drüse ganz zu excidieren; man sah aber bald ein, daß das Geschwulstbett dann leicht in toto vereiterte, so daß man doch wieder zur offenen Wundbehandlung zurückkehren mußte.

Anders bei den Cysten der Bartholinschen Drüsen mit klarem Inhalt. Hier ergab die Punktion schlechte Resultate; entweder füllte sich der Sack aufs neue, oder er kam durch Einwanderung von Bakterien zur Vereiterung. Für diese Fälle erwies sich die Totalexstirpation als die beste Behandlung; zweckmäßig war, wenn bei großer Cyste eine tiefe Höhle zurückblieb, einige Reihen versenkter Nähte unter der Haut anzulegen.

Unter den Krankheiten der Vulva, die infolge der Antisepsis chirurgischer Hilfe zugängig wurden, ist der Pruritus vulvae zu nennen; und zwar kam hierfür nur der essentielle Pruritus in Frage, wo alle anderen ätiologischen Momente auszuschalten sind. Es kamen also wesentlich in Betracht schwer belastete nervöse Personen mit genuinem Nervenreiz, zumal zur Zeit des Klimakteriums. Ich habe mich ein paarmal veranlaßt gesehen, große und kleine Labien samt Klitoris abzutragen, nachdem die übliche medikamentöse Behandlung versagt hatte. Erst mit Einführung der Antisepsis konnte man diesen Eingriff wagen, weil sie Heilung ohne Eiterung garantierte. Später wurde diese Operation durch ultraviolette Strahlen und Röntgenbestrahlung ersetzt.

Ebenso wurde die Excision der erkrankten Hautpartien bei hartnäckigen Fällen von Kraurosis vulvae üblich und mit Erfolg ausgeführt.

Ferner ermöglichte erst die Antisepsis an die operative Beseitigung von Lipomen, Fibromen, Fibromyomen der Vulva heranzugehen; hier zeigte sich bald, daß eine exakte Blutstillung mit Vernähung des Geschwulstbettes mit fortlaufender Catgutnaht für den Erfolg maßgebend ist. Dasselbe gilt von den Hernien der großen Labien, sowohl der gewöhnlichen, durch den Canalis inguin. vortretenden Hernie, als der überaus seltenen Hernia labial. post. Unter antiseptischem Schutz sind das bei guter Vernähung der Bruchpforten dankenswerte Operationen geworden.

Auch die durch spitze Kondylome, besonders in der Schwangerschaft oft erheblichen Geschwülste, ebenso die elephantiastisch veränderten Labien abzutragen mit glatter Heilung darnach, wurde durch die erfolgreiche Antiseptik ermöglicht. Stark wuchernde Geschwülste spitzer Kondylome verursachen in der Schwangerschaft oft große mechanische Belästigungen und verbreiten durch Wucherung von Saprophyten und Fäulnisbakterien auf der Oberfläche und zwischen den Kondylomen in die Tiefe dringend einen aashaften Gestank, so daß schon mit Rücksicht auf die Geburt, um einer Infektion bei derselben vorzubeugen, die Abtragung während der Schwangerschaft nötig wird. Zur exakten Blutstillung tut man oft gut, nur schrittweise vorzugehen und tiefgreifende Umstechungsnähte (Matratzennähte) anzulegen.

Die sehr seltene Erkrankung Lupus vulvae oder Ulcus rodens, die früher zur Verwechslung mit luetischen Geschwüren oder

Carcinom Anlaß gab, ist im Laufe der Zeit durch die eigentümlich sinuösen, neben der Harnröhre in die Höhe greifenden, oder ins Rectum durchbrechenden Gänge als tuberkulöser Natur erkannt worden. Zur Feststellung der Diagnose genügt der Nachweis an excidierten Stücken von chronisch entzündlichem Gewebe, und, was aber seltener gelingt, von Tuberkelbacillen. Die Therapie war auch operativ immer eine sehr unbefriedigende. In Anfangsfällen, wo die Diagnose oft noch nicht ganz sicher steht, konnte die Excision noch etwas leisten, obwohl die aseptische Excision kranker bakterienreicher Teile neben dem Darmrohr oft recht schwierig war. Waren schon weitgreifende sinuöse Gänge längs der Urethra bis zur Blase hin oder solche unter der Mastdarmschleimhaut oder in den Darm selbst durchgreifende nachweisbar, dann war eine aseptische Abtragung von vornherein ausgeschlossen. In solchen Fällen könnte jetzt das ultraviolette Licht, vorsichtige Röntgenbestrahlung oder Radium von Nutzen sein.

Im Gegensatz zum Carcinom des Collum uteri und selbst des Corpus uteri sind Carcinome der Vulva sehr selten, und, was Rezidive betrifft, sehr bösartig. Dasselbe beginnt als Plattenepithelcarcinom, als kleine Knoten in der Subcutis der Haut der großen und kleinen Labien oder selbst der Klitoris.

In vorantiseptischer Zeit war eine Operation hier sehr aussichtslos; auch jetzt noch sind die Erfolge sehr unbefriedigend, da die Kranken sich meist erst zeigen, wenn große jauchende Geschwüre vorhanden sind.

Die einzige Hoffnung besteht in sehr frühzeitiger Excision, aber man muß immer damit rechnen, daß solche Carcinom-Operationen, selbst bei strengster Antisepsis, leicht zur Eiterung führen durch die im Gewebe vorhandenen Eitererreger.

Um dem vorzubeugen, ist eine große Schnittführung nötig, die früher nicht denkbar war. Man macht einen leicht bogenförmigen Schnitt von der Spin. ant. super. bis zum Mons veneris, rechts und links, die beiden Schnitte treffen sich in der Medianlinie über der Symphyse. Von diesem Kreuzungspunkte aus wird das Carcinom mit möglichst viel subcutanem Bindegewebe und Fettgewebe samt diesem herauspräpariert; zunächst die oberflächlichen Leistendrüsen, dann nach Durchtrennung der Fascie des Oberschenkels auch die tiefen, teils stumpf, teils schneidend; meist muß die Vena saphena doppelt unterbunden werden; man muß sich in der Tiefe vor Verletzung der V. femor. hüten, falls das dieselbe deckende Bindegewebe schon infiltriert ist. Dann folgt Verschluß des großen Wundbettes durch die Naht. Man verzichtet besser von vornherein auf eine prima reunio und legt an Stellen starker Spannung der Naht einzelne Drains ein.

Rezidive bleiben fast nie aus; die Zukunft muß lehren, was die prophylaktische Bestrahlung mit Radium oder Röntgen zu leisten imstande ist. Es ist denkbar, daß durch Nachbestrahlung der operierten Drüsen die Prognose günstiger wird. Bei von Haus aus inoperablen Fällen ist die Bestrahlung das einzige Behandlungsmittel. Das 19. Jahrhundert hat gelehrt, diese Fälle operativ in Angriff zu nehmen, nun muß das 20. Jahrhundert zeigen, was die Bestrahlung leistet.

Immerhin ist die Prognose auch bei diesen großen, weitverbreiteten Vulvacarcinomen jetzt günstiger als vor Einbürgerung der Antisepsis.

11. MISSBILDUNGEN UND KRANKHEITEN DER VAGINA

Zum Kapitel Vagina gehört auch der durch Hymenalatresie bewirkte Scheidenverschluß. Die Operation, die hier in Betracht kommt, ist Abtragung des gesamten Hymens. Diese Operation ist an und für sich einfach und ungefährlich, sie konnte aber erst nach Einführung der Antisepsis in den Rahmen der üblichen Operationen aufgenommen werden, weil die früher unvermeidliche Eiterung den Zweck der Operation vereitelt hätte. Die Indikation zur Abtragung des Hymens gibt Rigidität desselben und dadurch bedingte abnorme Enge der Vaginalöffnung, oder das zuerst von *Marion Sims* gezeichnete Bild des Vaginismus. Hier ist nicht immer eine enge Vaginalöffnung die Ursache; diese liegt vielmehr in einer abnormen Reizbarkeit der Nervenendigungen der Schleimhaut des Hymens oder seiner Nachbarschaft. Die krampfhaft reflektorisch herorgerufene Contractur der Muskulatur des Scheideneinganges, des Constrictor cunni und anderer Muskelgruppen beruht zumeist auf schwerer neuropathischer Grundlage; dazu kommen manchmal kleine Geschwüre, Entzündungen, Fissuren des Hymens. Die Hauptursache ist die Angst vor der Berührung durch den Mann; manchmal löst schon der Gedanke daran Krämpfe aus. Bei beiden Formen, besonders bei der großen Enge, ist nicht selten eine gewisse Impotenz, eine Schwäche des Mannes, die Ursache; bei Vaginismus zuweilen ein rohes, brutales Vorgehen von seiten des Mannes. Die ehedem übliche gewaltsame Dehnung dieser Partien konnte natürlich keine Besserung oder Heilung bringen, sondern eher Verschlechterung; so war eine folgerichtige Therapie erst durch operative Behandlung auf antiseptischem Wege und mit Narkose möglich. Die zirkuläre Hymenexcision ist eine sehr einfache Sache. Zur Blutstillung genügt eine exakte Vereinigung der Vulvar- und Vaginalschleimhaut durch feine Catgutnähte. Die Hauptsache ist eine vernünftige, schonende Nachbehandlung; die Wunde ist nicht zu früh zu reizen; erst nach 2—3 Wochen wird nach Cocainisierung der Narbe täglich ein kleines Speculum eingeführt, allmählich ein größeres. Gelingt die Einführung eines mittleren Speculums ohne Cocain und ohne Schmerzen, dann wird Kohabitation gestattet.

Verletzungen der Scheide

Scheidenmastdarmfisteln stammen meist von einer Geburt her. Am häufigsten ist die Spitze eines kompletten Dammrisses nicht ganz ausgeheilt und dadurch am oberen Ende des Risses ein kleines Loch. In seltenen Fällen sind die Verletzungen direkt durch die Geburt, durch Zangenspitzen, scharfe Haken, Cephalotriptor entstanden. Es müßte schon eine sehr rohes Verfahren sein, wenn der *Ritgen*sche Mastdarmgriff eine solche Verletzung hervorbringt.

Diese Fisteln waren natürlich ohne Antisepsis einer Heilung kaum zugänglich, auch jetzt noch sind es prekäre Operationen, weil es Öffnungen sind, die zwischen 2 keimhaltigen Röhren liegen. Das Wichtigste ist, zuvor eine gründliche Entleerung des Darmes und längere Ruhigstellung desselben nach der Operation.

Handelt es sich um eine kleine Fistel, die nach der Naht eines kompletten Dammrisses übriggeblieben ist, dann ist es am zweckmäßigsten, durch Spaltung des Dammes und der Vagina samt Resektion den kompletten Riß wieder herzustellen, den Schnitt bis über die Fistel zu verlängern und diese zu excidieren; dann näht man die Mastdarmschleimhaut für sich, darüber die Vaginalschleimhaut und schließlich den Damm.

Der Versuch der Anfrischung solcher Fisteln vom Rectum aus, ist nicht ratsam und aufgegeben.

Carcinomatöse und tuberkulöse Fisteln wird man überhaupt nicht operativ in Angriff nehmen, sondern der Bestrahlung unterwerfen.

Gutartige Tumoren der Vagina

Die seltenen Myome und Fibrome der Vagina wurden wohl ohne Antisepsis nicht gern operativ angegriffen, da sonst eine Verjauchung des Myombettes leicht die Folge sein konnte. Zudem machten auch nur größere Tumoren Beschwerden beim Gehen, Sitzen, Kohabitation usw.; die in der Vorderwand sitzenden Tumoren Blasenstörungen durch Druck auf den Blasengrund.

Die seltenen gestielten Fibromyome wurden einfach abgetragen nach Unterbindung eines blutreichen Stieles. Breit in der Submucosa inserierte Myomknoten wurden ausgeschält nach Spaltung der überziehenden Mucosa, größere spritzende Gefäße unterbunden, dann Vernähung des Geschwulstbettes mit versenkten Catgutnähten.

Cysten der Scheidenschleimhaut

Diese sind teils Abkömmlinge der *Müller*schen, teils der *Wolff*schen Gänge; erstere werden mit dem Scheidengewölbe abschließen, letztere können ins Parametrium weiter wachsen. Cysten sind häufiger an der vorderen, als an der hinteren Wand zu finden; in beiden Fällen besteht die Möglichkeit des Übergreifens auf die Seitenwände. Verwechselung mit Vorfall ist vorgekommen; Ausschälung der Cyste war auch in antiseptischer Zeit noch etwas schwierig, wenn der Sack hoch hinaufreichte oder auf andere Wände übergriff.

Es ist deshalb die schon frühzeitig von *Schröder* angegebene Methode zweckmäßig, die prominierende vordere Cystenwand zu spalten, das überschüssige Gewebe bis zum Vaginalrand abzutragen und die Abtragungsstelle mit Matratzennähten zu umsäumen. Heilung erfolgt glatt, Rezidive erfolgen nicht, da die stehengebliebene Schleimhaut sich in vaginale umwandelt.

Bösartige Neubildungen der Scheide. Carcinom

Im Vergleich zum Collum ist das primäre Vaginalcarcinom recht selten; in meinem Hallenser Material fand ich nur 2% der Collumkrebse.

Das Carcinom findet sich entweder als breitbasige papilläre Infiltration der einen Wand, häufiger der hinteren, oder als zirkuläre Infiltration des ganzen Rohres, letzteres viel seltener. Das früher als ätiologisches Moment angenommene Tragen reizender Pessare kann unbedingt zurückgewiesen werden, ebenso auch die üblichen mechanischen Reize und Schädigungen; Vorfall und Scheidencarcinom schließen sich so gut wie aus. Kombination von Carcinom der Vagina mit Prolaps derselben fand *Loser* (Basel 1915) nur 12 Fälle. Das Carcinom hat große Neigung zur Weiterverbreitung, teils auf die Portio, mehr im Bindegewebe gegen das Rectum als gegen die Blase.

In alter Zeit spielten hier natürlich Ätzmittel eine große Rolle; darunter die Chlorzinkamylumsalbe. Die ursprüngliche Methode, die Neubildung breit zu umschneiden und mit möglichst viel Unterlage zu entfernen, wurde später durch andere Methoden verdrängt, die sich nur auf antiseptischem Wege durchführen ließen.

Martin umschnitt das Vaginalrohr kreis- und halbmondförmig über dem Hymenalansatz bis in die Submucosa, löste das Vaginalrohr stumpf von seiner Unterlage bis zur Plica vesico-uterina, diese wurde eröffnet, von da aus der Uterus total exstirpiert und nun entweder das vordere Bauchfell mit dem hinteren vernäht oder jedes mit dem zugehörigen Rest der Scheidenwand; die nach unten offen bleibende Bauchhöle wurde dann tamponiert.

Noch feiner ausgedacht ist die Methode von *Olshausen;* dieser spaltet den Damm zuvor in der Mitte zwischen Frenulum und Anus, löst das Scheidenrohr stumpf von seiner Unterlage los, eröffnet den Douglas, exstirpiert von da aus den Uterus samt dem uneröffneten Scheidenrohr, so daß bei dieser Methode Finger und Instrumente gar nicht mit dem Infektionsherd in Berührung kommen und deshalb eine gewisse Sicherheit gegen septische Infektion gegeben ist.

Für einzelne Fälle, wenn das Carcinom mehr im oberen Teile der Scheide sitzt, paßt es besser, zunächst den Uterus nach *Wertheim* zu entfernen und zugleich von oben her ein bis zwei Drittel der Vagina.

Rückfälle kommen nach solchen Operationen selten vor; gegen solche scheint die in unserem Jahrhundert erst begonnene Bestrahlung mit Radium oder Röntgen Erfolg zu versprechen.

Bei von Haus aus inoperablen Fällen hat die alte Chlorzinkpaste (Chlorzink und Amylum āā c. gutt. aliqu. Glycer.) durch Abstoßung eines tiefgreifenden Schorfes oft für 1—2 Jahre lang scheinbar Heilung gebracht.

Jedenfalls haben die letzten Jahrzehnte uns beachtenswerte Fortschritte in der Behandlung des Scheidencarcinoms gebracht. Man sollte auch erwarten, daß die Frauen früher die Hilfe des Arztes aufsuchen, da mechanische Schädigungen, Verletzung bei der Arbeit oder beim Coitus zu stärkeren Blutungen Anlaß geben können.

Gegenüber dem Carcinom tritt das Sarkom der Scheide an Häufigkeit und Bedeutung sehr zurück; dasselbe tritt ja auch in anderen Organen mit Vorliebe in der Kindheit auf, weniger häufig im Leben der Erwachsenen; seltener in Form eines Polypen gestielt, häufiger eine ganze Wand einnehmend. Jauchung, Blutung, Schmerzen treten hier vielleicht früher auf als beim Carcinom, aber die Prognose der Operation ist ebenso ungünstig wie sonst bei Sarkomen. Je nachdem wird man auch hier an die totale Entfernung des Scheidenrohres die Totalexstirpation des Uterus anschließen. Die einzige Hoffnung auf längeres Freibleiben von Rückfällen beruht auf gründlicher Bestrahlung mit Radium oder Röntgen oder beide kombiniert; diese Behandlung ist ein Fortschritt gegen früher.

Mißbildungen der Scheide. Atresie

Diese Krankheitszustände waren früher, in vorantiseptischer Zeit, ein noli tangere für chirurgische Eingriffe. Die mit solchen Defekten behafteten Frauen mußten sich in ihr hartes Los schicken, kein vollwertiges, einem Manne genügendes weibliches Wesen darzustellen. Man sollte nun eigentlich annehmen, daß solche mißgebildete weibliche Wesen, denen die ganze Scheide oder sogar der Uterus fehlt, die auch meist verkümmerte Eierstöcke haben, der weiblichen Eigenschaften mehr entbehren als gesund angelegte Frauen. Das Gegenteil ist der Fall; gerade bei solchen ist recht häufig ausgesprochene Libido und heftiger Drang nach dem Geschlechtsgenuß vorhanden; es scheint also, daß die verkümmerten Geschlechtsorgane genügend Hormone produzieren.

Mangel der Scheide und rudimentäre Bildung

Bei vollständigem Mangel der Scheide, der in der größeren Anzahl der Fälle auch mit Mangel des Uterus verknüpft ist, war in vorantiseptischer Zeit kein Gedanke irgendeinen Eingriff wagen zu können. Erst mit Einführung der Antisepsis war es möglich, auf Mittel und Wege zu sinnen, um diesem traurigen Zustande abzuhelfen. Merkwürdigerweise kommen nicht bloß ledige Personen mit der Bitte um Abhilfe dieses Mangels, sondern auch verheiratete Frauen, die trotz nie dagewesener Periode, ohne vorherige Untersuchung durch den Arzt, die Ehe eingegangen haben, und die nun der Ehemann dem Arzte zuführt, weil er sich in der Ehe unbefriedigt fühlt.

Die ersten Versuche bestanden darin, durch quere Spaltung der Haut zwischen Frenulum und Anus in das Bindegewebe zwischen Urethra und Mastdarm einzudringen und dessen Wiederverwachsung nach geschehener Spaltung zu hindern, indem von der umgebenden Haut der Labien und dem Damm Hautlappen lospräpariert, in den Bindegewebsraum eingeschlagen und fixiert wurden. Die Erfolge mit diesem Verfahren waren nur mäßig, da den Hautlappen eine ausreichende Länge nicht gegeben werden konnte und kein Fixationspunkt für die Spitze zu finden war. Die so erzielten, die Scheide darstellenden Gänge, waren meist nur $1^1/_2$—$2^1/_2$ cm tief und befriedigten höchstens einen sehr bescheidenen Ehemann.

Es lag nun nahe, benachbarte Gänge und Hohlräume zu benutzen. *Gersuny* gab zuerst an, einen Teil der vorderen Mastdarmwand zur Austapezierung des neugeschaffenen Bindegewebsraumes heranzuziehen, aber ohne befriedigende Resultate zu erzielen.

Es lag näher, den Dünn- oder Dickdarm zu benutzen. *Schubert* (Beuthen) empfahl das ganze untere Rectalrohr zu diesem Zwecke zu nehmen mit Ausnahme des Sphincter. Das Rectum wird quer über dem in Verbindung mit der Analhaut bleibenden Sphincter durchtrennt, dann teils stumpf, teils schneidend von der Umgebung losgelöst und auf 10—12 cm mobilisiert. Dann wird im hinteren Umfang der Bindegewebshöhle eine quere Incision gemacht und durch diese das vom unteren Schenkel der Flex. sigm. abgetrennte Rectum durchgezogen. Das untere Ende des Rectalrohres wird mit dem wundgemachten Hymenalring vereinigt, das obere Ende mit dem Gewölbe des Bindegewebsraumes, besonders nach der Blase hin, fixiert und geschlossen; der Douglas braucht dabei nicht immer eröffnet zu werden. Nun wird das Steißbein reseziert und auch ein Stück des Kreuzbeines; der untere Schenkel des Flex. sigm. von der Umgebung losgelöst, bis es möglich ist, denselben durch den stehengebliebenen Sphincter durchzuziehen und mit der Analhaut zu vernähen. Die Operation ist sehr übersichtlich, mäßig blutreich und bei guter Desinfektion und Vermeidung der Infektion vom Darm aus ungefährlich. Bis vor kurzem war auf 37 operierte Fälle die Mortalität 0%, seither ist eine Patientin zugrunde gegangen.

Im Falle des Vorhandenseins eines funktionierenden Uterus kann man das obere Darmende statt zu schließen mit der Cervixhöhle vereinen. Ich hatte leider nur einen Fall der Art zur Behandlung bei vollständigem Uterusmangel. Die Operation verlief bis auf zwei kleine Fiebersteigungen normal. Das Mädchen war mit dem Resultate der Operation so zufrieden, daß sie sich — es war im Weltkriege — den Vaterlandsverteidigern mit solcher Intensität hingab, daß sie nicht nur Gonorrhöe, sondern auch Lues davontrug. Es scheint mir nach dieser Erfahrung richtiger, die Operation nur bei Verheirateten und Verlobten vorzunehmen.

Ein anderer Vorschlag stammt von *Häberlin* (Zürich), der dahin geht, eine Dünndarmschlinge auszuschalten und in den Bindegewebsraum einzupflanzen. Es wird hier ein ca. 25 cm langes Dünndarmstück, das mit seinem Mesenterium in Verbindung bleibt, mit der äußeren Haut vereint und der Dünndarm nach außen eröffnet. Die zwischen den beiden Schenkeln der Schlinge befindliche Scheidenwand kann stehenbleiben oder getrennt werden. Der Dünndarm wird mittels lateraler Enteroanastomose wieder vereint.

Die Operation wurde zuerst von *Stöckel, Baldwin* u. a. ausgeführt. Die Ergebnisse einer größeren Reihe waren nicht sehr günstig, die Mortalität betrug 20%. Sie ist technisch eigentlich einfacher und rascher auszuführen; die Endergebnisse zeigen aber doch, daß die doppelte Durchtrennung des Dünndarmes gefährlicher ist als die des Dickdarmes, daß trotz vorzüglicher Antisepsis doch Infektion durch die Darmbakterien droht.

Es fragt sich daher, ob man berechtigt ist, eine solch lebensgefährliche Luxusoperation nach der Laparotomiemethode zu machen.

Einfacher, aber auch nicht immer leicht, liegen die Verhältnisse, wenn von dem zur Scheide bestimmten Teil des *Müller*schen Fadens nur ein Stück, häufig das untere oder auch mittlere, atretisch ist. Hier muß die trennende Wand quer eingeschnitten werden und der Bindegewebsraum stumpf eröffnet, bis man das Lumen der vorhandenen Scheide erreicht. Nun werden, von der Vulva ausgehend, Haut- und Schleimhautlappen mobilisiert, ebenso die Schleimhaut des oberen Blindsackes, bis es möglich ist, beide miteinander zu vereinigen. Die Nähte halten nicht immer und schneiden manchmal durch. Am besten ist es, wenn es gelingt, die Schleimhaut der Cervix mit äußeren Hautlappen zu vereinigen,

Schwieriger sind die Fälle zu behandeln, wo es sich um erworbene Atresie und Stenose der Scheide handelt. Infektiöse Katarrhe, Verletzungen mit hinzutretender Infektion, z. B. nach schweren Geburten, Kranioklasie, tiefgreifende Ätzungen, z. B. mit Chlorzink, können Veranlassung zu solchen Zuständen geben; ebenso auch schwere Erkrankungen im frühen Kindesalter, Scharlach, Diphtherie, Pocken.

Ist zugleich Mangel oder ungenügende Entwicklung des Uterus vorhanden, dann ist es schwer, die Stenose der Scheide zu beheben. Ist aber ein funktionierender Uterus da, so daß sich das ergossene Blut im Scheidenblindsack sammelt, so hat man es leichter. Man eröffnet die Hämatometra oder Hämatocolpos und vereint die mobilisierte Wunde der unteren Scheide damit.

Früher versuchte man die atretische Scheide durch Dehnung mit Glaszylindern, Laminaria, Jodoformgaze offen zu halten, ein mühsames, nicht immer zum Ziele führendes Verfahren; jetzt fragt es sich, ob es hier nicht besser ist, nach der Methode von *Schubert* die atretische Scheide durch ein Stück Mastdarm zu ersetzen. Jedenfalls hat diese Operation einen enormen Fortschritt gebracht und eine Möglichkeit ehelicher Verhältnisse geschaffen, an die man früher nicht hätte denken können.

12. OPERATIONEN AM UTERUS

In der Pathologie der weiblichen Genitalien spielte naturgemäß der Fruchthalter die größte Rolle, und es ist verständlich, daß seine Erkrankungen frühzeitig Gegenstand ärztlicher und vor allen Dingen operativer Eingriffe wurden. Die Hauptindikation gaben natürlich

Blutungen und Gewächse. Die Blutungen wurden früher mit starken Ätzungen der Uterushöhle, mit Ferrum candens, Tamponaden usw. bekämpft. Die Wucherungen der Portio wurden frühzeitig mit dem Messer oder dem Ecraseur, der Glühschlinge abgesetzt. Die Behandlung war nicht sehr erfolgreich und gab vielfach Anlaß zu Rückfällen.

Bei der Entstehung des Uterus aus den *Müller*schen Fäden spielten viele Zufälligkeiten mit, die zu Störungen in der Entwicklung zum völligen Organe Anlaß gaben; und doch war nur bei den wenigsten das Messer imstande, korrigierend einzugreifen; deshalb konnte auch die Einführung der Antisepsis hier keinen großen Wandel schaffen.

Zum operativen Eingriff gibt von den zahlreichen Entwicklungsstörungen nur das rudimentäre Horn eines Uterus unicornis Anlaß, wenn dasselbe eine kleine funktionierende Uterushöhle enthält, in welcher sich ein durch äußere Überwandung befruchtetes Eichen angesiedelt hat. Der Sack platzt meist im 2. Monat der Schwangerschaft; die Diagnose, daß es sich nicht um eine geplatzte Tubar-, sondern Nebenhornschwangerschaft handelt, wird meist erst bei der Operation möglich sein, wenn der Abgang des Ligam. rotund. nach außen vom geplatzten Sacke zu finden ist. Operativ ist die Excision des geplatzen Nebenhorns das einzige richtige Verfahren; hierbei ist eine sehr exakte Vernähung notwendig, damit nicht durch Lockerung der Nähte eine Nachblutung entsteht.

Ferner geben gewisse Gynatresien Anlaß zu operativem Eingreifen. Der günstigste Fall ist, wie schon erwähnt, wenn der Verschluß im Bereiche des Hymens sitzt und derselbe durch das dahinter angesammelte Blut kugelförmig vorgewölbt wird. Einer queren Incision folgt Abtragung der meist dicken Hymenallappen unter Vernähung der Schleimhaut der Vulva mit der der Vagina; desinfizierende Spülungen des entleerten Sackes sind nicht rätlich.

Schwieriger schon ist der Fall, wenn die Gynatresie im Bereiche der Scheide sitzt, und wenn von der ursprünglich doppelten Anlage der *Müller*schen Fäden der eine ganz oder teilweise verödet, so daß erst ein verschlossenes Stück der Scheide zu durchtrennen und zu eröffnen ist, ehe man an den Blutsack gelangt. Hier ist die Gefahr der Verletzung von Harnröhre, Blase oder des Rectums vorhanden, welcher man durch Einführen des Katheters oder der Finger oder eines dicken Dilatators ins Rectum vorbeugt. Die Operation hat nur Zweck und Aussicht auf Erfolg, wenn man einen fluktuierenden bluthaltigen Sack fühlt, den man durch den Troikart eröffnen kann und dessen Wundränder sich mit äußeren Hautlappen vereinigen lassen, um eine dauernde Öffnung zu erzielen. Jedenfalls verspricht dies Verfahren mehr Erfolg als der Versuch mit Glasröhren oder Tamponaden.

In den seltenen Fällen, wo daneben Tubensäcke, Hämatosalpinx vorhanden sind, tut man gut, dieselben uneröffnet abzutragen, so daß von ihrem infektiösen Inhalt nichts mit der Bauchhöhle in Berührung kommt.

In vorantiseptischer Zeit waren all diese Eingriffe an den mißbildeten weiblichen Genitalien ein Ding der Unmöglichkeit; der einzige denkbare Eingriff war der bei Hämatocolpos und Hämatometra, um dem angesammelten Blut einen Weg zu bahnen; damals war nicht selten eine Pyometra die Folge. Es ist merkwürdig, wieviel man in der Literatur Anfang der siebziger Jahre noch von Pyometra und Pyokolpos liest, ein Begriff, der seither ganz verschwunden ist.

Eine Operation, welche ebenfalls erst durch die Antisepsis ermöglicht wurde, ist die *Ausschabung* der *Gebärmutter*: Abrasio mucosae, welche zuerst in den siebziger Jahren in Deutschland allgemeine Anerkennung fand. Zwar hatte *Récamier* schon 1840 seine Schabrinne empfohlen. Damals war die Verbreitung derartiger Neuerungen eine sehr langsame; auch wirkte wohl die Furcht vor Infektion mit, so daß die Operation erst viel später nach Deutschland gelangte, wo inzwischen *v. Volkmann* den scharfen Löffel in die Chirurgie eingeführt hatte. *Simon* und *Olshausen* übertrugen die Anwendung desselben in die Gynäkologie; zu gleicher Zeit aber opponierten *Spiegelberg* und *Hildebrandt* gegen dieses angeblich rohe und gewaltsame Arbeiten im Dunkeln. *Olshausen* gebührt das große Verdienst, durch sein Vorgehen das Verfahren in Deutschland eingebürgert und zweckmäßige Curetten dazu angegeben zu haben. Naturgemäß waren die strengsten Vorsichtsmaßregeln der Antisepsis nötig. Die Gefahr lag trotzdem noch darin, daß die zuführenden Gänge, Vagina und Cervix, nie keimfrei sind, und daß Übersehen von Entzündungen der Nachbarschaft eine böse Verschlimmerung herbeiführen konnte. Eine weitere Gefahr lag darin, wenn endzündliche Vorgänge in der Nachbarschaft der Tuben, Parametrien, des Pelviperitoneums übersehen wurden. Das Verfahren brachte die weitere Entwicklung mit sich, daß Operateure, wie *Hegar*, *Schultze*, *Fritsch*, *Fehling*, ihre Dilatationsinstrumente angaben, um die Cervix leicht für die Curette durchgängig zu machen. Die Ausschabung wurde anfangs meist in Narkose gemacht; die später aufgekommene ambulante Behandlung ist zurückzuweisen. Eine bald erkannte Gefahr der an sich harmlosen Operation war die Perforation der Gebärmutter, die auch heute noch leider manches Opfer fordert. Die Perforation findet entweder am Fundus oder einer beliebigen anderen Stelle des Uterus statt, wenn das Gewebe des Uterus weich und nachgiebig ist und mit zu großer Gewalt gearbeitet wird; oder am Os int., wenn dasselbe eng und starr ist und wenn die Dilatatorien oder die Curette dort gewaltsam in falscher Richtung vorgeschoben werden. Merkt der Operateur an dem plötzlichen Tieferdringen des Instrumentes, oder die äußere kontrollierende Hand der assistierenden Person, daß das Unglück geschehen ist, so kann noch alles gut ablaufen, wenn das Instrument sofort zurückgezogen wird und jegliche Spülung oder Ätzung unterlassen wird; dann kann unter antiseptischer Behandlung die Wunde gut abheilen.

Noch schlimmer ist die Sache, wenn statt der Curette die Kornzange, die sog. *Winter*sche Abortzange oder die *Schultze*sche Löffelzange verwendet wird; dann hat man vielfach erlebt, daß Netz oder Därme vorgezogen wurden oder durch die Perforationsöffnung in den Uterus vorfielen, ja daß der Darm sogar horribile dictu vom kopflosen Operateur abgeschnitten wurde. Durch solches rohe Verfahren kann die an und für sich segensreiche kleine Operation sehr diskreditiert werden. Ursprünglich war sie nur dazu bestimmt, bei Blutungen, die sich nicht anders stillen ließen, Hilfe zu bringen; oder diagnostisches Material der Schleimhaut zum Zwecke der Carcinomdiagnose beizuschaffen. Da man anfänglich in vielen Fällen weiche Massen der Schleimhaut in größeren Mengen herausbeförderte, gab *Olshausen* diesem Zustand den Namen Endometritis fungosa; in solchen Fällen ergab die Operation gute Resultate. Im Beginn und im ersten Jahrzehnt dieser operativen Tätigkeit war man erstaunt, einmal reichliche Massen gewucherter Schleimhaut mit der Curette zu entfernen, ein anderes Mal nur sehr sparsames Material, trotz anscheinend gleicher Bedingungen. Das Dunkel wurde gelichtet, als *Halban* und *Thaler* uns lehrten, daß die Mucosa uteri sich in einem dauernden Wechsel von An- und Abschwellung befindet; daß vom Intervall zwischen 2 Perioden an die Schleimhaut anfängt zu schwellen; daß Drüsen und intraalveoläres Gewebe sich in einem Stadium der Wucherung befinden bis zum Eintritt der nächsten Periode; mit Eintritt derselben, wenn also die Schleimhaut kein entwicklungsfähiges Ei vorfindet, schwillt die Schleimhaut ab, um ihre geringste Entwicklungsstufe, genau im Intervall, zu erreichen. Nachdem man diese Kenntnisse erworben, war klar, warum wir unter gleichen Bedingungen bei der Ausschabung einmal mehr, das andere Mal weniger, eine drüsenreiche oder drüsenarme Schleimhaut erzielten.

Wie jede neue Operation wurde auch diese nicht bloß im Anfang, sondern bis zum Schluß des Jahrhunderts übertrieben oft ausgeführt, so daß oft Frauen in die Kliniken eintraten, die außerhalb derselben schon 6—8 mal ausgeschabt waren.

Ebenso wie die Operation selbst wurde auch die Nachbehandlung übertrieben. Es war ja klar, daß sich nach der Abrasio eine neue Schleimhaut bilden mußte, und daß man diese durch eine 1—2 malige Ätzung mit T. Jodi, Carbolspiritus (50%) in der Heilung unterstützen konnte; aber wochenlang alle 2—3 Tage fortgesetzt ätzen war natürlich vom Übel. Erst allmählich hat man gelernt einzusehen, daß die Ausschabung nur bei einer gewissen Art von Blutungen Erfolg zeitigt, so bei der ungenügenden Involution post partum und abortum, dann manchmal im Klimakterium; während bei den Blutungen der Menorrhöe, gewissen Formen der chronischen Metritis, der Myombildung, der Erfolg oft recht gering und vorübergehend war.

Eigentlich nicht mehr im 19. Jahrhundert, sondern im jetzigen ist man ins Gegenteil verfallen und übt die Ausschabung vielleicht zu wenig aus, besonders unter dem Einfluß der Lehre von den sog. ovariellen Blutungen, die aber, wie alles Neue in der Gynäkologie, wieder furchtbar übertrieben wird und nur einen traurigen Beweis unserer Unkenntnis liefert.

Zweifellos ist die unter antiseptischer Ära eingeführte Uterusausschabung eine wertvolle Bereicherung der Gynäkologie geworden und wird es bleiben, wenn die Frauenärzte sich daran gewöhnen, nur nach strikter Indikation die kleine Operation vorzunehmen und keine Vorsichtsmaßregeln aus dem Auge zu lassen.

Frühzeitig wandte sich die operative Betätigung der Behandlung der Portio zu, die sich an allen chronischen Katarrhen des Uterus und besonders der Cervix mit Schwellung, Hypertrophie, Erosion und Hypersekretion beteiligt.

Die leichteste Art der operativen Behandlung war nach Fehlschlagen der Ätzbehandlung die Abschabung der erodierten Portioschleimhaut, bis an die Grenze der normalen Cervix, worauf die Abheilung ungleich rascher eintrat als nach Ätzungen. Es ist ja klar, daß die Erosion auf diese Weise rascher heilen mußte, da dieselbe nicht eine Abstoßung des Epithels, wie man früher glaubte, sondern eine Wucherung der Cervixmucosa mit Verdrängung des Portioepithels darstellte. Bei streng antiseptischem Verfahren ist die Abschabung ganz ungefährlich, die Blutung meist gering, evtl. durch Tamponade zu stillen. Am besten fügt man sofort eine Stichelung der wundgemachten Fläche mit dem spitzen Paquelin hinzu; die Abheilung ist nach 14 Tagen erfolgt.

Da vielfach die Erosion mit einer Wucherung des Bindegewebes verbunden war und dadurch eine Hypertrophie der Portio entstand, machte man frühzeitig eine Amputation der Portio durch Keilexcision, in der Art, daß die Portioschleimhaut mit der der Cervix durch tiefgreifende Nähte vereint wurde. Je nach der Sachlage konnte eine mehr oder minder weitgehende Verkürzung der Portio damit verbunden werden mit folgender narbiger Verengung des Muttermundes; Narben, die bei späteren Geburten die Eröffnungszeit erschwerten und sie oft schwieriger machten als eine normale Erstgeburt.

Es gab Zeiten in der frühen Entwicklung der operativen Gynäkologie, wo jede Behandlung eines Uteruskatarrhs und einer chronischen Metritis mit diesem sog. „Halsabschneiden" verknüpft wurde. Diese Zeiten sind zum Glück vorüber, die Amputation der Portio wird auf dringend indizierte Fälle beschränkt.

Dasselbe gilt von der *Emmet*schen Operation der Cervixrisse. Die bei jeder Geburt erfolgenden seitlichen Einrisse des intravaginalen Teiles der Portio wurden eine Zeitlang in ihrer Bedeutung stark übertrieben; nur den bis zum Scheidenansatz reichenden Portiorissen, die leicht ein Ektropium bedingten, konnte man eine größere Bedeutung beilegen. Gegen diese angeblich großen Übelstände der seitlichen Portiorisse wurde von *Emmet* die Naht der seitlichen Cervixrisse eingeführt, die eine Zeitlang übertrieben häufig ausgeführt wurde, wie früher die Portioamputation. Es galt hier durch seitliche Anfrischung der Portiorisse, durch passende Schnittführung in vaginaler und cervicaler Schleimhaut bis zum oberen Rißwinkel hinauf, gleiche Schnittflächen zu schaffen, die durch tiefgreifende Fixationsnaht und oberflächliche Adaptationsnaht vereint wurden. Die Operation ist nicht nur vom Erfinder, sondern auch in Deutschland sehr übertrieben häufig angewendet worden. Jetzt ist dieselbe ziemlich verlassen; das gleiche gilt von ihr wie von der einfachen Keilexcision der Portio, daß die Narben eine Erschwerung späterer Geburten bedingen.

Dasselbe gilt von der von *Sänger* angegebenen Lappentrachelorrhaphie der Cervix, wobei die Lappen nur abpräpariert und nach innen umgestülpt, nicht abgetragen wurden.

Eine größere Rolle spielte eine Zeitlang, bis die Totalexstirpation des Uterus aufkam, die von *Schröder* angegebene supravaginale Excision der Cervix bei Collumcarcinom. Die Absicht war, das erkrankte Collum möglichst hoch, womöglich über dem Os internum abzuzetzen. Spaltung der Lippen über den Vaginalansatz hinauf; nun Lospräparieren der Blase und stumpfes Hinaufschieben derselben, bis die vordere Cervixwand frei wurde; nun Incision der Uteruswand und Vernähen des Schnittendes der Vaginalmucosa. Behufs Abtragung der hinteren Lippe mußte der Douglas eröffnet werden, um die hohe Absetzung der Lippe zu ermöglichen: Isolierte Naht des Douglas-Peritoneums, dann Vereinigung des Uterusschnittes mit dem im Vaginalgewölbe. Die Operation war technisch nicht ganz leicht, vereinigte die Gefahren der Totalexstirpation und einer eventuellen Blasen-, Ureter-, Douglasverletzung und gab doch keine Sicherheit des Erfolges, so daß dieselbe bald aufgegeben wurde, nachdem sich die Totalexstirpation des Uterus von der Vagina aus eingebürgert hatte. Meiner Erinnerung nach blieben die Rezidive selten aus.

13. DIE RÜCKWÄRTSLAGERUNGEN

Bezeichnend für die späte Entwickelung der Gynäkologie ist, daß die Normallage des Uterus Mitte des 19. Jahrhunderts noch ein Streitobjekt war. Wesentlich unter dem Einfluß der Anatomen, die das der Schwere nach in der Leiche meist retrovertiert liegende Organ als normal so gelagert betrachteten, herrschte bis dahin die Anschauung, daß die normale Lage des Uterus die Retroversio sei, daß jede Abweichung nach vorn, ebenso aber auch eine stärkere nach hinten, als eine Abknickung regelwidrig sei. In den sechziger Jahren stellten dann *Credé, Schröder, Winckel* u. a. fest, daß die Normallage des puerperalen Uterus eine mäßige Anteflexio-versio ist; und es ist die Lebensarbeit eines *B. S. Schultze* gewesen, nachzuweisen, daß die Normallage des Uterus bei aufrechtstehender Frau und leerer Blase eine mäßige Anteflexio-versio ist.

Berühmt ist sein Streit mit dem Anatomen *Henke*, der immer noch behauptete, die Retroversio sei die Normallage, die Gynäkologen hielten bei ihrer bimanuellen Palpation die volle Blase für den Uterus; worauf *Schultze* ihn einlud, nach Jena zu kommen, wo er hoffe, bei einiger Geschicklichkeit im Untersuchen ihm beizubringen, was die Normallage des Uterus ist. Aber es gab noch einen weiteren Streit mit den Anatomen, welche wie *Claudius* behaupteten, der Uterus liege unbeweglich im Becken; während in Wirklichkeit der Uterus eines der beweglichsten Organe darstellt; seine Lage ist beeinflußt durch Füllung und Entleerung der Blase und des Rectums, durch Rücken-Seiten-Bauchlagerung, besonders durch die Beckenhochlagerung, intraabdominellen Druck; jede einfache Inspiration drängt die Portio leicht nach abwärts.

Wenn mit dieser Feststellung von *B. S. Schultze* und seinen Nachfolgern die Vorwärtslagerung als Regel definitiv hingestellt wurde, so durfte man nicht jede Abweichung von dieser Lage als pathologisch und der Korrektur bedürftig bezeichnen, wie es eine Zeitlang übertriebenerweise geschah. Auch in dieser Beziehung haben die Anschauungen merkwürdig gewechselt. Nachdem einmal die Anteflexio als Normallage anerkannt war, wollten eine ganze Anzahl Ärzte jede abweichende Stellung korrigieren; so vor allem die Rückwärtslagerung. *Scanzoni* wollte anfangs nur die Begleitsymptome der Rückwärtslagerung behandeln, nicht diese selbst; dann kam aber mit dem Aufschwung der sog. kleinen Gynäkologie und mit der üblichen Ringbehandlung eine wahre Sintflut in der Behandlung dieser Lageabweichung. Nicht bloß verheiratete Frauen und solche, die geboren hatten, sondern auch Virgines, bei denen die abnorme Lage festgestellt war, wurden mit Ringen gequält, teils mit, teils ohne Erfolg. Manchmal ließ die langdauernde, qualvolle Behandlung doch noch im Stich.

So war es kein Wunder, daß in der Hochflut der operativen Ära die operative Behandlung der Rückwärtslagerung eine enorme Verbreitung fand. Kein Geringerer als *Olshausen* hat zuerst die operative Fixation des Uterus durch Bauchschnitt empfohlen; aber in der für ihn charakteristischen, vorsichtigen Weise empfahl er sie nur für solche Fälle, wo alle anderen Mittel fehlgeschlagen hatten und die Kranke in dieser Verfassung arbeitsunfähig ist. Zahlreich waren die angegebenen Operationsmethoden; zahlreich die Fälle, die solchen Operationen unterworfen wurden. Aber nicht alle Operationen gaben gleich guten Erfolg; man hatte vielfach die Psyche des Weibes nicht genügend berücksichtigt und infolgedessen manchen Fehlschlag zu buchen.

Im großen und ganzen konnte man sich ja nach den klassischen Symptomen der Retroflexio richten: Rücken- und Kreuzweh, starke Menstruationsblutungen, Blasenbeschwerden; aber es genügte nicht, bloß diese festzustellen, man mußte, ehe man zur Operation schritt, sich überzeugen, ob diese Symptome die einzigen waren, und ob sie durch Tragen eines Ringes verschwanden; und, was viel schwieriger war, durch längere Beobachtung erhärten, ob die zugleich vorhandenen Symptome die Folge der Retroflexio waren, oder schon vor dieser vorhanden, und nur den Einfluß der Rückwärtslagerung steigerten. Infolge falscher Indikationsstellung und zu rascher Ausführung von Operationen ohne genügende Beobachtung sind vielfach Mißerfolge entstanden. Die Folge davon ist jetzt wieder eine Reaktion, die alle oder fast alle operativen Eingriffe in der Behandlung der Retroflexio verwirft.

Einen übertriebenen Standpunkt nimmt wieder *Sellheim* ein, der sich rühmt, 10 Jahre lang keine Operation bei Rückwärtslagerung gemacht zu haben. *A. Mayer*, sein Nachfolger im Amt, folgt ihm auch in dieser Anschauung; aber es ist gewiß nicht richtig, wenn dieser als Grund gegen die Operationen die vielen Mißerfolge anführt, die ungeübte Frauenärzte damit gehabt haben.

Es ist richtig, wenn von einzelnen Frauenärzten angeführt wird, nichtfixierte Retroflexionen machten keine Beschwerden. Der Großstadtoperateur ist hier viel schlechter dran als der Kliniker und Operateur einer mittelgroßen Stadt, der Gelegenheit hat, seine Kranken vor und nach der Operation länger zu beobachten.

Küstner stellte daher mit vollem Recht auf dem vorletzten Gynäkologenkongreß die Forderung auf, man solle vor der Operation die Kranke so lange mit Pessar behandeln, bis man die Sicherheit habe, daß keinerlei Verwachsung des Uterus mit der Nachbarschaft vorliege.

Um die zur Hebung der Retroflexio vorgeschlagenen Operationen auf ihre Zweckmäßigkeit zu prüfen, ist es nötig, sich klarzumachen, wodurch der Uterus in seiner Lage fixiert ist. Da kommt für das Korpus wesentlich das Bauchfell in Betracht, das dem ganzen Uterus straff, nur in der Halsgegend locker angeheftet ist; ferner für die Feststellung des Collum das Scheidengewölbe, das seine Fixation dem festen Beckenboden verdankt; die Ligta. rot. sind wohl für gewöhnlich nicht in Aktion, sondern erst wenn das Korpus nach hinten umsinkt, oder in der Schwangerschaft.

Die Zahl der für Fixation des Uterus angegebenen Methoden hat nach *van der Velden* die Zahl 217 (!) erreicht. Es ist verständlich, daß man frühzeitig die Verkürzung der Ligta. rot. als Mittel gegen die Rückwärtslagerung empfahl. Die zuerst angegebene Operation ist die von *Alquié* erdachte, aber zuerst von *Alexander* und *Adams* ausgeführte Verkürzung der Ligta. rot. Bei richtiger Auswahl der Fälle, Feststellung völliger Abwesenheit von Adhäsionen, ist die Operation eine durchaus befriedigende und lebenssichere. Ich habe 400—500 Alexander-Adams ohne Todesfälle oder schlimme Zufälle ausgeführt; die Operation ist zugleich ein Prüfstein für die Asepsis der betr. Klinik. Die Ligamente müssen im Leistenkanal auf 10—12 cm von ihrer Unterlage losgelöst, und in dem evtl. auf 1—2 cm gespaltenen Leistenkanal bis zu ihrem Peritonealansatz vorgezogen werden. Die Fixation in die Schenkel des Leistenkanals und ans Tuberc. pubis erfolgt am besten mit feiner Seide. Die Operation ist in ihren Erfolgen sehr sicher und ergibt mit zunehmender Erfahrung immer weniger Rezidive. Bei meinen über 400 operierten Fällen traten darnach über 100 Schwangerschaften ein; dabei ereignete sich nur *ein* Rückfall, der auf Tragen eines Hodge rasch ausheilte. Nicht zweckmäßig ist das Verfahren von *Kehrer*, die vorgezogenen Ligamente von der Öffnung des Leistenkanals ab auf der Obliquussehne in der Richtung auf die Spin. ant. sup. zu fixieren; der vom Leistenkanal ab fixierte Teil ist damit für die richtige Lagerung des Uterus ganz wirkungslos; ebenso das von *Doléris*, der die Ligamente durch einen Schlitz der Recti und der Fascia transversa hervorzieht und sie in der Mitte über dem Mm. recti. vereint; auch hier sind die Ligamente und ihre distalen Teile nutzlos. Ein anderes Verfahren stammt von *Boldt* und *Wylin*, das der intraperitonealen Verkürzung der Ligamente. Dasselbe setzt aber den Bauchschnitt voraus, der nur berechtigt ist, wenn nachgewiesene Adhäsionen durchtrennt werden müssen; wenn kranke Adnexe und kleinere Cysten von Adhäsionen befreit und evtl. entfernt werden müssen. Dann zieht man den uterinen Teil des Ligamentes möglichst stark gegen die Mittellinie und näht von dem entstandenen Knie ab beide Schenkel der Ligta rot. mit fortlaufender Catgutnaht zusammen; die beiden Knie werden dann untereinander und mit der Uteruswand dicht über dem Os int. uteri vereint. Hat man ohnehin eine Laparotomie zu machen, dann ist die Operation ganz praktisch. Weniger zweckmäßig erscheint die Methode von *Wertheim*, die Ligam. rot. auf vaginalem Wege zu verkürzen. Dieselben werden nach Eröffnung der vorderen Douglas-Tasche vorgezogen und ähnlich kreisförmig vernäht. Doch sind die Verhältnisse des Uterus und besonders von Verwachsungen von der kleinen Peritonealwunde aus schwerer zu übersehen. Erfahrungen darüber aus der Klinik *Schauta* ergaben nur in 75% der Fälle Erfolg, die Methode steht also gegenüber der von *Alexander-Adams* sehr zurück.

Gegenüber der *Alexander-Adams*-Operation spielt die von *B. Schultze* und *Sänger* angegebene Methode, die Cervix nach hinten zu fixieren, eine viel geringere Rolle. Das Verfahren, durch Fixation des Kollum auf das Corpus wirken zu wollen, ist an und für sich unnatürlich und unrationell und wirkt auf das Corpus gar nicht ein. Die starke Fixation nach hinten hat Anlaß zu ileusartigen Erscheinungen gegeben. Bedenklicher war eine andere von *Sänger* angegebene Methode, die Douglasfalten vom Scheidengewölbe aus zu umstechen und zu verkürzen; dabei konnte, trotz der Nebenkontrolle vom Rectum aus, leicht eine unangenehme Nebenverletzung besonders der Därme entstehen. Die beiden Methoden sind völlig verlassen, und auch die erst in unserem Jahrhundert aufgekommene Nachahmung als Promontorifixur (*Bumm*) hat wenig Nachahmer und Freunde gefunden.

Ganz im Gegensatz dazu steht die Fixation des Corpus an der Bauchwand, wie sie zuerst *Olshausen* im Jahre 1880 angab; das Unnatürliche dieser Fixation ist, daß das sonst im kleinen Becken liegende Corpus uteri oberhalb der Linea innominata im großen Becken angenäht wurde. Auf diese Gedanken führten wohl die unwillkürlich erfolgenden Fixationen des Uterus bei der Methode der Ovariotomie nach *Sp. Wells*, wo das eine Uterushorn durch sein Ligam. lat. in der Bauchwunde fixiert wurde; oder die Operation von *Koeberlé*, *Schröder* u. a., die ebenfalls den Ovarialstiel gelegentlich in die Bauchwunde fixierten.

Olshausen benutzte zur Fixation den Ausgangspunkt der Ligta. rot. vom Uterus und einen Teil der benachbarten Ligam. lat., die Tuben wurden nur mit eingenäht wenn ausnahmsweise sterilisiert werden sollte. Die Fixation erfolgte an der vorderen Bauchwand durch Peritoneum und anliegende Muskulatur. Die Operation hat den Nachteil, daß der Uterus außerhalb des kleinen Beckens an einer Stelle fixiert wird, wohin sich die volle Blase ausdehnt, und daß zwischen beiden Fixationsstellen an der Vorderwand des Uterus eine Tasche bleibt, in welche Därme hineingeraten und sich abknicken und adhärent werden können.

Diese Gefahr vermeidet die von *Leopold* und *Czerny* angegebene Methode, das Corpus uteri selbst in der Medianlinie vom Fundus abwärts bis zur Mitte derselben zu fixieren. Die Nähte gehen hier von der Fascie der einen Seite durchs Peritoneum parietale, durch die Uteruswandung 1–2 cm breit, dann wieder durch das Peritoneum parietale der anderen Seite und die Fascie hindurch. Seidennähte wechseln mit Catgutnähten; über die ganze Nahtlinie war das leicht dehnbare Peritoneum parietale nochmals mit fortlaufender Catgutnaht vereint. Man muß die Fixation genügend breit machen, damit sich nicht später ein dünner Uterusstiel ausbildet, der zu Darmstrangulation Anlaß geben könnte. Die beiden Methoden von *Olshausen* und *Leopold* sind vielfach angewandt worden, besonders wenn aus anderem Grunde laparotomiert wurde.

Die breite Fixation des Uterus hat aber den Nachteil, daß der Uterus nicht mehr länglich ist wie vorher, daß er nicht mehr den Füllungs- und Entleerungszuständen der Blase und des Mastdarms folgen kann. Das Schlimmste ist aber jedenfalls die Fixation im Fall einer Schwangerschaft, weil sich hier das kleine fixierte Stück Uteruswandung nicht an der Erweichung und Ausdehnung beteiligen kann; infolgedessen sind manchmal recht unangenehme Erscheinungen aufgetreten, weil infolge des Mangels der Ausdehnung der vorderen Uteruswand der Fundus samt Hinterwand stark gedehnt wurde, um das Ei aufzunehmen. Wurden Frauen vor Eintritt des Klimakteriums ventrofixiert, so tut man gut, die Tuben nicht zu resezieren.

Immerhin ist die Fixierung des Uterus nach *Olshausen-Leopold* ein schätzenswerter Beitrag zur Hebung der Retroflexio fixata und bei schweren Vorfallszuständen, wo ein metritisch verdickter und vergrößerter Uterus ganz anders auf die Lagekorrektur einwirken konnte als ein nach *Alexander-Adams* fixierter Uterus. Außerdem gibt die breite Eröffnung des Bauchfelles Gelegenheit alles Abnorme zu erkennen, Adhäsionen und Verwachsungen nach doppelter Unterbindung mit Catgut zu durchtrennen, ebenso erkrankte Adnexe und Tuben zu entfernen; man konnte dabei wenigstens ein ganzes oder reseziertes Ovarium erhalten.

Diesem Verfahren gegenüber tritt der *Kaltenbach*sche Vorschlag sehr zurück, die ganze Fixation durch die intakte Peritonalserosa hindurch ohne Eröffnung des Peritoneums zu machen, weil dieser Vorschlag die Nachteile der Laparotomie in sich trägt ohne die Vorteile.

Auch die an und für sich unrationelle Methode von *Payer*, den Uterus mit der hinteren Blasenwand zu vereinen, hat sich nicht bewährt; die fixierte Wandung der Blase ist in ihrer Ausdehnungsfähigkeit zu sehr behindert und macht deutlich Beschwerden, ganz abgesehen davon, daß im Falle einer Schwangerschaft ein solches Mit-in-die-Höhe-Steigen der Blase sehr lästig wäre. Ich habe die Operation ein paarmal gemacht, aber wieder aufgegeben, weil mir die Fixation nicht sicher genug erschien.

Ein ganz neues Prinzip stellt die von *Schüking* aufgebrachte, von *Dührßen* und *Zweifel* empfohlene Methode der Fixation des Uterus an der vorderen Scheidenwand dar. Sie lag ja eigentlich nahe, da bei völlig entleerter Blase die vordere Uteruswand auf der vorderen Scheidewand aufliegt, wie die *Schultze*sche Figur zeigt. Aber der praktischen Ausführung stellen sich doch einige Schwierigkeiten entgegen. *Schüking* operierte ganz im Dunkeln, indem er eine eigens konstruierte Nadel in den Uterus bis zum Fundus einführte, die Blase mittelst Katheter stark nach der einen Seite schob und nun, die Peritonealfalte im Dunkeln durchstechend, die Nadel im vorderen Scheidengewölbe zum Vorschein brachte. Der aus dem Muttermund heraushängende kräftige Faden wurde mit dem aus dem vorderen Scheidengewölbe herausgeführten anderen Fadenende vereint und blieb ca. 10 Tage liegen. Blasenbeschwerden und nicht selten Blasenverletzungen bildeten darnach die Regel. *Zweifel* modifizierte die Operation, indem er zuvor durch einen Querschnitt im vorderen Vaginalgewölbe die Blase stumpf in die Höhe schob und in eine gegen die äußere Urethralmündung gerichtete Rinne das äußere Fadenende einbezog. Weiterhin wurde die Vaginofixation modifiziert von *Mackenroht* und *Dührßen*. *Mackenroht* macht ebenfalls Quer- und Längsschnitte der Scheide, präpariert stumpf die Blase in die Höhe und vereint dann die beiden Lappen in der Gegend des Os internum mit dem Uterus durch eine Naht, welche durch vordere Bauchfelltasche und Uterus über dem Os internum geht, aber nicht die Vaginalschleimhaut durchsetzt. *Dührßen* schiebt ebenfalls von einem queren Bogenschnitt aus die Blase in die Höhe, legt in den mittelst Faden stark entgegengedrückten Uterus quere Seidenzügel, die immer höher klettern, bis man den Uterusfundus hereinziehen kann; dieser wird dann mit 3 Sagittalnähten an die Vagina angenäht, ohne die Mucosa zu durchstechen, und dann die ganze quere Wunde sagittal mit fortlaufender Catgutnaht vereint.

Nach diesem Verfahren von *Mackenroht* und *Dührßen* operierten viele Ärzte ziemlich kritiklos, so daß es zumal bei jüngeren Frauen mit schwer fixiertem Fundus und stark nach hinten gerichteter Portio zu äußerst schmerzhaften Schwangerschaften und schweren, manchmal nur durch Perforation oder Kaiserschnitt vollendbaren Geburten kam. Diese sog. Vaginofixationsgeburten gaben *Rühl* den Anlaß, in einer Zusammenstellung solcher Fälle den Namen „Vaginofixationsgeburt" als Schreckgespenst zu präzisieren. Das Prinzip der Vaginofixation, die Serosa uteri mit der Blasenserosa zu vereinigen, ist ja richtig; aber nicht die Fixation des Uterus mit der Vagina selbst oder deren Submucosa, dadurch entstehen die schweren Verwachsungen. Ich habe daher die Operation folgendermaßen modifiziert: Querschnitt im vorderen Scheidengewölbe, senkrecht darauf ein Längsschnitt, Abpräparieren der so entstandenen beiden dreieckigen Lappen; nun wird die Blase stumpf bis über die Höhe des Os internum abgeschoben, die dadurch mobilisierte Bauchfellfalte längsgespalten und nun durch Scheide, Bauchfell und Uterus quere Nähte angelegt und geknotet; hierauf Schluß der Wunde mit fortlaufender sagittaler Catgutnaht. Diese Art der Operation hat mir bei 70 Fällen befriedigende Resultate ergeben, dabei 22 Geburten und nur eine davon schwierig.

Überblickt man die ganze Reihe der Operationsmöglichkeiten, von denen nur der kleinste Teil hier genannt ist, so wird man nicht umhin können, anzuerkennen, daß das 19. Jahrhundert den armen, mit Rückwärtslagerung geplagten Frauen der arbeitenden Klasse enorme Fortschritte gebracht hat; ehedem monate- und jahrelange Behandlung mit Ringen ganz nutzlos, jetzt die Möglichkeit, die Patientin mit einem Eingriff beschwerdefrei zu machen: ein großer sozialer Fortschritt. Natürlich hat man die Pflicht, immer die relativ einfachste, erfolgversprechende Operation zu wählen; also bei mobiler Retroflexio die *Alexander-Adam*-Operation, die für eine spätere Geburt keine Erschwerung bedingt. Bei Frauen nahe dem Klimakterium und zumal bei Komplikation mit Scheidensenkung und Dammdefekt die Vesicofixation mit Sterilisierung.

Für die schwersten Fälle von starker Verwachsung nach hinten, besonders bei Komplikation mit entzündlichen oder eitrigen Adnexen, die Ventrofixation mit intraperitonealer Verkürzung der Ligta. rotunda.

Übersieht man die große Reihe der zur Verfügung stehenden Operationen, so kann man nicht bestreiten, daß eine passende sich fast immer finden läßt, die keinen zu schweren Eingriff bedingt. In sozialer Hinsicht hat dadurch die arbeitende Klasse in diesem Jahrhundert viel gewonnen; erst Versuch der einfachen Behandlung der vorhandenen Beschwerden ohne Ring, dann ein Pessar; läßt diese Behandlung im Stich, dann ist eine passende Operation vorzuschlagen; in erster Linie *Alexander-Adams*, oder bei richtiger Indikation Ventrofixation nach *Olshausen*. Die Arbeitsfähigkeit wird bei rechtzeitigen Eingriffen zeitig wiederhergestellt.

Senkung und Vorfall von Uterus und Scheide

Diese Leiden sind wohl so alt wie die Menschheit; wir finden daher schon in der ältesten Aufzeichnungen für Medizin, bei *Hippokrates*, Hilfsmittel dagegen angegeben. Der Name Ring bezeichnet die ursprünglich runde, später auch manchmal ovale Form des Hilfsmittels. Diese Ringe bestanden früher aus Holz, aus Metall, die teils durch den Druck der Scheidenwände, teils durch Bandagen zurückgehalten wurden. Mit Einführung des Gummis in die Technik wurden die Stützapparate teils aus weichem, teils aus festem Gummi gearbeitet. In der ersten Hälfte des 19. Jahrhunderts fanden die Pessarien von *Zwank* mit der Modifikation von *Schilling* weite Verbreitung. Die Konstruktion war aber eine ganz unzweckmäßige, unphysiologisch gedacht. Die durch Schrauben auseinanderweichenden Flügel dehnten das Scheidengewölbe zu stark in querer Richtung aus, machten durch ihren Druck leicht unangenehme Decubitusgeschwüre; ebenso störte der zwischen der Vulva herausragende Handgriff des Instrumentes die Kranken beim Sitzen und Gehen. Diese ersten Ringe wurden später zweckmäßig ersetzt durch runde Ringe nach *Mayer*, *Meigs*; die ovalen nach *Hodge*, *Thomas*, achterfömige oder schlittenförmige; nach *B. Schultze* die runden, festen, mit Löchern versehenen Schalenpessarien von *Prochownik*; dann birnenförmige Stützapparate aus Gummi nach *Lavedan* oder *Borgnet*, die in die Scheide eingebracht und außen befestigt wurden. In der vorantiseptischen Zeit waren diese Hilfsmittel sehr unangenehm für die Frauen, weil sie nicht genügend gereinigt wurden und so durch Erregung eitriger Sekretion und übler Gerüche lästig wurden. Es mag vielen Ärzten gegangen sein wie mir: ich bekam noch in den siebziger Jahren eine Patientin zugeschickt mit der Diagnose Carcinom; es fand sich aber in der Vagina ein jahrelang vergessenes Weichgummipessar mit Werg gefüllt, dessen schwierige Entfernung Incision nötig machte.

Schon in der vorantiseptischen Zeit wurde versucht, operativ gegen die schweren Vorfälle vorzugehen, doch finden sich noch in den sechziger Jahren Berichte der Münchener chirurgischen Klinik über Todesfälle an Sepsis nach solchen Eingriffen. Es ist verständlich, daß man unter dem Schutze der Antisepsis auch gegen die Senkungen und Vorfälle chirurgische Eingriffe wagte; doch kamen naturgemäß auch hier Übertreibungen vor, vor welchen man warnen muß.

Einmal sollen solche Operationen nicht in der frühesten Jugend, zumal bei Ledigen, ausgeführt werden; dann wieder nicht in höherem Alter, wo die Narkose wie die erzwungene Ruhe eine Gefahr darstellen. Dann muß von seiten der Geburtshelfer dagegen protestiert werden, daß solche Operationen sofort wahllos nach dem ersten Wochenbett ausgeführt werden. Die hierbei am Damm in der Scheide, an der Portio gesetzten Narben erschweren die weiteren Geburten, und die bei denselben entstehenden Zerreißungen vereiteln den Erfolg der Operationen. Es ist daher ratsam, bei Frauen im mittleren Lebensalter und voraussichtlich noch nicht abgeschlossener Fertilität mit Vorfalloperationen zurückhaltend zu sein und sich lieber mit Ringen zu begnügen. Die Asepsis erfordert nur tägliche Spülungen mit desinfizierenden Mitteln und regelmäßigem Wechsel der Ringe, alle 1—2 Monate, zur gründlichen Reinigung.

In der größten Mehrzahl der Fälle werden allerdings anstatt der Stützapparate die unter dem Schutze der Antisepsis möglichen Operationen der Frauenwelt gute Dienste leisten; darin liegt der Fortschritt des 19. Jahrhunderts.

Es gilt nur unter der großen Zahl der zu Gebote stehenden Methoden die richtigen auszuwählen, und dabei die Ätiologie und Bedeutung des einzelnen Falles genau zu wägen. Es gibt ganz isolierte Senkungen und Vorfälle der vorderen und hinteren Vaginalwand, die leicht für sich allein zu behandeln sind; dann, und dies ist die Majorität der Fälle, Vorfälle durch mangelnde Wirkung des Schlußapparates (Levator ani), Damm, hinterer Scheidenwand. Hier senkt sich zuerst die vordere Scheidenwand mit der Blase, zieht die Cervix nach und schließlich das Korpus, so daß, wenn der Fundus durch seinen Bauchfellüberzug gut befestigt ist, eine starke Elongation des Collum entsteht.

Seltener, aber der Therapie schwer zugänglich, sind die Fälle, wo der Uterus primär durch irgendeinen abnormen Druck vor die

Vulva tritt und das Scheidengewölbe samt Bauchfelltasche nach sich zieht.

Endlich gibt es isolierte Vorfälle der Portio vaginalis durch Hypertrophie der Pars media und Elongation derselben, besonders auch bei jungen Personen und solchen, die nie geboren haben.

Für die operative Behandlung gab zuerst *Fricke* (Hamburg) 1832 die Verengung des Scheidenrohres an, durch Ausschneiden eines Lappens mit nachfolgender Naht; ihm folgten *Marshal* und *Sims*; letzterer beabsichtigte, von der durch Cystocele vorgedrängten vorderen Wand der Scheide ein ovales Stück samt Blasenschleimhaut zu excidieren, wie er es in seiner Gebärmutterchirurgie geschildert, es gelang ihm aber nicht, in die Blase zu kommen, wahrscheinlich wegen mangelnder Spannung derselben; er vereinigte dann nur die beiden Seiten des angefrischten Ovals der Submucosa der Blase und war trotzdem mit dem Erfolg zufrieden. Die Form der Anfrischung der vorderen Wand war verschieden, meist eiförmig, das breitere Ende gegen das Scheidengewölbe gerichtet. Ausgehend von der Erfahrung, daß nicht selten trotz Operation Rückfälle des Vorfalles der vorderen Wand erfolgten, daß die junge mediane Narbe zu früh dem intraabdominellen Druck nachgab, schlug ich die Excision zweier seitlicher, schräg verlaufender, in der Mitte durch eine 1—1$^{1}/_{2}$ cm breite Lücke getrennter Lappen vor, Kolporrh. ant. duplex. Später, als die Blasenreffung aufkam, paßte die zweilappige Anfrischung nicht mehr. Ausgehend von der richtigen Tatsache, daß es die Senkung und Lockerung der Blase ist, welche so leicht die Wirkung der Kolporrh. ant. illusorisch macht, schlug *H. Freund* vor, die Blase zu reffen. Nach Excision eines ovalen Scheidenlappens oder von einem Türflügelschnitt aus, wurde von dem mit Muzeux stark herabgezogenen Collum die Blase teils stumpf, teils schneidend losgelöst, wie beim ersten Akt der Totalexstirpation; die Loslösung von der Seitenwunde der Scheide ist meist ziemlich blutig und bedarf der Unterbindung spritzender Gefäße; die Blase wird bis zur Höhe des Os internum heraufgeschoben und nun der Blasengrund durch eine Tabaksbeutelnaht an erneuter Senkung gehindert; darauf Abtragung des dreieckigen Zipfels und Schluß der vorderen Wand.

Noch mehr Variationen und Schnittführungen sind für die hintere Vaginalwand angegeben worden, eine fünfeckige von *Simon*, dreieckige von *Hegar*. Bei den Methoden von *Martin* und *Bischoff* werden 2 seitliche Lappen gebildet, die Columna vag. post. bleibt stehen. Je höher hinauf die Anfrischung geht, um so besser wird die Verengung des Scheidenrohres; je höher die Anfrischung der Dammanalhaut, um so tragfähiger wird der Damm. Nach der Anfrischung von *Martin* und besonders *Bischoff* mit Schonung der hinteren Tasche sah ich störendes Vordrängen eines medianen Lappens. Das Geheimnis des Erfolges all dieser Operationen ist strenge Antisepsis; Vermeidung jeglicher Eiterung; genaueste Exaktität, daß die beiden Seitenflächen gut aufeinanderpassen; exakte Naht und schonende Nachbehandlung.

Catgut ist hier nur zu versenkten oder fortlaufenden Nähten ratsam; früher nahm man Seide, die den Nachteil bietet, entfernt werden zu müssen, Silk, Silberdraht. Erst der später eingeführte Jodcatgut gab die Möglichkeit, mit einem resorbierbaren und doch lange genug festhaltenden Material zu arbeiten.

Ob die Portio mit in die Anfrischung einbezogen wurde, kam auf den einzelnen Fall an. *Hegar* legte bekanntlich einen großen Wert auf die infra- und supravaginale Absetzung der Vaginalportion, besonders wenn dieselbe sehr voluminös und mit der vorderen Vaginalwand heruntergesunken ist. Meist genügt die infravaginale Absetzung der hypertrophischen und mit großer Erosion bedeckten Vaginalportion durch Keilexcision jeder Lippe für sich nach vorgängiger Spaltung der Portio bis zum Scheidenansatz. In vielen Fällen ist diese Operation eine conditio sine qua non, damit die Portio im verengten Scheidenrohr Platz hat, zumal wenn der Umfang der infravaginalen Lippen, wie ich erlebte, 30 cm erreicht. Das Wichtigste ist exakte Blutstillung, damit man keine Nachblutung bekommt, und ein sicheres Nahtmaterial, das nicht oder erst spät entfernt zu werden braucht. Die supravaginale Excision des verlängerten Collum, die ursprünglich *Stegmayer* angab, wurde von *Kaltenbach* in seiner Hallenser Zeit sehr kultiviert, gab aber 50% Rezidive. Der Grund dafür liegt wohl darin, daß durch den Verlust eines großen Stückes der Fascia endopelv. das Beckenband einen Teil seines Haltes verliert. Man konnte auch auf die supravaginale Excision des verlängerten Collum verzichten, sobald zu der Kolporrhaphie andere Methoden hinzutraten, um die erneute Senkung des Uterus zu verhindern.

Alle die geschilderten Operationen sind im ganzen sehr lebenssicher, sie dauern manchmal etwas lange und können ausnahmsweise einen stärkeren Blutverlust bedingen.

Die Patienten erholen sich aber bei einer vierzehntägigen Bettruhe ziemlich rasch. Gerade hier ist das sonst so übliche Frühaufstehen nicht zweckmäßig, weil die junge Narbe sonst zu früh gedehnt und belastet wird. *Hegar* hatte auf 1000 Prolapsoperationen 2 Todesfälle an Septicämie; ähnlich meine Erfolge in Halle bei über 1000 Prolapsoperationen. Die Hauptgefahr bei dieser Operation besteht heutzutage in Thrombose und Embolie, da es sich vielfach um ältere Frauen handelt. Diese Gefahr läßt sich aber einigermaßen durch roborierende Herzdiät vor und nach der Operation vorbeugen.

Nun mußte man aber bald die Erfahrung machen, daß die Verengung und Stärkung des Beckenbodens allein nicht genügte, Vorfälle zurückzuhalten; trotz langen Scheidenverschlusses und hoher Dammbildung senkt sich der Uterus wieder herunter.

Daher mußte der in seinen Befestigungen gelockerte Uterus fixiert werden, wozu verschiedene Wege offen standen. Die einfachste Methode war Fixur des Uterus durch Verkürzung der Ligta. rot.; das gab aber bloß gute Resultate, wenn der Uterus nicht zu stark vergrößert und nicht fixiert war.

Ist der Uterus zu dick und schwer und durch Adhäsionen mit der Nachbarschaft verwachsen, sind verdickte und adhärente Adnexe vorhanden, dann ist das einzig richtige Verfahren die Laparotomie, um Verwachsungen zu trennen, Adnexe abzutragen und nur den Uterus nach *Czerny-Lepold* zu fixieren.

Ein anderer Weg ist die Interpositio vesico-vaginalis uteri nach *Schauta-Wertheim*, die einen mäßig mobilen, jedenfalls nicht zu sehr verwachsenen Uterus voraussetzt und dadurch, daß die Blase auf den Rücken des Uterus gelagert wird, ein gutes Vorbeugungsmittel gegen Wiederkehr der Cystocele bildet. Ist die Frau noch im geschlechtsfähigen Alter, so muß in solchen Fällen die Tubensterilisierung damit verbunden werden. Damit sind die Operationen von *Freund* und *Fritsch* ausgeschaltet, wo der Uterus retroflektiert oder anteflektiert mit vorderer oder hinterer Wand an die anliegenden Scheidennähte vernäht wurde. Bei letzterer Operation wird das Lumen des Scheidenrohres zu sehr verengt.

Ebenso ist die Methode von *P. Müller* überflüssig geworden, die Cervix nach Abtragung eines myomatösen oder metrisch verdeckten Uterus in die Fascien der Bauchwand einzunähen.

Endlich war als Methode, den totalen Vorfall zu heilen, die Totalexstirpation des Uterus von *Kaltenbach* angegeben und ausgeführt worden. Die Operation ist meist kürzer und unblutiger als Kolporrhaphie mit Blasenreffung.

Aber die Erfolge sind hier nicht befriedigend, in 50% der Fälle kam es zu Rückfällen, so daß neue scheidenverengende Operationen nachgeholt werden mußten oder ein Ring eingelegt wurde.

Endlich ist der Palliativoperationen zu gedenken, die nach *Thierschs* Vorgang zur Retention des Mastdarmvorfalles durch zirkulär angelegte Tabaksbeutelnähte vom Scheidengewölbe abwärts bis zur Vulva (Silk, Draht, Catgut) versuchten, den Uterus zurückzuhalten.

Es ist überflüssig, noch eine weitere Zahl von angegebenen Operationsmethoden anzuführen; die wichtigsten sind genannt, und die große Zahl beweist, daß nicht alle helfen, und daß man, je nach der verschiedenen Art des Vorfalles, auswählen muß. Immerhin ist die leidende Frauenwelt durch die Möglichkeit, von einem schweren Vorfall operativ geheilt zu werden, jetzt weit besser dran als vor Einführung der Antisepsis mit den lästigen Ringen.

14. UMSTÜLPUNG DER GEBÄRMUTTER. INVERSIO UTERI

Die Umstülpungen der Gebärmutter sind in der zweiten Hälfte des 19. Jahrhunderts, dank der weiteren Verbreitung der *Credé*schen Methode, auch in den Händen der Hebammen immer seltener geworden, weil die Extraktion der retinierten Placenta vom Nabelstrang mehr und mehr verschwand. Dadurch, daß die Diagnose der frischen Umstülpung und die Mittel zu ihrer sofortigen Beseitigung immer mehr Eingang in die ärztlichen Kreise fanden, sind die chronisch irreponibel gewordenen Fälle, welche zu operativem Eingreifen nötigen, auch viel seltener beobachtet.

Wenn die an und für sich ungefährliche Reposition mittels Metreurynter nicht mehr gelang, wurde früher das invertierte Organ von der Vagina aus mittels Ligatur, Ecrasseur oder galvanokaustischer Schlinge abgetragen; noch seltener durch Laparotomie. Allen diesen Methoden klebt eine gewisse Gefahr durch Nebenverletzungen an.

Bahnbrechend wirkte die von *Küstner* angegebene Methode, die durch ihre Einfachheit und Sicherheit imponierte. *Küstner* war wohl der einzige, der durch den Sitz seiner Universität nahe der polnisch-russischen Grenze etwas öfter Gelegenheit fand, chronische Inversion zu behandeln und zu heilen; eine Erfahrung, die uns im Innenland fast völlig mangelt. Nach *Küstner* wird bei der in Steinschnittlage narkotisierten Patientin eine quere Incision des Douglas dicht hinter dem Vaginalansatz an der Cervix von der Vagina aus gemacht. Durch diese Öffnung wird der Zeigefinger der linken Hand in den Inversionstrichter eingeführt und unter Kontrolle desselben die hintere Uteruswand durch einen Schnitt, 2 cm über dem Os internum beginnend, bis nahe zum Fundus gespalten. Darauf Reinversion der beiden Hälften, wobei der Daumen der in den Douglas eingeführten Hand den Uterus zurückstülpt. Dann sofortige Vernähung des Schnittes der hinteren Wand mit Jodcatgut, Schluß des Douglas und der Vaginalwunde, Drain nach Bedarf. Die Operation geht überraschend leicht, die Heilungen erfolgen fast immer ohne Störung. Die Operation stellt einen großen Fortschritt gegenüber der früheren Behandlungsmethode dar.

15. BEHANDLUNG DER MYOME

Ehedem behandelte man die Myomblutungen ganz wie alle Uterusblutungen durch Gaben von Secale, Ergotin, kalte Injektionen mit und ohne Zusatz von Essig, Liqu. ferri, Tamponade usw. und fristete so mühsam manches Leben, das durch die vierwöchentlichen Blutungen zu erlöschen drohte, wenn nicht rechtzeitig ein wohltätiger Klimax eintrat. Noch ganz im Beginn der antiseptischen Ära, als höchstens *Koeberlé* begonnen hatte, Myome zu operieren, gab *Hildebrandt* (Königsberg) eine neue Methode zur Behandlung der Myome mit subcutanen Ergotininjektionen an. Seine erste Publikation (1875) zu einer Zeit, wo man in Deutschland noch keine Operationen machte, war aufsehenerregend; er erzielte durch die subcutanen Injektionen in 20% völliges Verschwinden des Tumors, in 64% Verkleinerung des Tumors. Die Frauenärzte ahmten alsbald sein Vorgehen nach, wenn auch nicht überall mit dem gleichen Erfolg. Die anfängliche Verwendung des Extr. Secal. corn. Pharmac. germ. hatte den Nachteil, daß dadurch sehr schmerzhafte Knoten im subcutanen Bindegewebe hervorgerufen wurden, die auch manchmal vereiterten. Die bald von rührigen Apothekern und Drogisten eingeführten Tuben von sterilem Ergotin (*Bombelon, Denzel, Wernich*) zur Injektion hatten den Erfolg, daß die Knoten fast ganz verschwanden, und daß auch Abscesse fast nicht mehr vorkamen, nachdem man gelernt hatte, auch die Spritze und die Injektionsstellen aseptisch zu halten. So wurde eine große Zahl von Frauen vor stärkerem Wachstum der Myome bewahrt und ihre Blutungen eingeschränkt. Gleich der erste von mir so behandelte Fall der Leipziger Poliklinik ergab ein Schrumpfen des Tumors zur Hälfte und Erholung der zuvor wachsbleichen Kranken zu einer blühenden Frau.

Wie verbreitet diese Methode in den siebziger und achtziger Jahren des letzten Jahrhunders war, zeigt der Fall von *Winckel* von einer Kranken, welche 1100 Injektionen bekam; ich selbst brachte es bei einer Patientin auf 600 und habe sie damals, als die Prognose noch recht zweifelhaft war, vor der Operation bewahrt; sie ist dann mit ihrem Myom fast 80 Jahre alt geworden. Wachstum und Blutungen hatten längst aufgehört.

Natürlich paßten nicht alle Fälle zur Injektionsbehandlung; am besten die mittelgroßen Tumoren, die nahe unter dem Nabel standen und weich waren und intramural saßen. In einzelnen Fällen wurde der Tumor dadurch nekrotisch und zur Ausstoßung getrieben. Zweifellos bilden diese subcutanen Ergotininjektionen *Hildebrandts* eine wichtige Etappe in der Richtung der Myombehandlung, erfolgreich zu einer Zeit, wo man sich noch nicht leicht an die Operation heranwagte.

Eine weitere wichtige Etappe auf dem Wege der symptomatischen Behandlung bildet die von *Hegar* eingeführte Wegnahme der Ovarien, um das Wachstum der Geschwülste zu hemmen (s. Kastration, August 1876). Die Operation war damals noch als solche eine Großtat, aber ebenso nach ihrer physikalischen Begründung. Beobachtungen an Frauen, welche mit einem solchen Tumor bis ins Klimakterium gelangten; Studien in vergleichender Anatomie hatten *Hegar* belehrt, daß mit Wegnahme der Keimdrüsen ein allgemeiner Rückgang der inneren weiblichen Geschlechtsorgane zu erwarten war und tatsächlich mit wenig Ausnahmen auch wirklich eintrat, und daß von diesem Rückgang auch die myomatösen Geschwülste befallen wurden.

Die Myomotomie war damals schon von einigen Operateuren ausgeführt worden, aber noch eine sehr gefährliche Operation. Merkwürdigerweise unternahm *Hegar* seine ersten Kastrationen auf vaginalem Wege. Ich kenne einen derartigen Fall, wo er ohne Narkose operierte und die sehr intelligente Patientin die Nadeln einfädelte. Also scheint damals noch keine sehr strenge Asepsis geherrscht zu haben. Vorbedingung war ihm, daß man die Lage der Ovarien, die ja je nach dem Wachstum des Tumors sehr verschoben wurden, zuvor gefühlt haben sollte. Die Aufgabe war, die Ovarien samt Tuben wegzunehmen und ja keinen Ovarialrest stehen zu lassen. Allem nach gestaltete sich die Auffindung der Ovarien von unten her gar nicht so leicht, er ging daher bald dauernd zur Laparotomie über. Der Ovarialstiel wurde doppelt mit Seide unterbunden, darüber nach oberflächlicher Naht das Ligam. lat. mit Seide oder Catgut. Eröffnung und Schluß der Bauchwunde geschah in der üblichen Weise.

Die in den ersten 13 Jahren in Freiburg von *Hegar* ausgeführten Fälle ergaben eine Mortalität von 7,6% auf 66 Fälle, davon die letzten 40 nur 2,5%. Die Hallenser Klinik (unter *Kaltenbach* und *Fehling*) ergab 100 Fälle mit 5% Mortalität.

Der Verlauf nach der Operation war meist ganz glatt; häufig trat noch eine verfrühte, bald schwache, bald aber auch starke Menstruation ein, die gewöhnlich erleichternd auf die Beschwerden der Patientin wirkte; ganz selten kamen noch mehrere unregelmäßige Blutungen; dazu trat vor allem ein deutliches Schrumpfen des Tumors, aber nach meinen Beobachtungen nie vollständig. Die Blutung war als Stauungsblutung infolge der Unterbindung der Spermatikalgefäße anzusehen, nicht als richtige Menstruationsblutung infolge Nichtbefruchtung eines ausgestoßenen Ovulums.

In einigen Fällen kam es viel später noch nachträglich zu maligner Degeneration des Tumors, welche dann die Totalexstirpation desselben erforderte; möglicherweise war in einzelnen Fällen die Malignität schon bei der Kastration vorhanden, aber übersehen worden. Als man zur Myomotomie überging, wurde die Kastration nur noch in einzelnen Fällen, denen man wegen Herz- oder Nierenkrankheiten keine größere Operation zumuten mochte, ausgeführt. Für solche Fälle ist heute die Röntgenbehandlung am Platze.

Die Wirkungen der antizipierten Klimax waren sehr verschieden; im ganzen kann man sagen, daß sie ähnlich waren den Erscheinungen des spontanen, zur normalen Zeit eintretenden Klimax, und daß nervös veranlagte Frauen, die bekanntlich auch sonst mehr von der Klimax leiden, schwerer litten als solche ohne nervöse Disposition. Doch habe ich einige Male, besonders bei noch in den dreißiger Jahren stehenden kräftigen, blutreichen Frauen, schwere Anfälle von Psychose gesehen. Ich habe aber unter ca. 100 Operierten keine gefunden, die tatsächlich psychisch erkrankt wäre, wie besonders französische Autoren behaupteten. Der Rückbildung des Tumors folgten die gewohnten Erscheinungen, Wallungen, Hitze, Übergießungen, nervöses Kopfweh, einfache katarrhalische Vaginitis. Meist ließen sich die Erscheinungen durch Ovarialpräparate bessern und verschwanden nach 1—2 Jahren von selbst.

Schon ehe *Hegar* die Kastration gegen Myome zur Ausführung brachte, hatten *Péan* und *Koeberlé* die Exstirpation myomatöser Tumoren begonnen; zuerst wohl noch ohne eigentliche Antisepsis oder jedenfalls mit sehr geringer. Beide verfolgten wohl in Nachahmung der *Sp. Wells*schen Methode die extraperitoneale Befestigung des Stumpfes in den Bauchdecken; sie benutzten dazu Schlingenschnürer oder Draht oder Ecraseur und erzielten damit Erfolge, die zur Nachahmung ermutigten. *Hegar* wandte zur Absetzung der Geschwulst den von *Kleberg* empfohlenen elastischen Schlauch an und gab dem Stumpf mehr Spielraum, indem er ihn nicht im Niveau der Bauchdecken, sondern unterhalb derselben extraperitoneal, dicht unterhalb des Schlauches mit Parietalserosa umsäumte. Da die Serosa meist binnen 12 Stunden an der Geschwulstserosa adhärent war, ergab sich damit der Abschluß der weiteren Vorgänge am Stumpf oberhalb der festhaftenden Serosa gegen die Bauchhöhle. Die Aufgabe war, eine feuchte Gangrän des Stumpfes zu verhüten und ihn möglichst trocken zu gestalten; dazu diente Einpudern mit Dermatol, Airol, Kohle, Umgeben des Stumpfes mit trockener Gaze, Chlorzinkwatte; der tägliche Verbandwechsel war eine ziemlich schmerzhafte Prozedur. Später beschleunigte man die Heilung des Stumpfes sobald die Zirkulation erloschen war, indem er in der trocken gewordenen Rinne der Abschnürung abgetragen wurde; darauf folgte noch eine Sekundärnaht des ausgeschabten Trichters. Die Erfolge dieser extraperitonealen Stumpfbehandlung waren sehr günstig; 85–90% Heilung.

Unter dem Schutze der Antisepsis drängten aber die Operateure weiter; man versuchte den Stumpf wie bei der Ovariotomie zu versenken. *Schröder* versenkte zuerst den keilförmig excidierten, in Etagen vernähten Stumpf; ihm haftete aber noch die Gefahr an, daß die im Stumpfe sich zersetzenden und Bakterien enthaltenden Sekrete an die Oberfläche desselben gelangten und das Bauchfell infizierten. Tatsächlich verlor *Schröder* bei dem ersten Hundert der nach dieser Methode operierten Fälle noch 33%. Es war daher ein Fortschritt, als *Chrobak* und *Hofmeier* eine subperitoneale Behandlung des Stumpfes angaben. Das Peritoneum wird vorn bis gegen die Blase abgeschoben, hinten in der Höhe der Douglasfalte durchschnitten und bis zum Darm abpräpariert. Der Nutzen ist der, daß das gelockerte Blasenperitoneum vorn auf dem Stumpfe hinter der Cervixöffnung angenäht wird, und dann nach vollständiger Versorgung aller Gefäße das Peritoneum von einem Ligamentum rotundum bis zum anderen mit fortlaufender Catgutnaht genäht wird. Die Operationserfolge dieser Methode waren bald der *Schröder*schen weit überlegen, und sie wurde deshalb dauernd, meist mit kleinen Modifikationen, ausgeführt. Weniger allgemeine Verbreitung fand die von *Bardenheuer* empfohlene abdominelle Totalexstirpation des Myoms; die Gefahr der Operation ist hierbei stets erhöht, wenn man von Bauchhöhle und Scheide aus zu gleicher Zeit arbeitet und die Möglichkeit besteht, Scheidenkeime in die Bauchhöhle zu verbreiten. Außerdem wird mit dem Collum stets ein Stück der Beckenfascie entfernt und dadurch dem Beckenboden der Halt entzogen, so daß eine Senkung der vorderen Wand, besonders der Blase, eintreten kann.

Die von *Richelot* aufgeworfene Forderung, die Cervix in toto mitzuentfernen wegen der Möglichkeit späterer carcinomatöser Entartung, ist fast durchgehend abgelehnt worden, da die Wahrscheinlichkeit der nachträglichen carcinomatösen Entartung des

Collum sehr gering ist. Die wenigen beobachteten Fälle sprechen zudem eher dafür, daß das Portiocarcinom schon vor der Myomotomie vorhanden war und nicht beachtet wurde.

Nicht immer verlaufen die Operationen so glatt wie bisher beschrieben; es kommen subseröse Myomknoten vor, die aus dem Parametrium, aus dem Subserosium der Blase oder des Douglas ausgeschält werden müssen, ehe die Abtragung ins Collum stattfinden kann. Hier besteht die Gefahr von Blutungen aus der Tiefe des Wundbettes, von Nebenverletzungen des Ureters, Darmes usw. Man vernäht diese Höhle so gut wie möglich; bleibt aber ein größerer subseröser Raum, in dem es weiter sickert, so tut man gut, ihn trocken mit Vioformgaze zu stopfen und nach der Vagina zu drainieren.

Eine Frage, die sehr verschieden beantwortet wurde, war die: Soll man die oder wenigstens *ein* Ovarium zurücklassen, um die Ausfallerscheinungen durch Erhaltung der weiblichen Keimdrüse zu mildern? Man kann sagen, daß die meisten Operateure, besonders unter dem Einfluß von *Werth* und *Glävecke*, so gehandelt haben. Ich habe dies anfangs auch getan, habe aber frühzeitig einige Fälle erlebt, wo die zurückgelassenen Ovarien recht unliebsame Störungen machten. An und für sich sind bekanntlich bei Myomen etwa 50% der Ovarien ohnehin erkrankt: Störungen der Follikel, kleincystische Degeneration usw. Einigemale war ich genötigt, solche zurückgelassene Ovarien noch nachträglich zu entfernen. Nach den genauen mikroskopischen Untersuchungen von *Franz* war schon nach 1—2 Jahren in diesen Ovarien der Follikularapparat zugrunde gegangen und daher auf weitere hormonale Wirkungen von seiten dieser Ovarien nicht mehr zu rechnen. Ähnliche Ergebnisse fand *Lindig* an den Ovarien von Kaninchen nach vorausgegangener Uterusexstirpation und *Jakobsohn* an den Ovarien von Hunden 3 Jahre nach vorausgegangener Entfernung der Gebärmutter. Die Ovarien verfallen einer allmählichen Schrumpfung, der Follikularapparat geht zugrunde, oder es bilden sich Cysten in der Keimdrüse. Jedenfalls reagiert nach den Untersuchungen von *Lindig* der Follikularapparat des Eierstockes schon nach ganz kurzer Zeit auf die Wegnahme des Uterus. Damit sind also die oben angeführten Ergebnisse von *Franz* bestätigt, und es hat keinen großen Wert bei Wegnahme des Uterus die Keimdrüse zu belassen.

Zu gleicher Zeit mit der gänzlichen Abtragung des myomatösen Uterus nahm auch die Entfernung einzelner Myomgeschwülste des Uterus zu. Die Myomatosis uteri ist ja meist eine multiple Geschwulstbildung; es kommen aber doch nicht selten Fälle vor, wo ein Tumor für sich Stielbildung eingeht oder durch sein Verhalten eine solche ermöglicht. Es handelt sich in erster Linie um fibröse Polypen, d. h. Myome, die, durch Wehentätigkeit des Uterus in ihrem Geschwulstbett gelockert, allmählich in die Uterushöhle gelangten oder von dieser aus in die Vagina ausgestoßen wurden.

Solche Polypen wird man wohl zu allen Zeiten, sobald sie sich dem Auge und Messer darboten, entfernt haben. Die *Siebold*sche Polypenschere gibt ein Zeugnis dafür, daß im 19. Jahrhundert, vor Einführung der Antisepsis diese Polypen schon entfernt wurden. Meist genügte die einfache Abtragung mit der Schere, blutete es hernach stärker, so mußte die Uterushöhle tamponiert werden, oder man unterband sehr dicke und gefäßreiche Stiele vorsorglich vor der Abtragung mit Seide oder Zwirn.

Leider sind diese Polypen die Minderzahl der Myome, und so ist verständlich, daß unter dem Schutze der Antisepsis die Gynäkologen sich daran wagten, die Natur nachzuahmen und die Polypen auszuschälen. *Amussat* war es, der zuerst die Ausschälung submuköser Myome vornahm. Starke, anders nicht zu stillende Blutungen, Kompressionserscheinungen der Nachbarorgane, besonders der Blase, Nekrose der Geschwülste gaben die Indikation. War die Kuppe des Tumors schon bis ins Niveau des Os internum herabgetreten, so konnte man ohne weitere Vorbereitung darangehen; sonst macht man noch zuvor Vaginalincision zur Abschiebung der Blase. Der vordere Cervicalschnitt hielt die Lappen mit feinem Muzeux auseinander und machte dann die Enucleation teils stumpf, teils schneidend möglich. Zweckmäßiger als das Einsetzen von Muzeux oder Collins, welche die Geschwulst leicht einreißen, ist das Einbohren des Korkziehers von *Segond*, der gut hält und mittels dessen man den Tumor sehr stark nach abwärts ziehen kann. Ist der Tumor zu groß, um ihn durch Cervix resp. Vagina durchzuziehen, so macht man Keilexcision aus demselben mittels dem langen *Segond*schen, etwas auf die Fläche gebogenen Messer und setzt dann den Korkzieher nur außen ein. Diese *Segond*sche Methode hat sehr gute Resultate gegeben. Eine besonders starke Blutung tritt hier selten ein, so daß Unterbindungen nicht in Frage kommen, höchstens Tamponade. Nach Entfernung der Myomgeschwulst wurden Cervix- und Vaginalwunde durch Nähte geschlossen. Ergab die Austastung der Uterushöhle nach Entfernung eines Myoms, daß ein zweites vorhanden, so wurde dasselbe natürlich sofort in derselben Weise in Angriff genommen. Die Mortalität der Operation war im Beginn natürlich höher als später, sie sank von 16% (*Chrobak*) auf 5% und weniger; immerhin war sie zu jeder Zeit geringer als die der Myomotomie.

In anderen Fällen wurde die vaginale Totalexstirpation des myomatösen Tumors mit der Enucleation verbunden. Letztere wurde zuerst von den Franzosen *Péan*, *Segond*, *Doyen* ausgeführt und war ungefährlicher als die abdominelle Operation. *Péan* führte die Totalexstirpation des myomatösen Uterus mittels der von *Richelot* angegebenen Dauerklemmen aus, während *Doyen* eine frühere Methode zur Verkleinerung und Entfernung des myomatösen Uterus benutzte, welche *Landau* und *Leopold* zuerst in Deutschland einbürgerten. Vorbedingung ist für diese Methode, daß der Uterus samt Tumor nicht viel größer ist als der Umfang des Beckeneinganges, so daß er sich im Verlauf der Operation eindrängen läßt; daß die Lage der Ovarien und Verlauf der Ligta. rot. zuvor bestimmt ist, und daß kein größeres subseröses Myom vorliegt. Nach Medianspaltung der Cervix bis in die Uterushöhle hinein werden die Myome enucleiert und dabei oder hernach, nach *P. Müller*schem zweckmäßigem Vorschlag, der Uterus median bis zum Fundus gespalten und von da ab an der hinteren Wand weiter herab, bis die Cervixwand durch ist. Diese beiden Hälften lassen sich samt Adnexen viel leichter entfernen, und *Leopold* hat die Erfahrung, der ich mich anschließe, daß die Ausfallerscheinungen nicht vom Verbleiben der Ovarien bedingt sind; die Mortalität dieser Operation betrug zwischen 2,5—3,9%, sie war also seinerzeit geringer als die der abdominellen Operation; jetzt stehen beide etwa gleich.

Die vaginale Exstirpation eines myomatösen Uterus ist eine viel blutigere Operation als die abdominelle, womit bei der Indikationsstellung zu rechnen ist. Ehedem lag der Hauptvorteil in Vermeidung des Bauchschnittes, was jetzt nicht mehr so schwerwiegend ist.

Ebenso wie die Ausschälung submuköser Myome von der Scheide aus hat man sich an die Ausschälung teils interstitieller, teils mehr subseröser Myome vom Abdomen aus gemacht, in Fällen, wo noch die Möglichkeit bestand, einen funktionsfähigen Uterus samt Ovarien zu erhalten; also bei jüngeren Frauen bis zur Mitte der dreißiger Jahre, wo man noch eine Schwangerschaft ermöglichen will oder wo eine solche vorhanden ist, deren Fortgang und spätere Geburt man gewährleisten soll. Die Operation hat zuerst *Spiegelberg* ausgeführt, später haben sich besonders *Olshausen* und *A. Martin* um dieselbe verdient gemacht, welch letzterer 139 Enucleationen mit 11,5% Mortalität anführt, dabei 3 Rezidive und nur 2 Schwangerschaften, von denen eine durch Abort endete. Da die Tumoren zudem nicht zu groß sein dürfen, so ist keine große Operationsbreite vorhanden. Nach Spaltung der Serosa arbeitet man sich in die Tiefe bis auf das Myom, das man mit

Korkzieher faßt, um es auszuschälen, was teils mit dem Finger, teils mit der Schere geschieht. Bluten größere Gefäße der Kapsel, so werden dieselben gefaßt und ligiert; hierauf das Geschwulstbett in versenkten Reihen vernäht. Ich habe einmal in der Schwangerschaft ein vom unteren Uterinsegment ins Subserosium der Blase wachsendes Myom von Orangegröße entfernt, wobei die Schleimhaut der Uterushöhle sichtbar wurde. Die Schwangerschaft verlief ungestört bis zum Ende, ebenso die Geburt und eine zweite. In einem anderen Falle saß das Myom übergänseeigroß so im unteren Uterinsegment, daß es in einer eventuellen Schwangerschaft durch sein unvermeidliches Wachstum zum Geburtshindernis geworden wäre. Eine später eingetretene Schwangerschaft verlief gut.

Selbstverständlich wird man nur 1–2 größere und evtl. noch einige kleinere Myome auf diese Weise entfernen, sonst besser supravaginale Amputation. Im ganzen hat dieser Weg zur Entfernung einzelner Myome keine sehr weite Verbreitung gefunden.

Endlich hat man versucht, bei jugendlichen Individuen statt den ganzen Uterus zu exstirpieren, eine kleine funktionsfähige Uterushöhle mit wenigstens *einem* Ovarium zu erhalten. Es sind dies Fälle, wo keine der vorgenannten Methoden paßt, wo man aber bei Frauen der vierziger Jahre unbedenklich die Amput. ut. supravagin. machen würde. Die Myome durchsetzen die Uterushöhle so, daß die ehemalige Höhle nicht erhalten werden kann. Man muß aber eine gewisse Menge funktionsfähiger Schleimhaut erhalten, ca. ein Viertel bis ein Drittel derselben, und eine Höhle von 4 cm Länge, sonst läßt sich, selbst wenn ein funktionsfähiges Ovar vorhanden ist, keine regelmäßige Menstruation erzielen.

Da von Geburt in solchen Fällen keine Rede sein kann und eine Schwangerschaft selbst schon im 4.–5. Monat die Gefahr des Platzens bringt, so muß man bei einem solchen „Schnitzeluterus“ die Tube resezieren und den Stumpf exakt mit Bauchfell bedecken. Bei der großen Zahl der im Laufe der Zeit zur Bekämpfung der Myomatosis uteri angegebenen Operationen ist es nicht immer leicht, die richtige auszuwählen, daher auch zuweilen Mißerfolge. Im ganzen aber ist besonders auch bei den konservativen Methoden die Heilungsziffer eine so günstige, daß man selten genötigt ist, die Hände in den Schoß zu legen.

Dazu ist im 20. Jahrhundert die Behandlung mit Röntgenstrahlen getreten, die sog. Röntgenkastration, deren Besprechung aber nicht in mein eigentliches Thema gehört.

Enorm sind die Vorteile, welche die Antisepsis der Behandlung der Myome und ihren Folgekrankheiten gebracht hat. Die Zahl der Frauen, welche direkt an den Folgen der Myome gestorben sind, ist ja entfernt keine so große wie bei Carcinomen; aber immerhin ist die Zahl der durch Myome in ihrer Blutmischung und in ihren Herzen geschädigten Frauen eine stattliche. Durch die Zahl der endgültig Geretteten läßt sich übersehen, was die operative Gynäkologie hier geleistet hat.

Mit den Erfolgen der Kastration, der Zunahme der völligen Abtragung des blutenden Uterus, haben die Erfolge sich gehoben. Es ist nicht richtig, was *Franz* und andere Autoren behaupten, es gäbe kein Myomherz; es gibt zweifellos ein solches, welches, wenn einmal entstanden, besonders junge Frauen rasch herunterbringt, so daß die nachträgliche Kastration oder Exstirpation des Tumors zu spät kommt.

Was die Röntgenbehandlung, deren Erfolge nicht dem 19., sondern dem 20. Jahrhundert angehören, in Konkurrenz mit der Operation leisten wird, muß die Zukunft lehren. Das Auftreten von Korpuscarcinomen bei alten Myoma uteri und Klimakterium muß zur Vorsicht warnen. Ich glaube nicht, daß die operative Tätigkeit durch die Röntgentherapie ganz verdrängt werden wird.

16. DAS CARCINOM DES UTERUS

Der Gebärmutterkrebs war als Würgengel der Frauenwelt schon *Hippokrates* bekannt. Von operativen Eingriffen war damals keine Rede, nur eine sehr mangelhafte Palliativbehandlung stand zu Gebote. So blieb der Zustand bis zum 19. Jahrhundert; das Ferrum candens spielte die Hauptrolle, daneben starke Ätzmittel, der Höllensteinstift, Chlorzink, Liqu. ferri. In der ersten Hälfte des 19. Jahrhunderts beschränkte man sich auf Abtragung des kranken Collum oder der gewucherten Vaginalportion mit Ecraseur und Drahtschnürer, daneben Anwendung des Ferrum candens gegen Blutungen und Jauchungen. Daß solche Operationen mit dem Ecraseur nicht ungefährlich verliefen, zeigt ein Bericht aus der *Hecker*schen Klinik (1850), wonach eine so operierte Patientin an Sepsis zugrunde ging. *Osiander* versuchte zu Beginn des 19. Jahrhunderts als einer der ersten partielle Abtragung der erkrankten Collumpartie mit teilweiser Umstechung. Ganz vereinzelt blieb die Tat eines Konstanzer Arztes *Sauter*, welcher 1822 eine krebsige Gebärmutter von der Scheide aus mit dem Messer entfernte, und zwar mit gutem Erfolg. *El. v. Siebold* operierte ähnlich (1820 und 1824), ebenso *Holscher*, der aber seine Kranke an Verblutung verlor. 1825 operierte *Langenbeck* einmal vaginal, einmal abdominell, beide Kranke starben rasch. Ohne Beachtung blieb eine Operation

Hennings, der uns im Verlauf der siebziger Jahre in der Leipziger geburtshilflichen Gesellschaft über eine Exstirpation einer krebsigen Gebärmutter berichtete. Als die Galvanokaustik aufkam wurde vielfach die galvanokaustische Schlinge zur Abtragung der Portio benutzt, zumal da es ein ziemlich unblutiges Verfahren war. Ich sah Anfang der siebziger Jahre *C. Braun* derartige Operationen in der Klinik in Wien ausführen, später veröffentlichte *Pawlick* noch eine Statistik aus der *Braun*schen Klinik über 136 in 20 Jahren vorgenommene Fälle dieser Art; davon starben 9 = 6,1%, 26% der Überlebenden blieben über 1 Jahr, 20% länger als 2 Jahre am Leben; für die damalige Zeit also keine zu schlechten Resultate. Auch *C. Schröder* soll durch das Ferrum candens noch 5 Radikalheilungen erzielt haben, deren Heilung über 3 Jahre währte. Etwa zur selben Zeit kam die Ausschabung des Carcinoms mit dem *Volkmann*schen scharfen Löffel auf; derselbe war imstande, besonders mit nachfolgender Ignikauterisation oder mit Chlorzinkpaste, eine scheinbare Dauerheilung auf 2—3 Jahre zu erzielen. Man arbeitete also von allen Seiten fleißig gegen diesen Würgengel des weiblichen Geschlechts.

Es ist verständlich, daß erst nach Einbürgerung der Antisepsis zu operativen Versuchen geschritten werden konnte. Die erste erfolgreiche Operation war die von *C. Schröder* angegebene supravaginale Excision des carcinomatösen Collum uteri, welche ein Beschränktsein auf das Collum voraussetzte und nach querer Umschneidung der Scheide, nach Emporschieben der Blase samt Ureteren und Unterbindung des Cervicalastes der Uterina, Eröffnung des Douglas vom hinteren Vaginalgewölbe, die Absetzung des Collum bis zum Os internum ermöglichte.

Es war ein epochemachendes Ereignis, als *W. A. Freund* in Breslau um das Jahr 1878 eine Methode angab, die krebsige Gebärmutter durch Bauchschnitt in toto zu entfernen. Die in der ersten Publikation angegebenen 3 Hauptunterbindungen auf jeder Seite schienen das Vorgehen sehr zu vereinfachen; in der Praxis stellte sich die Sache hernach doch etwas anders dar. Kurz darauf, 1879, folgten dann *Czerny* und fast gleichzeitig *Schröder* mit ihrer Methode, das krebsige Organ durch vaginalen Eingriff zu entfernen. Gegenüber der abdominellen Operation mit 70% Mortalität stellte sich die vaginale mit anfangs 10—15% Todesfällen viel günstiger, deren Prognose bald noch viel besser wurde. Der gewaltige Unterschied in beiden Operationsergebnissen lag wohl darin, daß bei gleich genauer Händedesinfektion für beide Operationen die Gefahr der Verschmierung der Bauchhöhle durch das auf abdominellem Wege zu entfernende Carcinom hinzutrat;

auch Schocktodesfälle waren wohl der viel länger dauernden Operation zur Last zu legen.

Infolge dieser so ungleichen Mortalität bevorzugten die Gynäkologen zunächst die vaginale Operation. Die Dauerergebnisse derselben waren aber nicht so befriedigend wie die der abdominalen, weil bei diesem Vorgehen nicht so viel Bindegewebe und Drüsen entfernt werden konnten. Hier wurde Wandel geschaffen durch die *Wertheim*sche Operation, welche zeigte, daß mit reichlicher Entfernung des paramentranen Bindegewebes auch die iliacalen und hypogastrischen Drüsen entfernt werden konnten. Allerdings blieb die primäre Mortalität der *Wertheim*schen Operation wesentlich höher als die der vaginalen, ca 15% gegen 3–5%; da aber die Dauerresultate derselben besser waren, so näherten sich die beiden Operationsmethoden in ihren Endergebnissen, indem von 100 operationsfähigen Frauen ungefähr gleich viele am Leben blieben. Schließlich gelang es auch der Röntgenbehandlung, die Endresultate noch zu verbessern, indem es nach den Erfahrungen einzelner Operateure möglich war, ungünstige Fälle durch vorgängige Bestrahlung für die Operation günstig zu beeinflussen und, was vielleicht noch wichtiger ist, durch Nachbestrahlung ein Rezidiv zu verhindern.

Die Anhänger der operativen Richtung nach *Wertheim* bekamen dadurch einen schweren Stand mit ihrer hohen Anfangsmortalität gegenüber den schwärmerischen Vertretern der ausschließlichen Bestrahlung, die mit ihren 0% Mortalität es für ein „Verbrechen" erklärten, weiterhin noch Operationen auszuführen. Teils unter dem Eindruck der gewaltigen Verschiedenheit dieser Anfangsresultate, teils unter dem Einfluß des Assistentenmangels während des Krieges habe ich mich wie *Hofmeier* in den letzten Jahren des Krieges auf die vaginale Operation beschränkt und unmittelbar nach derselben eine zweckentsprechende Bestrahlung ausgeführt.

Es ist bemerkenswert, daß bei dem nächstliegenden Vergleichsobjekt, der Mammaexstirpation, die Chirurgen prinzipiell das Messer bevorzugen und nur inoperable Fälle bestrahlen oder nach der Operation Nachbestrahlung vornehmen. Nur eine gewisse Anzahl von Gynäkologen bevorzugt die Bestrahlung gegenüber dem Messer. Ein Ende des Streites ist noch nicht vorauszusehen; beide Teile behaupten, und gewiß mit Recht, mit ihrer Methode Dauerheilungen erzielt zu haben.

Bei der vaginalen Operation nach *Czerny* waren allerdings gewisse Unterschiede festzuhalten gegenüber der Exstirpation eines einfachen metritischen oder myomatösen Uterus. Zunächst war eine gründliche Desinfektion des von Carcinom ergriffenen Gebietes vor Beginn der Operation unerläßlich, Abschabung der weichen Massen mit dem scharfen Löffel, Desinfektion der Wundfläche mit Jodtinktur oder Carbolspiritus. Die vorhergehende Untersuchung mußte ergeben haben, daß das periuterine Bindegewebe der Parametrien, die Douglasfalten frei von Infiltration waren, oder daß diese so gering war, daß sie die Beweglichkeit des Uterus nicht hemmte. Die meisten Operateure haben zunächst die vordere Cervixwand freipräpariert, die Blase zurückgeschoben, dann die vordere Douglastasche eröffnet, hernach die hintere, und nun die Parametrien, die Douglasfalten, zuletzt die Spermatikalgefäße abgeklemmt, bis der frei gewordene Uterus leicht zu stürzen oder zu extrahieren war; hier wurden meist die Tuben und die Ovarien mitgenommen. Das Blasenbauchfell wurde mit dem Douglas vereint und so die Bauchhöhle geschlossen. Es erwies sich aber bald als zweckmäßiger, den subserösen Vaginalraum offen zu lassen und nach unten zu drainieren. Dauerkatheter überflüssig, wenn nicht zufällig eine Blasenverletzung entstanden und sofort genäht war. Es war ein Fehler, die Operation zu wagen, wenn die Parametrien schon weit infiltriert waren, darin lag oft der Keim des Mißerfolges.

Eine Verbesserung der Methode gab *Schuchard* an durch eine tiefgreifende Incision, die, seitlich von der Portio ausgehend, die Scheidenwandung durchtrennt, an der Grenze zwischen mittlerem und hinterem Drittel der Schamlippe das pararectale Gewebe mit Schonung des Sphincters in den Damm bis zur Steißbeinspitze durchsetzt. *Schauta* hat ausschließlich mit dieser erweiterten vaginalen Methode so gute Resultate erzielt, die mit denen von *Wertheim* wetteifern können. Dieser weit ins paravaginale Bindegewebe greifende Schnitt erlaubt einmal den Uterus leicht von der Blase abzupräparieren und die Excav. vesico-uterina zu eröffnen, dann aber von ihm aus die Adnexe abzuklemmen und dadurch den Uterus mobil zu machen, indem man dann den Uterus stark nach der *einen* Seite zieht, auf der anderen so weit vom parametranen Gewebe abzieht, daß der Uterus frei wird und leicht freizulegen ist; dann geht man in derselben Weise auf der anderen Seite vor. Es werden dann die Uterinae median vom Uterus abgeklemmt, unterbunden, und nun der Uterus mit möglichst viel Bindegewebe entfernt. Entweder wird die Bauchhöhle durch Vernähung des vorderen mit dem hinteren Peritonealblatt ganz geschlossen, oder es wird jeweils mit der zugehörigen Vaginalwand vernäht und der offen bleibende Raum mit Gaze gestopft. Diese Methode ist eingreifender und blutiger als die ursprüngliche *Czerny-Schröder*sche und hat dadurch etwas höhere Mortalität, gibt aber entschieden bessere Dauerresultate als die erstere.

Die abdominelle Totalexstirpation

des Uterus, wie sie zuerst von *W. A. Freund* angegeben wurde, war eine sich ziemlich genau auf den Uterus beschränkende Operation, deren Hauptaufgabe war, unter genauer Blutstillung zu arbeiten und das Collum samt angrenzendem Scheidengewölbe zu entfernen. Ursprünglich hatte *Freund* für jede Seite 3 Hauptumstechungen angegeben. Nach gemachtem Bauchschnitt wird in Beckenhochlagerung das Blasenperitoneum vom Uterus abgetrennt und die Blase möglichst stumpf von dem meist infiltrierten Collum nach abwärts bis zum intakten Scheidengewölbe abgeschoben; nun wird dieses incidiert und von da mit dem die Uterina enthaltenden Teil des Parametriums auf dem Finger mittels einer runden Nadel oder Dechamps durchstochen und das gefaßte Gewebe zwischen doppelten Fäden oder Klemmen durchtrennt; dann wird die Spermatica umstochen und zwischen 2 Ligaturen durchtrennt. Nachdem das Peritoneum an der hinteren Wand des Collum quer durchtrennt ist, wird dasselbe bis zum Douglas abpräpariert, dieser eröffnet und von da eine dritte Ligatur angelegt, die das von der Spermatica herrührende Loch im Parametrium verschließt. Nun war der Uterus ziemlich frei, haftete allenfalls noch an einigen Bindegewebssträngen, die doppelt unterbunden und durchtrennt wurden. Den Ureter bekam man bei dieser Operation meist nicht zu Gesicht und das dem Cervix anhaftende Binde- und Fettgewebe meist sehr sparsam. Damals, 1873, als die Antiseptik derartiger Operationen noch nicht sehr ausgearbeitet war, betrug die Mortalität anfangs gegen 70%, und auch die Zahl der Rezidive war sehr hoch. Es war daher sehr günstig, daß die *Czerny*sche vaginale Exstirpation eine Zeitlang die *Freund*sche Methode verdrängte, bis die Technik der großen abdominellen Operation besser ausgearbeitet war und *Wertheim* mit seiner erweiterten, technisch ungemein durchdachten Methode hervortrat.

Die *Wertheim*sche Operation legt im Gegensatz zur *Czerny-Schröder*schen größten Wert auf Mitnahme von möglichst viel periuterinem Binde- und Fettgewebe, auf Freilegung und Schutz der Ureteren im Parametrium und Entfernung von hypogastrischen und anderen Drüsen, soweit möglich. Es läßt sich darüber streiten, ob der Hauptwert der *Wertheim*schen Operation in möglichster Entfernung von Drüsen liegt; ich habe bei Rezidiven diese stets im Bindegewebe gefunden und nur einmal eine große rezidive Drüse.

Im Gegensatz zu *Freund* ist die *Wertheim*sche Totalexstirpation des Uterus eine viel schwierigere, länger dauernde Operation und bringt schon durch die weite Eröffnung der Bindegewebsräume des Beckens die größere Lebensgefahr mit sich. Hier wird in starker Beckenhochlagerung nach Abdeckung der Därme der Uterus mit einer Zange vorgezogen, dadurch spannen sich die Ligta. suspens. ovarii; nun werden die Spermatikalgefäße und das Ligam. rot. der einen Seite doppelt unterbunden und durchtrennt. Hierauf wird das Ligam. lat. zwischen den beiden Ligaturen durchtrennt, nach Auseinanderfaltung der Ligamente werden Gefäße und Ureter sichtbar. Nun Unterbindung der Uterina nahe ihrem Ursprung von der Hypogastrica; durch Anziehen des uterinen Stumpfes wird der Ureter sichtbar.

Dann wird nach Spaltung des Bauchfelles die Blase vom Uterus abgeschoben. Dasselbe geschieht auf der anderen Seite, so daß Blase und Ureter von ihrer Unterlage frei sind. Nun ist der Ureter beiderseits 6–8 cm frei von seiner Unterlage; das ist die gefährliche Stelle, die leicht mal zur Nekrose des Ureters führt. Jetzt spannt man den Ureter möglichst stark nach der Seite, so daß die paravaginalen Bindegewebszüge mit den darin verlaufenden Venen sichtbar werden. Man durchschneidet nun möglichst tief zuerst die vordere, dann die hintere Vaginalwand, klemmt beide Scheidenwände ab, durchschneidet darüber das Bindegewebe und schiebt das Rectum von der Scheide ab. Ist der Uterus so ziemlich gelöst, so kann man das seitliche Beckenbindegewebe von ihm aus möglichst umspannen und nach doppelter Unterbindung tunlichst viel entfernen. Nun liegen die großen Gefäße an der Teilungsstelle der Hypogastrica von der Iliaca frei, und man kann vorsichtig das Bindegewebe über derselben freilegen. Zum Schluß wird das Peritoneum des Douglas mit dem der Blase vereint, oder es wird eine kleine Öffnung zur Drainage gelassen. War ein Ureter verletzt, so wird derselbe unter Verschluß des zentralen Endes in die Blase eingenäht, ebenso, wenn der Ureter wegen völliger Verwachsung im carcinomatösen Gewebe durchtrennt werden mußte, das proximale Ende desselben. Es ist verständlich, daß diese Operation technisch viel schwieriger ist und länger dauert als das einfache *Freund*sche Verfahren. Die Gefahr liegt in der ausgiebigen Eröffnung großer Bindegewebsräume, der Möglichkeit der Verletzung größerer Gefäße, der Infektion des Bindegewebes, aber auch des Peritoneums von jauchenden Carcinomherden aus, der Schockwirkung durch längerdauernde Operation; da auch der gewandteste Operateur 2 Stunden braucht, andere sogar 3. Das Peritoneum wird nach oben geschlossen, die große Bindegewebswunde mit Vioformgaze drainiert. War eine Blasen- oder Ureterverletzung entstanden, so wird der Dauerkatheter eingelegt.

So ist verständlich, daß auch die geübtesten Operateure nicht leicht unter 12–15% Mortalität kamen, gegenüber 2–5% bei der vaginalen Operation nach *Czerny*. Der Unterschied im Primärerfolg wird aber ausgeglichen durch die Rezidive. *Wertheim* hat 50% Operabilität unter den ihm zugegangenen Fällen gefunden und 18% absolute Heilung; *Zweifel* bei 50% Operabilität 20,5%, *Bumm* 68 und 16%, *Krönig* 79 und 25%, *Franz* 80 und 27,5% absolute Heilung; je höher also die Operationsziffer, desto geringer die Mortalitätsziffer. Für die vaginale Operation schwanken dagegen die Operationsprozente zwischen 10–50%.

30% Operationsfrequenz bedeutet also: von insgesamt 100 Carcinomfällen, die sich dem Arzt in der Klinik vorstellen, sind 30 radikal operiert. Stirbt nun eine direkt an den Folgen der Operation, 19 sterben an Rezidiven, so ist die absolute Leistung der Operation 10%. Diese Zahl, berechnet nach *Winter* auf 5 Jahre Rezidivfreiheit, bewegt sich bei den verschiedenen Operateuren zwischen 3–12% bei vaginaler, 16–20% bei abdomineller Operation.

Franz gibt auf 120 in 3 Jahren seiner Klinik zugekommenen Carcinomen eine primäre Mortalität von 23% an. Von den Überlebenden sind 33 5 Jahre lang gesund und rezidivfrei geblieben, das sind 37,9% der Operierten, 27,5% der Gesamtzahl. Die Dauerleistung der *Wertheim*schen Operation ist also zweifellos größer als die der vaginalen, durchschnittlich mehr als das Doppelte.

Behandlung der Rezidive

Rezidive sitzen entweder, und am häufigsten, im Bindegewebe des Beckens in Gestalt knotiger Stränge der Lymphgefäße, seltener in der Scheiden- oder Bauchdeckennarbe, am seltensten als Rezidive in den Drüsen; letztere könnten noch am ehesten in toto entfernt werden. Andere Rezidive pflegte man früher auszuschaben, darnach mit Chlorzinkpaste oder Ferrum candens zu behandeln.

Heutzutage wird man die Rezidive, falls sie nicht für Operation auffallend günstige Chancen bieten, mit Röntgenstrahlen oder Radium behandeln.

Das Korpuscarcinom der Gebärmutter

Das Korpuscarcinom steht ganz anders da als das des Collum. Korpuscarcinom verhält sich zu dem des Collum wie 1:10; es kommt durchschnittlich in viel höherem Alter vor, meist erst im Klimakterium, verläuft langsamer und gibt für die operative Behandlung eine bessere Prognose. Die Symptome sind wie beim Collumcarcinom Blutungen, Jauchung, Schmerzen, welche aber nicht selten die Eigentümlichkeit haben, daß in regelmäßigen Zwischenräumen, z. B. alle 24 Stunden, ein wehenartiger Schmerzanfall eintritt, der wohl dadurch hervorgerufen wird, daß der Uterus sich bemüht, losgestoßene Carcinombröckel durch das enge starre Collum auszutreiben.

Man wird aber nicht auf dieses pathognomonische Symptom warten, sondern rechtzeitig mittels der Curette Probematerial zur mikroskopischen Untersuchung herausholen.

Die einzig denkbare Operation, die erst seit der Antisepsis möglich ist, ist die Totalexstirpation, welche bessere Dauerresultate gibt als beim Collumcarcinom, weil Bindegewebe und Drüsen nicht leicht ergriffen werden; eher die Adnexe, weshalb Tuben und Ovarien stets mitzuentfernen sind, und die Inguinaldrüsen, welche, wie ich erlebt habe, noch nachträglich durch die Lymphgefäße des Ligam. rot. infiziert werden können. Ist der Uterus klein und beweglich, so wird die vaginale Totalexstirpation ausgeführt; nur bei einem sehr großen Organ, besonders bei Komplikation mit Korpusmyom, würde man zur abdominellen Totalexstirpation greifen. Ich habe die Beobachtung gemacht, daß auf dem Boden alter Korpusmyome im Klimakterium gern Korpuscarcinom entsteht. Sollte diese Beobachtung sich an größerem Material bestätigen, so wäre die Röntgenbehandlung der Korpusmyome besser durch Operation zu ersetzen.

Ist das Korpuscarcinom schon inoperabel, so hat man von jeher zur Ausschabung mit scharfem Löffel gegriffen, wobei man sich nur zu hüten hat, daß man nicht die Korpuswand perforiert und dadurch eine tödliche Peritonitis veranlaßt.

Besser als Abschaben wirkt Einlage von Radium- oder Mesothoriumröhrchen, die 6–8 Stunden liegenbleiben, mit Wiederholung nach einiger Zeit. Die carcinomatös gewordene Lymphdrüse der Inguinalgegend wird man sobald als möglich exstirpieren; evtl. Röntgenbehandlung.

Die Prognose der Operation des Korpuscarcinoms ist unter dem Schutze der Antisepsis eine viel günstigere als die des Collumcarcinoms und erzielt durchschnittlich 90–95% Heilung.

Uterussarkom

Das Uterussarkom ist eine recht seltene Erkrankung, an dessen Operation man erst in der späteren Zeit der Antisepsis herangehen konnte. Es bleibt lange auf die Schleimhaut beschränkt oder auf die Wandung, besonders bei schon länger bestehenden Myomen. Es kommt sowohl in der Cervix vor als sog. traubenförmiges

Cervixsarkom oder im Korpus. Die Erscheinungen sind ähnlich wie beim Carcinom: Ausfluß, Blutungen, Jauchung, Schmerzen. Die Ausbreitung geht nicht auf dem Wege des Bindegewebes wie beim Carcinom, sondern dem der Gefäße, und darum wohl langsamer. Zur sicheren Diagnosenstellung ist eine Ausschabung nötig, die das Vorhandensein eines Rund- oder Spindelzellensarkoms feststellen wird.

Die einzig richtige Therapie ist die Totalexstirpation des Uterus. Wenn er noch klein und beweglich ist, vaginal; wenn größer und weniger beweglich, auf abdominellem Wege. Doch hüte man sich vor Morcellement eines Wandtumors, da dadurch leicht Impfmetastasen entstehen können.

Chorionepitheliom

Sänger war der erste, der im Jahre 1889 eine bösartige Geschwulst des Uterus beschrieb, deren Zusammenhang mit Schwangerschaft oder Abort er von Beginn ab betonte; er nannte sie Deciduoma malignum und nahm den Ausgang von der Decidua an. Andere Forscher folgten, so *Veit*, der sich zunächst *Sänger* anschloß, bis *Marchand* durch eingehende Untersuchungen den Nachweis lieferte, daß Chorionzellen die Grundlage der Geschwulst darstellen, und daß diese besonders gern im Gefolge von Abort und Blasenmole auftreten. Treten nach Abort oder Blasenmole unregelmäßige Blutungen auf, so muß sofort der Gedanke daran wach werden und die Diagnose gestellt werden. In solchen Fällen ist der Uterus dick, plump, hat unregelmäßige Knoten an der Oberfläche, besonders aber in der Schleimhaut der Höhle. Die Ausschabung hat bei Verdacht darauf nur Wert, wenn sie positives Material ergibt. Da in der Wand sitzende Knoten leicht der Curette entgehen können, so ist eine diagnostische Austastung der Uterushöhle nach Laminariadilatation das einzig richtige Verfahren, welches größere, derbere, in der Wand sitzende und prominierende Knoten ergibt. Solche Knoten finden sich, auf retrogradem Wege entstanden, auch in der Scheide und können leicht zu Blutungen führen.

Nach festgestellter Diagnose ist die vaginale wie die abdominelle Totalexstirpation das einzig mögliche Verfahren. Scheidenknoten werden je nach dem Sitz mit samt einem großen Stück Schleimhaut entfernt. Vielfach hat man mit Erfolg die Totalexstirpation der Scheide vorgenommen.

17. OPERATIONEN AN DEN TUBEN

Tubenerkrankungen waren in der vorantiseptischen Zeit sehr wenig bekannt. Vor Einführung der Antisepsis wäre es ein Wahnsinn gewesen, nur bei Verdacht auf eine solche die Bauchhöhle zu eröffnen. Mit Zunahme der Laparotomie überhaupt sind unsere Kenntnisse der Tubenerkrankungen gewachsen und haben die Indikationen zu Eingriffen feste Grundlagen bekommen.

Es kann kein Zweifel darüber herrschen, daß Tubenschwangerschaften und das Platzen derselben mit Überschwemmung der Bauchhöhle früher viel seltener waren; denn auch ohne Antisepsis hätte man ja bei Überschwemmung mit den ausgesprochenen Zeichen einer inneren Verblutung eingreifen müssen. Noch in den siebziger Jahren sah ich in meiner Assistentenzeit in Leipzig keinen Fall von Überschwemmung, weder in viva noch in mortua. Erst langsam mehrten sich dann die Fälle, wo man nach dem von *Nélaton* gegebenen Krankheitsbild eine Haematocele retrouterina annahm, deren Ursprung allmählich immer sicherer in einer Tubenschwangerschaft gesucht werden mußte. Es ist darnach kein Zweifel, daß die Häufigkeit der Tubenschwangerschaft in den letzten Jahrzehnten enorm zugenommen hat. Da aber Erstgebärende immer noch in geringer Zahl, unter 10% beteiligt sind, kann das nicht in Zunahme des Infantilismus und damit Verschlechterung der Rasse liegen, sondern, da die Mehrgebärenden überwiegen, in Zunahme der Tubengonorrhöe als Vorläuferin der Tubenschwangerschaft und der Tubenkatarrhe überhaupt, und in Erhöhung der Bedingungen für Eintritt der Tubenschwangerschaft durch ärztliche Polypragmasie, Sondieren, Dilatieren, Ätzen, Ausschaben.

In dem ersten Jahrzehnt der Antisepsis war man hier noch sehr zurückhaltend: Abwarten, Punktion vom Scheidengewölbe, operatives Vorgehen von der Scheide aus, war bei Verdacht auf Tubenschwangerschaft besonders durch *Dührßens* Einfluß sehr an der Tagesordnung; erst allmählich hat sich in den späteren Jahrzehnten die Überzeugung Bahn gebrochen, daß mit wenig Ausnahmen der abdominelle Weg der allein richtige ist.

Die Operationen bei Tubenschwangerschaft haben den Wechsel der Anschauungen über Vorzug des abdominellen vor dem vaginalen Weg mitgemacht.

Von Beginn ab war der Grundsatz *Werth*s maßgebend, daß eine ungeplatzte Tubenschwangerschaft einer bösartigen Neubildung gleichzustellen und möglichst bald zu operieren sei. Aber wie selten sind selbst dem beschäftigsten Operateur ungeplatzte Tubenschwangerschaften vorgekommen. Ebensowenig kontrollierbar ist für den Arzt der gewiß mögliche Vorgang, daß ein sehr frühes, im Infundibulum der Tube steckendes Ei unter geringfügigen Erscheinungen in mäßigem Schock, leichtem Blutabgang, geringem Unbehagen in die Bauchhöhle ausgestoßen und dort resorbiert wird.

Die von mir seinerzeit aufgestellte strenge Unterscheidung zwischen Tubarabort und Ruptur hat sich den gegenteiligen Anschauungen von *Martin* und *Krönig* zum Trotz doch aufrechterhalten lassen. Es gibt allerdings einige Übergänge, indem eine unter violenten Erscheinungen einsetzende Ruptur, durch Beteiligung des Netzes, der Därme usw. abgekapselt wird, während andererseits eine ursprünglich abgesackte Hämatocele durch gewaltsame Einwirkungen zur Ruptur gebracht wird.

Die ersten Operationen bei Tubenschwangerschaften fielen in die Zeit, als sich der Kampf zwischen abdominellen und vaginalen Eingriffen abspielte; ein Kampf, an dem sich von Deutschen hauptsächlich *Dührßen, Martin, Landau;* von Franzosen *Doyen, Péan* und andere beteiligten.

Man stand damals auf dem später verlassenen Standpunkt, daß der Eingriff vom Abdomen aus gefährlicher sei als der von der Vagina aus. Die Erfahrung erwies das Gegenteil, daß die Eröffnung der Bauchhöhle viel geringere Gefahren bot, weil das Peritoneum Eingriffe aller Art besser erträgt als das Bindegewebe, und weil der Eingriff von der Vagina aus sich als viel blutiger und weniger übersichtlich erwies.

Allmählich hat sich deshalb der abdominelle Weg als der zuverlässigere erwiesen. Bei Ruptur sterben die Kranken nur während der Operation an Schock oder in den ersten Stunden hernach; wer die ersten 6 Stunden übersteht, ist meist gerettet. Eine Naht der zerrissenen Tube hat sich als überflüssig und nutzlos herausgestellt; bei der Neigung zur Wiederholung einer Extrauterinschwangerschaft könnte, wie beim Kaiserschnitt, eine genähte Tube leichter bersten.

Die Operation der Haematocele retrouterina hat denselben Weg durchgemacht; erst, besonders nach dem Vorbild von Voisin, den der Eröffnung auf vaginalem Wege; dieser Weg ist aber blutig, nicht sicher zum Ziel führend. Nach einer Publikation von *Dührßen* war es in 18% der Fälle unmöglich, die Blutung auf vaginalem Weg zu stillen, und mußte doch noch ein abdomineller Eingriff gemacht werden. Nach einer Mitteilung von *Scanzoni jun.* aus *Zweifels* Klinik ergeben sich heute 7—10% Todesfälle. Demgegenüber muß betont werden, daß auch bei Haematocele retrouterina die Übersicht bei Laparotomien eine viel bessere ist; Verwachsungen mit Darm und anderen Organen können doppelt unterbunden und dann durchschnitten werden; jedes blutende Gefäß wird gefaßt und unterbunden; die zurückbleibende Höhle wird möglichst peritonealisiert durch Netz, durch Vernähung von Appendices epipl. des Dickdarmes, durch Ölung nach *Pfannenstiel.*

Hat man Zeit, so wird rasch auch noch die nicht schwangere Tube revidiert, aber möglichst konservativ behandelt. Auf diese Weise läßt sich für die Haematocele retrouterina eine Mortalität von 0% erreichen.

Für die vaginale Operation bleiben nur die Fälle von hochgradigem Fieber und Verjauchung; hier ist der abdominelle Eingriff zu gefährlich und bleibt als einzig richtiger der vaginale, mit breiter querer Incision im Vaginalgewölbe und guter Drainage.

In Fällen, wo es zweifelhaft ist, ob Blut oder Eiter vorhanden, ebenso ob das Blut schon zersetzt und bakterienhaltig ist, gibt eine Punktion und Aspiration vom Vaginalgewölbe aus mit nicht zu dünner Nadel zuvor die richtige Direktion für den Eingriff.

Dabei darf nicht vergessen werden, daß die Haematocele retrouterina eine Naturheilung darstellt, die bei richtiger Pflege und Geduld, bei schonender Untersuchung zur Heilung führt, aber meist $^1/_4$ Jahr und länger erfordert. Resorbentien ab vagina, Wärme, Pelvitherm nach *Flatau* helfen allmählich zur Resorption. Zu widerraten ist Massage und Ausschabung. Nach so ausgeheilter Hämatocele ist noch manche Schwangerschaft eingetreten. Bei sehr ausgebluteten Fällen ist in letzter Zeit die Wiederverwendung des eigenen Blutes der Patientin zur Mode geworden.

Übersieht man das ganze Bild der Tubargravidität in der Bauchchirurgie der Frau, so ist zuzugeben, daß die Häufigkeit derselben durch zum Teil nicht ganz klare Einflüsse zugenommen hat, daß aber durch die Besserung der rechtzeitigen Erkenntnis und Hilfeleistung doch viel Menschenleben gerettet werden.

Transfusion

Wohl bei keiner gynäkologischen Operation wird der Blutverlust so exzessiv und erfordert so schleunige Hilfe wie bei der Überschwemmung durch geplatzte Extrauterinschwangerschaft, ausgenommen vielleicht bei der Placenta praevia.

Schon im 17. und 18. Jahrhundert wurde Bluttransfusion beim Menschen versucht, aber doch recht selten; genauere Berichte in der medizinischen Literatur liegen nicht vor. Einer der ersten Vorschläge zur Abhilfe gegen die Verblutung war in der antiseptischen Zeit der Vorschlag der Lammbluttransfusion von *Hasse* in Nordhausen. Wie *Hasse* bei dem gewiß richtigen Gedanken, ein blutspendendes Tier zu suchen, auf das Lamm kam, ist nicht bekannt; Tatsache ist, daß damals mit Erfolg an einzelnen Kliniken, so auch bei *Thiersch*, defibriniertes Lammblut in die Venen eingespritzt wurde.

Die Lammbluttransfusion hielt sich aber nicht lange, weil bald darauf die physiologische Kochsalzlösung, anfangs 0,6‰, später

0,9 ‰ aufkam, die intravenös und subcutan eingespritzt wurde, und die sich bis zum heutigen Tage in ihrer wesentlichen Bedeutung erhalten hat. Um ihre wissenschaftliche Einführung hat sich besonders *Schwarz* (Halle) verdient gemacht. Bei der intravenösen Infusion ist ein zu hoher Druck zu meiden und eine Flüssigkeitsmenge von über 1 Liter: langsamer Einlauf unter genauer Kontrolle des Pulses ist notwendig, evtl. Unterstützung der Herzaktion durch Campher- oder Coffeininjektion. Andere ziehen die *Ringer*sche Lösung vor, die NaCl-Lösung mit Zusatz von etwas Natr. carbon. darstellt.

Dann kam der Gedanke auf, Blut von einem anderen Menschen zu nehmen; das Blut des Spenders mußte gut defibriniert und unter exakten antiseptischen Kautelen gegeben werden. Ein weiterer Versuch war der, das Blut direkt aus einer Arterie in das Venenrohr des Empfängers einzuleiten. Aus praktischen Cründen ist diese Methode nicht sehr aufgekommen. Endlich hat man in jüngster Zeit das ergossene Blut der Verletzten selbst zur Autotransfusion benutzt, entweder dadurch, daß man es einfach in der Bauchhöhle zurückließ, oder daß man es herausnahm, defibrinierte, wärmte und wieder in die Vene einspritzte.

Döderlein empfahl in jüngster Zeit, das Blut in eine freiliegende Vene der Ligam. lat. bei geplatzter Tubarschwangerschaft einzuspritzen. Zu Einspritzungen nach Abortblutungen wurden 500 ccm Placentarblut mit etwas Natr. citr. benutzt, angeblich in 36 Fällen mit gutem Erfolg.

Thies (Leipzig) verwirft das Natr. citr. und verdünnt das Blut mit *Ringer*scher Lösung. Er empfiehlt, die Vagina mit Jodlösung und Borsäurelösung zu reinigen und dann das aus derselben über die Vaginalplatte in einen Behälter fließende Blut aufzufangen und direkt zur Einspritzung zu verwenden. Es genügt, kleine Mengen Blut direkt ins Gefäßsystem zu injizieren und, sobald der Blutdruck gehoben ist, zur subcutanen Injektion überzugehen.

Auffallend ist die große Zahl von Transfusionen, die einzelne Kliniken in jüngster Zeit aufweisen, so *Döderlein* 36 bei Aborten, *Thies* (München) 250 Fälle (!), wie es scheint in wenig Jahren, bei vaginalen und abdominellen Operationen.

Demgegenüber ist das Urteil erfahrener Operateure wie *Franz* von Wert, der unter 20000 gynäkologischen Operationen keine Verblutung sah; ebenso *Opitz*, *Latzko*, denen ich mich anschließe. Man kann gegen eine so übertriebene Anwendung der Transfusion wie bei *Thies* nicht genügend Einspruch erheben; ein derartiges Bedürfnis kann höchstens bei Placenta praevia entstehen.

18. OPERATION DER EITERTUBEN

In der vorantiseptischen Zeit konnte natürlich kein Gedanke sein, sich an Exstirpation von Eitersäcken der Tuben zu wagen; die durch Gonorrhöe bedingten Eitertuben waren damals überhaupt viel seltener; die puerperalen Eitertuben bedingten ohnehin im Puerperalfieber einen letalen Verlauf. Erst die Einbürgerung der Antisepsis in die Bauchchirurgie ermöglichte eine genauere Kenntnis der eitrigen und tuberkulös eitrigen Tuben. Die mit Verbesserung unserer pathologischen anatomischen Kenntnisse erhöhte Möglichkeit, die einzelnen Formen der Erkrankungen der Eileiter zu differenzieren, ergab die Vorschläge zu sachgemäßen Eingriffen an denselben. Uns Deutschen widerstrebt es, nur auf die einfache Diagnose „Tubalcase" wie bei *Lawson Tait*, die Bauchhöhle zu eröffnen. In der zweiten Hälfte des letzten Jahrhunderts nahm in allen Großstädten die Gonorrhöe rapid zu, und so darf man sich nicht wundern, daß mit der besseren Erkenntnis dieser Erkrankung in allen Großstädten, so Paris, Berlin, Wien, auch das Bestreben der Heilung dieser schweren Schädigung der Frauenwelt zunahm. So datieren die ersten, mit Absicht und Überlegung vorgenommenen operativen Eingriffe aus der zweiten Hälfte des letzten Jahrhunderts. Die ersten therapeutischen Vorschläge waren sehr einfach, aber unsicher und gefährlich. *Frankenhäuser* empfahl die Sondierung der Tuben vom Uterus aus. Wieviel Unglücksfälle dabei vorkamen, wird nicht mitgeteilt; aber selbst die einfache Betrachtung einer Eitertube mußte erkennen lassen, daß, wenn auch die Sonde ins Ost. uterin. der Tube gelangte, eine völlige Entleerung des Sackes nicht möglich war. *Doléris* empfahl daher instrumentelle Dilatation der Cervix, um die eitrige Sekretion des Uterus und der Tube zur Entleerung zu bringen. Noch gefährlicher war der Vorschlag von *Pozzi*, zu diesem Zwecke eine Uterusausschabung vorzunehmen; ebensowenig fand *Landau* Nachahmer mit seinem Vorschlag der Massage des Uterus. Alle diese Verfahren krankten daran, daß dadurch periuterine Entzündungen angefacht und verschlimmert wurden.

Rationell war die zuerst empfohlene vaginale Incision der dem Scheidengewölbe aufliegenden Eitersäcke, mit Einnähung der Sackwandung in die Vaginalwand. Der Fehler lag nur darin, daß die kranke, unregelmäßig verdickte Tubenwand mit ihren ungleich kommunizierenden Eitersäcken zurückblieb und eine permanente Quelle der Verschlimmerung darstellte. Ich habe nach Übernahme der Straßburger Klinik eine ganze Anzahl solcher operativ angelöteter Tubensäcke gefunden, da *W. A. Freund* diese Methode häufig ausübte.

Diese Frauen krankten aber alle an Eiterfisteln, die nach der Vagina führten, aber keine Neigung zum Schluß zeigten. Erst als ich mich entschloß, diese adhärenten Eitersäcke durch Laparotomie zu entfernen, was absolut gefahrlos war, ließ sich Heilung erzielen. Es zeigt dieses Vorgehen, daß das zweizeitige Verfahren, Einnähen der Eitertuben und Eröffnung derselben, und Entfernung in einer 2. Sitzung empfehlenswert ist.

Dann kam, wesentlich von *Péan* empfohlen, in den neunziger Jahren der vaginale Weg zur Entfernung der Eitersäcke mitsamt dem Uterus auf, unzweckmäßigerweise von ihm Castratio uterina genannt, denn der Uterus muß nicht unbedingt entfernt werden; derselbe wurde von der Scheide aus morzelliert und von der so geschaffenen Höhle aus selbst in Angriff genommen. Das Verfahren war aber mühsam, blutig und unsicher; auch die von *P. Müller* empfohlene Spaltung des Uterus zur Erleichterung der Wegnahme der Tubensäcke brachte nicht viel Erfolg, im Gegenteil, es kamen ziemlich viel Darmverletzungen bei Lösung der verwachsenen Eitersäcke vor.

Nachdem endlich die von den Franzosen, aber auch von *Landau* geteilte Angst vor der Laparotomie zur Entfernung der Eitersäcke überwunden war, wurde dauernd diese Operation üblich, vielfach mit Zuhilfenahme der Zweiteilung des Uterus nach *P. Müller*. Der meist kranke Uterus wurde zweigeteilt und vorher entfernt, um die Wegnahme der Adnexe zu erleichtern. War Eiter in die Peritonealhöhle gelangt, so ließ man die Bauchhöhle offen und legte einen Fächertampon nach *Mikulicz* ein, dessen Ausheilung oft sehr lange Zeit erforderte; auch war der Verlauf bei dieser Tamponade nicht ganz ungefährlich, *Olshausen* hatte 20% Mortalität, ich selbst 0,5%.

Merkwürdigerweise erzielte *Schauta* bei einem größeren Material von operierten Fällen der Wiener Klinik auch keine glänzenden Erfolge; die Sterblichkeit war zwar nicht hoch, aber die Heilerfolge nicht glänzend, angeblich nur in 50% völlige Heilung. *Schauta* ließ den Uterus zurück.

Die Verhältnisse der Straßburger Klinik und der dortigen Krankenkasse brachten es mit sich, daß die an chronischer Adnexeiterung erkrankten Personen immer wieder auf die Klinik kamen. Nach 1–2maligen Rezidiven werden die Frauen meist arbeitsunfähig, und daraus entstand die Aufgabe für die Klinik, eine Ausheilung zu erzielen.

Inzwischen war die Angst vor der Infektiosität des Eiters geschwunden. Eine schärfere Ausarbeitung der Fälle mit genauer vorsichtiger Abtragung der kranken Eileiter und Eierstöcke ergab dann weit bessere Resultate. Gefahr für das Peritoneum drohte eigentlich nur, wenn kurz zuvor noch Fieber dagewesen; die Hauptsache beim Vorgehen war, die Eitersäcke der Ovarien und Tuben vor ihrer stumpfen Loslösung durch Punktion und Aspiration zu entleeren; die Nadel mußte genügend weit sein, um auch dickeren Eiter anzusaugen, und die Spitze mußte tadellos funktionieren. Die Ölung des evtl. verschmierten Peritoneums mit 10proz. Campheröl nach *Pfannenstiel* bildete ein weiteres Hilfsmittel in der Kette der Vorbeugungsmittel. Die Ovarien werden soweit wie möglich erhalten; ein krankes Ovar ganz oder teilweise reseziert. Auf diese Weise ist die Entfernung der Eitersäcke eine sehr nutzbringende und wenig eingreifende Operation geworden, mit höchstens 2—3% Mortalität und 80% völliger Heilung, bei nur 15 bis 16% unvollständiger Heilung.

Die Patientinnen waren dann wieder arbeitsfähig und vor Rückfällen geschützt; also ein anderes Bild als bei *Schauta* in Wien. Ich konnte noch im Kriege eine große Anzahl geheilter Fälle in Straßburg nachweisen.

Ich kann daher die heutige Richtung nicht für richtig finden, welche die Operation möglichst zurückdrängen und auf Ausnahmefälle beschränken will und statt dessen die Proteinkörpertherapie eingeführt hat. Der Erfolg kann nur ein vorübergehender sein, da die kranken Eitersäcke mit der Gefahr der Rückfälle zurückbleiben.

Tuberkulose der Genitalien

Seit unserer genaueren Kenntnis der Tuberkulose durch Nachweis des *Koch*schen Bacillus und seit Einführung der Antisepsis ist die Tuberkulose der Eileiter und des Peritoneums erst in den Bereich der Operationsmöglichkeit gezogen worden. Die primäre isolierte Tuberkulose der Eileiter ist im ganzen selten; besonders selten primär aufsteigend vom Uterus, häufiger sekundär durch Infektion von der Bauchhöhle, vom Darm aus entstehend, selten auf dem Blutwege. Eigentümlich ist, daß die Schleimhauttuberkulose wie die Gonorrhöe fast immer doppelseitig auftritt, sodaß einseitige Tubentumoren am ehesten für Tubargravidität sprechen.

Ist die Entfernung tuberkulöser Tuben durch Schmerzen, Wachstum eines Tumors, Fieber indiziert, so wird die absolut sichere Diagnose meist erst durch Okularinspektion nach Eröffnung des Abdomens gestellt werden können. Die Exstirpation ist mit größter Vorsicht vorzunehmen, wegen der bestehenden Adhäsionen, von denen besonders die Darmadhäsionen wegen der Gefahr des Einreißens der Darmwand gefährlich sind. Lieber läßt man ein Stück der Tubenwand am Darm stehen. Bei starker Verwachsung des Uterus mit den Tuben, oder bei stark ausgeprägter Salping. isthmica nodosa (*Hegar*) hat man auch den Uterus radikal mit entfernt; auch hier ist die abdominelle der vaginalen Operation vorzuziehen, weil man bei letzterer zu sehr genötigt ist, im Dunkeln zu arbeiten.

Der tuberkulöse Ascites kommt in zwei Formen vor: als freier Ascites und als abgesackter. Der letztere ist anfangs öfters mit einer schwer verwachsenen rechtsseitigen Ovarialcyste verwechselt worden; um seine Kenntnis hat sich besonders *Fritz König* Verdienste erworben. Die Trockenform der Bauchfelltuberkulose ist selten und eignet sich nicht zu operativen Eingriffen. Zu warnen ist vor der Punktion, sowohl diagnostisch als therapeutisch, weil dadurch leicht Verletzungen der verwachsenen Därme entstehen, ohne daß das Ergebnis der Punktionsflüssigkeit ein sicheres Resultat liefert. Die Eröffnung der freien Peritonitis gelingt mit kleiner medianer Incision, besser in der Nähe des Nabels als zu tief gegen die Blase; man läßt nur das Exsudat ab, ohne Lösung verwachsener Eingeweide vorzunehmen. Schwierig kann die Eröffnung des abgesackten tuberkulösen Ascites werden, weil man zuvor gar nicht weiß, welche Organe seine Begrenzung darstellen. Sind die Wunden sehr stark infiziert, so gelingt die Heilung besser unter offener Wundbehandlung. Die Fortschritte bei tuberkulösen Erkrankungen sind mehr auf dem Gebiet der Diagnose als der Therapie zu suchen; hier sind die Anfangserfolge oft erstaunlich, doch kommen leider viel Rückfälle vor, da der Ausgangspunkt meist in den Lungen oder im Darm zu suchen ist.

19. STERILISIERUNG DES WEIBES

In früheren Jahrhunderten dachte kein Mensch an Sterilisierung der Frau. War es aus Gesundheitsrücksichten für eine Frau wünschenswert, keine Kinder mehr zu bekommen, so wurde von vernünftigen Leuten das Eheleben ganz abgebrochen oder zweckentsprechend antikonzeptionelle Mittel angewendet. Operationen zur Sterilisierung sind ja überhaupt erst denkbar, seit Bauchoperationen unter dem Schutze der Antisepsis mit einer gewissen Sicherheit ausgeführt werden können. Aber auch in dieser Ära sind Indikationen zur Sterilisierung erst in der letzten Zeit des Jahrhunderts aufgetaucht und teilweise anerkannt worden. Eine Zeitlang galt dann der Vorschlag als zu Recht bestehend, Frauen, denen jede neue Entbindung eine Lebensgefahr brachte, rechtzeitig zu sterilisieren. Bei der geringen Lebensgefahr, welche gegenwärtig in Kaiserschnitt, Pubiotomie liegt, kann die Sterilisierung bei engem Becken, um der Gefahr weiterer Entbindungen vorzubeugen, nicht mehr als zu Recht bestehend anerkannt werden; ebensowenig die wegen wiederholter Eklampsie und Placenta praevia, da eine Wiederholung dieser Zustände unsicher ist. Notwendig ist sie nur da, wo wegen sonst unheilbaren Vorfalles die Vaginalresektion nach *Schauta* gemacht werden mußte; endlich bei seltenen Fällen von Lungentuberkulose, schweren Herz- und Nierenkrankheiten, wo jede Schwangerschaft und Geburt eine dauernde Verschlimmerung des Zustandes und direkte Lebensgefahr bedeutet.

Hier kommen nicht in Betracht die Fälle, wo bei Tubenruptur die rupturierte und die andere als krank befundene Tube mitentfernt werden mußten; die Fälle, wo mit doppelseitigen Ovarialtumoren oder bei durch große Myome funktionsuntüchtig gewordenem Uterus die Tuben mitentfernt werden müssen; sondern es handelt sich um sonst genital gesunde Frauen, bei denen sich der Arzt ausnahmsweise für berechtigt hält, die weitere Fortpflanzungsfähigkeit auszuschalten.

Der gegebene Weg ist natürlich, die Tube auf eine möglichst gefahrlose und einfache Weise auszuschalten; die einfache und auch die doppelte Tubenunterbindung, selbst mit Durchschneidung derselben, haben sich in einer großen Reihe von Fällen als ungenügend erwiesen, da nach so ausgeführten Kaiserschnitten trotzdem wieder Empfängnis eintrat. Man muß daher die Tube an passender Stelle, womöglich an der Grenze vom inneren oder mittleren Drittel des Verlaufes, nach doppelter Unterbindung durchschneiden; die Ampulle als nutzlos abtragen und den zentralen, nicht mit Catgut, sondern mit feinem Seidenfaden vernähten Stumpf in die Blätter des Ligam. lat. versenken. Ein sehr exaktes Arbeiten ist dazu nötig, da der Tubenstumpf immer wieder Neigung zeigt, herauszugleiten. Zum Schluß wird das Peritoneum des Ligam. lat. nochmals in ein paar Falten darüber vernäht. *Labhardt* schlug vor, nach doppelter Tubenunterbindung den zentralen Stumpf auf 2—3 cm aus der Peritonealtasche hervorzuziehen, abzutragen und das Peritoneum darüber zu vernähen. Noch energischer geht *Küstner* vor, der mit Abtragung der Tube die Excision des interstitiellen Teiles aus dem Uterusgewebe verbindet.

Als Zugangsweg zur Operation dient bei den meisten Fällen am besten der abdominelle, seltener, so bei Vaginalfixation, der vaginale Weg. Wenig zweckmäßig erscheint der von *Sellheim* besonders für die temporäre Sterilisierung vorgeschlagene Weg durch den Leistenkanal. Wie alles in der operativen Gynäkologie, so ist auch die temporäre Sterilisierung übertrieben oft ausgeführt worden.

Hier durfte natürlich nicht die Tube unterbunden oder reseziert werden, sondern die Ampulle wurde unwegsam gemacht durch Einnähen in die Peritonealblätter oder den Eingang des Leistenkanals *(Sellheim)*, um nach vorübergehender Behinderung der Empfängnis eine erneute Empfängnis zu ermöglichen. Es fragt sich sehr, ob der Arzt berechtigt ist, den Entscheid über temporäre Sterilisierung allein und selbständig zu treffen. Die Ergebnisse der temporären Sterilisierung sind recht gering im Verhältnis zur sogenannten dauernden Sterilisierung, wo trotzdem, besonders nach Kaiserschnitten, wieder Empfängnis eintrat. Man kann die temporäre Sterilisierung heutzutage als unnütze Spielerei bezeichnen. Für die seltenen Fälle, wo nach ärztlichem Urteil wirklich nur vorübergehend Vermeidung von Schwangerschaft wünschenswert ist, genügen die von seiten des Mannes oder der Frau nach strikter Angabe des Arztes anzuwendenden antikonzeptionellen Mittel.

An Stelle der Entnahme der Eileiter die der Eierstöcke, also die Kastration zu setzen, ist keinesfalls statthaft. Die wenigen Fälle, wo aus anderen Gründen die Kastration indiziert ist, werden beim Kapitel „Operationen an den Eierstöcken“ zur Sprache kommen.

Es erhellt aus allem, daß auch im 19. Jahrhundert die Wegnahme der Eileiter zum Zwecke der Sterilisierung sich nur ein eng begrenztes Gebiet in der Gynäkologie erworben hat.

20. OPERATIONEN AN DEN EIERSTÖCKEN

Entfernung cystischer und solider Tumoren der Ovarien.

Die Geschwülste der Eierstöcke hatten schon in früheren Jahrhunderten wegen ihrer Größe und der durch sie veranlaßten Beschwerden die Aufmerksamkeit der Ärzte erregt.

Als erstes operatives Mittel wurde die Punktion zur Erkennung und Beseitigung cystischer Geschwülste des Eierstockes natürlich schon lange ausgeübt. Schon *Hunter* spricht von Punktion bei Wassersucht des Eierstockes, die er in einem Falle 80mal ausführte; die Kranke wurde dadurch 75 Jahre am Leben erhalten. *Heidrich* hat in einem Falle die Punktion 299mal an derselben Kranken ausgeübt. Solange, in früheren Jahrhunderten, die Ovariotomie noch eine lebensgefährliche Operation war, wurde statt derselben von einzelnen Chirurgen die Punktion großer cystischer Geschwülste mit nachfolgender Jodinjektion zur Ausheilung der Cysten benutzt; der Sack wurde möglichst vollständig entleert und dann eine kleine Menge *Lugol*scher Lösung ($^1/_8$—$^1/_4$ Liter) in denselben injiziert. Die Reaktion war manchmal sehr stark, besonders wenn von der Cystenflüssigkeit oder der Injektionsmenge etwas in die freie Bauchhöhle geriet. Ob dadurch sichere Heilungen erzielt sind, darüber findet sich nichts Bestimmtes in der Literatur; denkbar ist es für unilokuläre Ovarialcysten, nicht aber für multilokuläre; zweifellos ist aber auch viel Schaden durch solche Punktionen und Injektionen angerichtet worden.

Martineau berichtet, daß er bei *einer* Kranken in 25 Jahren 80 Punktionen mit Entleerung von 6631 Pinten machte. 1809 führte der Amerikaner *McDowell* in Kentucky seine berühmte erste Ovariotomie mit Erfolg aus und wiederholte dieselbe hernach noch viermal. Anfang des 19. Jahrhunderts operierte dann *Aumonier* in Rouen mit Erfolg.

Statt der Punktion empfahl *Löffler* Einschnitte von 1″ Länge, um den Sack leichter auszuräumen. Andere empfahlen Liegenlassen von Kanülen als Vorläufer der späteren Jodinjektion; auch Einspritzungen zusammenziehender, austrocknender Mittel wurden empfohlen; ebenso Punktion von der Vagina aus, aber letzteres wegen möglicher Nebenverletzungen als gefährlich verlassen.

In den früheren Heften der Zeitschrift für Geburtskunde im 19. Jahrhundert finden sich hauptsächlich einzelne Ovariotomien mitgeteilt, meist mit unglücklichem Ausgang. Es ist interessant zu vergleichen, wie sich von Jahrzehnt zu Jahrzehnt die Berichte günstig und ungünstig verlaufender Ovariotomien häufen, parallel denen über Kindbettfieber.

Am 3. September 1853 berichtet *Eichhorn* über die erste Exstirpation einer Ovarialcyste unter Chloroformnarkose; ebenso hatte *Greenalgh* Erfolg mit einer Operation in Narkose. Daß die Chloroformnarkose für glatte und ungestörte Ausführung der Ovariotomie viel bedeutet, ist klar. So bekamen wir die Narkose, die Ovariotomie, die Entdeckung der Ätiologie des Kindbettfiebers in kurzer Zeit hintereinander von englischem Boden. *Scanzoni* beschreibt die Behandlung einer Ovarialcyste mit Punktion, nachfolgende Jodinjektion, und betont die Gefahr dieses Vorgehens. *G. Simon* gibt eine Beschreibung von 61 in Deutschland, teils ausgeführten, teils versuchten Ovariotomien, wovon 41 = 72% direkt an der Operation starben, nur 10 Kranke = 19% wurden geheilt.

B. Langenbeck, der mit 8 operierten Fällen bis dahin den Rekord in Deutschland erreicht hatte, schränkte in seinen Indikationen die Zahl der Operationen sehr ein, indem er verlangt, daß nur *eine* große Cyste vorhanden sein dürfe, höchstens daneben noch einige kleinere, dicht ansitzende. *Simon* brachte 1858 eine Zusammenstellung der in Deutschland bis dahin vollzogenen Ovariotomien, wonach auf 48 nur 14 geheilte Fälle, auf 14 unvollendete nur 2 geheilte, aber 11 verstorbene Fälle, und auf falsche Diagnose 1 verstorbener Fall kommt, so daß von 64 von Chirurgen behandelten Fällen nur 17 definitiv geheilt sind. Die Statistik von *Simon* umfaßt bei dem kleinen Material von 37 Jahren nur 36 Operateure, so daß also keine Chirurgen mit größerer Erfahrung darunter vertreten sind.

Eine größere Zusammenstellung bringt *John Cley* (Birmingham) von 601 Fällen bis 1860 reichend:

vollendete Operationen	395,	hiervon genasen 242
partielle Exstirpationen	24,	„ „ 10
wegen schwerer Verwachsungen unausführbar	82,	„ „ 58

Interessant ist die Verteilung der vollendeten Operationen nach den einzelnen Ländern. Hier steht obenan

England mit . . .	222	Operationen und	57,2%	Heilung
Amerika mit . . .	113	„ „	56,6%	„
Deutschland mit .	51	„ „	25,4%	„

Mehr Wert haben die größeren Statistiken einzelner englischer Operateure, so

Charles Cley	98	Operationen mit	68	Heilungen
Baker Brown	38	„ „	19	„
Sp. Wells	34	„ „	19	„
Jules Smith	10	„ „	7	„

Bemerkenswert ist, daß neben den anderen Chirurgen auch ein Meister wie *Sp. Wells* damals Operationen wegen zu schwerer Verwachsungen für unvollendbar erklärt.

In seinen „Krankheiten der Eierstöcke", übersetzt von *Grenser*, gibt *Sp. Wells* eine sehr interessante Darstellung der historischen Entwicklung der Ovariotomie und zugleich die Statistik seiner ersten 500 Fälle (bis 1872); die Mortalität fiel von 39,1% auf 25,4%, Zahlen, an welche in Deutschland damals kein Operateur heranreichte. Die Beschränkung auf einfache Punktion ergab auch nicht immer Heilung wegen der Gefahr tötlicher Verblutung, fortschreitender Entzündung und Eiterung; auch die Kompression des entleerten Tumors oder nachfolgende Injektion hat nicht immer Erfolge gezeitigt.

Den Vorgang der Natur nachahmend, daß auf spontane Berstung einer Cyste mit Entleerung ihres Inhaltes in die Bauchhöhle einige Male völlige Ausheilung vorgekommen war, hat man versucht, durch einen kleinen Bauchschnitt ein kleines Stück Cystenwand zu exstirpieren, den Inhalt der Cyste in die Bauchhöhle laufen zu lassen. Dieses Verfahren ist als unsicher und gefährlich bald wieder verlassen worden, obwohl es einige Erfolge aufwies.

Nach *Gurlt* hat sich in englischen Spitälern die Vornahme dieser Operation in kleinen ruhigen Anstalten vorteilhafter erwiesen als in großen Spitälern mit reichem Material. Sehr kompliziert war in manchen Fällen die Stielbildung, wo große Adhäsionen mit Uterus, Tube usw. zu bewältigen waren. Bei diesem, aus dem Anfang der sechziger Jahre zusammengestellten Material, zeigt sich noch ein großer Mangel an Einheitlichkeit des Vorgehens bei der Operation und der Nachbehandlung; auch der Stellung der Fälle, was gutartig oder bösartig betrifft; aber dieser überaus wichtige Zweig der Gynäkologie gewinnt doch schon Boden zu einer Zeit, in der die Lehre und Forschung über Puerperalkrankheiten noch ganz unfruchtbar ist.

Mit dem Aufkommen der Ovariotomie und der Besserung ihrer Heilungsprozente wird die Punktion nur noch für diagnostische Zwecke in ihrer klinischen Bedeutung anerkannt. Während *Winckel* noch in den sechziger Jahren des letzten Jahrhunderts vor jeder Ovariotomie eine diagnostische Punktion verlangte, bezeichnete fast schon zur selben Zeit der Schüler und Nachfolger von *Sp. Wells Thornton*, die einfache Punktion als Verbrechen, eine Anschauung, die auf englischem und deutschem Boden viele Anhänger fand. Tatsächlich ist schon in den siebziger Jahren unter dem Einfluß der Operationsergebnisse die Punktion sehr eingeschränkt worden. Als einfache diagnostische Operation hat man sie von da ab bald gänzlich fallen lassen; man darf sie nur noch ausnahmsweise anwenden. In der Geburt bedarf man ihrer teils diagnostisch, teils therapeutisch, wobei der Grundsatz besteht, die heilende Operation binnen weniger Tage nachfolgen zu lassen. Ferner ist die einfache Punktion gestattet bei hohem Alter, Kachexie, z. B. durch Diabetes, inkompensiertem Herzfehler, Lungenödem, so daß nach alledem, auch für den beschäftigten Operateur, die einfache Punktion von den siebziger Jahren ab eine Seltenheit wurde. Natürlich ist auch für die Punktion, wie für jede Operation, strengste Asepsis nötig: Auskochen der Instrumente, Verwendung eines zweckmäßigen mittleren Troikarts, Punktion in der Mittellinie mit Vermeidung der Därme, Desinfektion der Haut, am besten mit Jodtinktur, langsames Abfließenlassen der Flüssigkeit, darnach ein mäßigstarker Kompressivverband. Die Erzählungen von akuter Gehirnanämie nach rascher Entleerung der Bauchhöhle durch Punktion sind wohl meist ins Reich der Fabel zu verweisen. Wie oft wird doch bei Geburten binnen 5—10 Minuten $1^1/_2$ Liter Fruchtwasser und eine Frucht von 4 kg und mehr entleert, ohne daß Hirnanämie eintritt.

Ausnahmsweise kann auch eine Punktion von der Scheide aus erforderlich werden; am ehesten, wenn bei der Geburt ein im kleinen Becken durch die Frucht eingeklemmter Tumor sich nicht manuell am vorliegenden Teil vorbei in die Höhe schieben läßt, um die Laparotomie in partu zu vermeiden. Die Vorsichtsmaßregeln sind dieselben wie bei der abdominellen Operation.

Der Nutzen, den eine Probepunktion gewährt, ist kein sehr großer; die Hauptsache ist der Nachweis eines Flüssigkeit enthaltenden Sackes. Die chemische und mikroskopische Untersuchung der Punktionsflüssigkeit gibt selten einwandfreie Ergebnisse. Am sichersten ist nach *Pfannenstiel* der chemische Nachweis von Pseudomucin in der Flüssigkeit.

In wichtigen Fällen ist der Punktion eine kleine diagnostische Incision vorzuziehen, aber nicht so klein, wie *Lawson Tait* vorschlug, daß nur 1—2 Finger eindringen können, sondern 5—6 cm lang, um eine genügende Inspektion und evtl. Austastung der Bauchhöhle vornehmen zu können. Selbstverständlich muß in solchen Fällen alles zur Laparotomie gerichtet sein, um die Bauchhöhle nicht zweimal hintereinander zu eröffnen.

Sehr wertvoll für die Geschichte der Ovariotomie sind die Berichte über vorgenommene Operationen in den verschiedenen Fachschriften, besonders regelmäßig im Jahrzehnt 1860—70 in der Monatsschr. f. Geburtsh.; aus den verschiedenen deutschen, englischen, französischen, amerikanischen Zeitschriften extrahiert. Man ersieht daraus, mit welchem Fleiße damals auf diesem Felde gearbeitet wurde. Es bestand ein reger Wetteifer in den verschiedenen Ländern zur Verbesserung der Methoden und der Resultate; meist war das Endergebnis verschiedener Punktionen schließlich die Operation; aber wie in der Geburtshilfe und beim Kaiserschnitt bleibt dieselbe in dieser Zeit noch ein unsicheres Verfahren, auch in der Hand eines Meisters wie *Sp. Wells*; nirgends regt sich eine klare Anschauung über die Ätiologie der immer noch zahlreichen Todesfälle; auch noch nicht Ende der sechziger Jahre, wo doch *Lister* seine ersten Veröffentlichungen über den antiseptischen Wundschutz gemacht hatte. Auch *Sp. Wells*, der sich allmählich gewöhnt hatte, je neue 50 Fälle von Ovariotomie zu veröffentlichen, publizierte allmählich Reihen, die sich in ihrer Statistik besserten, aber nie weniger als 25% Todesfälle ergaben. Das Licht, das *Semmelweis* angezündet, war noch nicht in die Chirurgie durchgedrungen.

Eine Antisepsis gab es nicht, aber bei *Sp. Wells* herrschte in allem eine gründliche Reinlichkeit, die sich auf das Zimmer, die

Patientin, Instrumente und Verbandstoffe, Operateur und Assistenten, selbst Zuschauer erstreckte; seine Reihen besserten sich von 50 zu 50 Fällen. Auch die Entfernung des zweiten Eierstockes in der gleichen Sitzung wird in Betracht gezogen; *Sp. Wells* hatte nur siebenmal bei 150 Operationen den zweiten in der gleichen Sitzung entfernt und kennt nur 3 Fälle, wo der zweite nach jahrelangem Zwischenraum entfernt wurde. In Deutschland finden sich wenig Operateure mit größeren Reihen; *Nußbaum* (München) operierte 34 Fälle (1861—67), davon 18 genasen; er beginnt in der Nachbehandlung eine schwache Antisepsis einzuführen, indem er den Schutz der Wunde vor Infusorien und Pilzen mit einem in Carbolsäure getauchten Leinwandläppchen, das mit einer Stanniolplatte bedeckt wird, versucht.

In seiner letzten Publikation im Jahre 1869 zeigt *Sp. Wells*, der damals mit 200 Operationen an der Spitze der Operateure steht, daß, je länger der Schnitt, zumal wenn er über den Nabel hinaufreicht, desto ungünstiger die Prognose wird.

Die Engländer hatten die besten Erfolge, aber merkwürdigerweise kommt keiner auf den Gedanken, die Publikation von *Lister* vom Jahre 1867, die in erster Linie die Luftkeime beschuldigt, sich zunutze zu machen. Hier kam der Erfolg von den Deutschen, die teilweise schon im französischen Feldzuge eine schwache Antisepsis anwandten, aber nach 1870 energisch *Listers* Vorschläge befolgten und sie in die Praxis umsetzten.

Die Gefahr der Stielnekrose war *Wells* bekannt, daher die Fixation des unterbundenen Stieles in der Bauchwunde, so daß die Nekrose der absterbenden Partien außerhalb der Peritonealhöhle erfolgte. Ebenso verfuhr *Baker Brown* mit seiner halbmondförmigen Klemme; *Keith*, der den abgetrennten Stiel noch außerhalb der Peritonealhöhle befestigte. In dem 1872 von *Grenser* übersetzten Werke „The diseases of the ovaries" führt *Wells* 37 Fälle an, die er im Samaritan-Hospital hintereinander operierte, und wo er 30 mal den Stil in die Klemme legen konnte; diese genasen sämtlich; viermal war der Stil zu kurz, um in die Klemmen gelegt zu werden, diese Stiele wurden versenkt, alle vier starben. Es ist merkwürdig, daß ein so klarer Kopf dadurch nicht, ähnlich wie *Semmelweis*, auf den richtigen Weg gedrängt wurde. *Sp. Wells* hatte unter seinen ersten 500 Fällen bis etwa zum Jahre 1870 noch 25% Mortalität. Als er dann in den siebziger Jahren, nach *Schröders* Vorgang, zur Antisepsis überging, fiel seine Mortalität auf 5%, was er selbst rühmend anerkannte. Seither ist natürlich überall in England, Deutschland mit strenger Antisepsis operiert worden, mit immer besser werdenden Resultaten. Die Ovarialcysten mit ihren langen, dünnen Stielen gaben ja auch nicht leicht Veranlassung zu Störungen vom Stiel aus wie Myome; prognostisch gefährlich stellten sich natürlich die veränderten Ovarialcystome, während der Inhalt der stielgedrehten Cysten, selbst wenn Fieber bestand, gewöhnlich nicht infizierend wirkte.

Die durch *Wells* historisch gewordene Klemmenbehandlung hatte *Schröder* bei seinen Operationen weggelassen, den Stiel unterbunden und versenkt, nachdem *Spiegelberg* und *Waldeyer* durch Tierversuche die Gefahrlosigkeit der Versenkung abgebundener Gewebe gezeigt hatten. *Sp. Wells* entschloß sich selbst zu diesem Verfahren. Keine Nachahmung fand die Methode von *Keith* (Edinburgh), der den Stiel langsam abbrannte und ganz trocken ohne jegliche Unterbindung versenkte; es war ein schönes, sauberes und trockenes Verfahren, aber chirurgisch unbehaglich.

Mit dem Aufkommen der Ovariotomie durch die Antisepsis wurde die Stielversenkung allmählich üblich; verschieden war nur die Art der Stielbehandlung. Die Seide zur Unterbindung wurde durch Catgut verdrängt. Es erwies sich als nicht zweckmäßig, den Stiel mit *einer* Gesamtligatur zu umschnüren, man gewöhnte sich bald, je nach der Breite des Stieles, denselben in 4—6 kleineren Partien zu umschnüren und nach Absetzen des Tumors die größeren, auf dem Schnitt noch sichtbaren Gefäße, jedes für sich zu unterbinden; dann wurden die Blätter des Ligam. lat. über den Ligaturen mit fortlaufender Catgutnaht vernäht, der Stiel versenkt und in loco nochmals betrachtet. Es kommt vor, daß, solange der Stiel angezogen oben in der Wunde liegt, venöse Gefäße nicht bluten, daß aber die Blutung beginnt, sobald der Zug aufgehört hat.

Im Beginn der operativen Ära hielt man manche Geschwulst für zu schwer verwachsen, als daß man sie entfernen könnte; man nähte dann die Sackwandung nach *Schröders* Vorschlag in die vordere Bauchwand ein, ließ den Sack offen und drainierte breit nach außen. War der Umfang der Sackwandung größer als die zur Verfügung stehende Hautöffnung, dann wurde die Sackwandung in Falten eingenäht. Mit Verbesserung der Technik ist diese Versorgung verlassen und obsolet geworden. Dagegen ist beim intraligamentären Sitz der Geschwulst immer noch ein besonderes Verfahren zur Ausschälung anzuwenden. Ist der ganze Tumor intraligamentär entwickelt, so wird vor seiner Entfernung und Punktion das Bauchfell von der Uteruskante bis zur Spermatica gespalten und nun der Tumor stumpf ausgeschält; der Uterinaast, die Spermatica und andere größere arterielle und venöse Gefäße werden mit Klemmen gefaßt und unterbunden. Andere Male kann man den größten Teil der Geschwulst entfernen und findet die intraligamentäre Entwicklung erst am unteren Pol. Die oberen Wundränder des nach der Ausschälung restierenden Bauchfelles werden, teils stumpf, teils schneidend getrennt, mit fortlaufender Catgutnaht vernäht und dann versenkt. Bei Darmverwachsungen muß man sehr vorsichtig, teils stumpf, teils schneidend vorgehen, um nicht den Darm zu verletzen; bei schwerer Trennungsmöglichkeit läßt man lieber ein kleines Stück Cystenwand am Darm zurück; bei Darmverletzung muß die Muskulatur des Darmes mit feinen Seidennähten vernäht werden, darüber kommen feine *Lembert*sche Catgutnähte.

Blutet es aus der Tiefe des gelösten Sackes stärker, so muß man tamponieren, versucht allenfalls die Umstechung einzelner größerer Gefäße; dabei sind Verletzungen des Uterus und größerer Äste der Spermatica zu vermeiden. Evtl. hilft Drainage des Sackes nach dem Douglas. Von der Verwendung des Clauden Fonio sah ich keine Erfolge, dagegen von einer Gazetamponade mit steriler 5 proz. Sol. natr. carb. Daß der Paquelin keine günstige Blutstillung gewährt, sondern Adhäsionen verursacht, hat *Franz* experimentell nachgewiesen. Liegt die blutende, nur durch Tamponade zu stillende Stelle im großen Becken, dann bedient man sich eines sterilen Gazesackes mit Fächertamponade nach *Mikulicz*; mit Verbesserung der Methode und Übung des Operateurs sind diese Maßnahmen immer seltener notwendig geworden. Doch kann man auch heute die Drainage noch nicht ganz entbehren. Sind im kleinen Becken des Bauchfelles beraubte Räume zurückgeblieben, wo noch nekrotische Geschwulstpartien sezernieren, und hat Beschmierung derselben mit Eiter stattgefunden, so versucht man diese, nach Betupfen mit 10 proz. Campferöl, mit Bauchfell, evtl. mit Zuhilfenahme des Flex. sigmoid. oder des Netzes, zu schließen. Ist dies nicht möglich, drainiert man besser den Raum nach der Vagina mit Vioformgaze, die man später langsam entfernt.

Die Reinigung der Bauchhöhle nach *P. Müller* und *Walthard* durch Ausschwemmen mit einigen Litern physiologischer Kochsalzlösung habe ich ohne Nachteil wieder aufgegeben; ich fürchte dadurch Verschmierung der nicht berührten Bauchhöhle durch Keime, Blut, Sekret und Schock der Därme. Wenn der übrige Teil der Bauchhöhle während der Operation gegen das Eindringen von Sekret gut abgedeckt war, so ist es besser, die Bauchhöhle trockenzulegen und zu schließen.

Die Art der Naht der Bauchwunde hat sehr gewechselt. Ursprünglich nähte man dieselbe mit langen dünnen Karlsbader Nadeln, um welche die Fäden in 8 Touren geschlungen wurden, dann nach Vorbild von *Sp. Wells* mit tiefgreifenden Seidennähten, die Haut, Muskel, Fascie, Bauchfell durchsetzten. Im Laufe der Zeit ist man von dieser Art abgekommen, einerseits weil sich, solange die Asepsis nicht ganz streng war, leicht Bauchdeckenabscesse bildeten und dann, weil durch Hereinziehen des Bauchfelles in die Gesamtnaht leicht Hernien entstanden. Man hat daher bald angefangen in Etagen zu nähen. Zunächst hat es sich als zweckmäßig herausgestellt, erst das Bauchfell durch fortlaufende Catgutnaht für sich zu vernähen und diese Naht zu versenken, dann Fascie, Muskeln, Fett, Haut je wieder in Etagen für sich; dazu wurden Catgut, feine Seide, Silk, Silberdraht (*Schede*), Bronzedraht (*Socin*) empfohlen. Die früher noch von *Hegar* zwischen den einzelnen Nähten ausgeübte Drainage mit feinen Gazestückchen, mit feinen Kautschukröhrchen ist dadurch ganz überflüssig geworden. Am besten haben sich für die Cutis die von *Michel* angegebenen Hautklemmen oder die *Herff*schen Serres fines bewährt. Die Hautwunde wird dadurch ideal linear vereint. Ob das in diesem Jahrhundert beliebte Frühaufstehen der Operierten nicht zur Diastase der Hautwunde und damit später leichter zu Hernien führen wird, werden spätere Untersuchungen ergeben.

Das zweite Ovarium muß jeweils am Schluß der Operation aufgesucht und besichtigt werden. Ist der Ovarialtumor sicher maligne, dann muß dasselbe bei der bekannten hohen Prozentzahl der Doppelseitigkeit maligner Tumoren (25%) mit abgetragen werden; ebenso unbedingt bei allen Frauen von über 45 Jahren, wo ja ohnehin die Menopause bald eintritt und eine Erkrankung noch zu befürchten ist. Bei verdächtigem Ovar tut man gut, dasselbe aufzuschneiden, auseinanderzuklappen, die Hälfte oder ein verdächtiges Stück zu entfernen. Man näht dann solch ein Ovar am besten in die Platten des Ligam. lat. ein. Ich habe aber mehrmals nach Resektion von Ovarien erlebt, daß die Funktion derselben nicht mehr regelmäßig blieb oder daß dieselbe früher aufhörte.

Solide Geschwülste der Ovarien. Fibrome und Carcinome

Die Operation der soliden Geschwülste der Ovarien ist wohl etwas später als die der cystischen in Angriff genommen worden, hat aber unter dem Schutze der Antisepsis ebenso gute Resultate ergeben wie die der Cysten. Fibrome sind im ganzen selten, sollen aber sofort nach Feststellung operativ entfernt werden, da ein Übergang in Sarkom möglich ist.

Die Operation der soliden Tumoren erheischt meist einen größeren Schnitt als eine gleich große Cyste, da Verkleinerung durch Punktion nicht möglich und durch Keilexcision nicht ratsam ist.

Die Entfernung der soliden, die Form des Eierstockes nachahmenden Geschwülste ist dann nicht so schwierig. Viel schwieriger und blutiger kann die vom Keimepithel ausgehende Form des Zottenkrebses werden, der vielfach Verwachsungen mit Bauchwand, Därmen, Netz bedingt, deren Durchtrennung oft sehr starke Blutungen verursachen. Trotz vorhandener Metastasen hat *W. A. Freund* die Operation noch empfohlen und ausgeführt, da sie manchmal noch Erholung auf 1–2 Jahre gewährt. In jetziger Zeit könnten die Erfolge mit Nachbestrahlung etwas besser sein.

21. VAGINALE OVARIOTOMIE

Die vaginale Ovariotomie ist zuerst von den Amerikanern *Attley* (1854) und *Battey* ausgeführt worden. *Hegar* hat im Anfang diesen Weg bei Ausführung der Kastration benutzt; er ging aber bald wieder zur abdominellen Operation über. In Deutschland hat besonders *Dührßen* diese Methode gepflegt und zumal vom hinteren Scheidengewölbe aus empfohlen. Es geschah dies zu einer Zeit, wo die Angst vor der Laparotomie in Deutschland noch viel zu groß war, und wo man den Bauchschnitt mit seinen Konsequenzen und evtl. Bauchhernien zu sehr fürchtete. Viele deutsche Operateure sind *Dührßen* auf diesem Wege nachgefolgt.

Wichtig ist, sich vor der Operation zu informieren, ob die Vaginalflora keine gefährliche ist; oder daß man dieselbe zuvor zerstört. Der Zugang zur Bauchhöhle von unten darf nicht zu eng und nicht durch Narben behindert sein. Der Weg, um zu Tumoren der Adnexe zu gelangen, geht entweder vom vorderen oder vom hinteren Scheidengewölbe aus. Die Eröffnung des vorderen Scheidengewölbes mit querer Incision setzt Loslösung der Blase voraus, die unter Umständen gerade beim Druck von Tumoren sehr blutig sein kann; darauf quere Eröffnung des Blasenbauchfelles. Die weitere Gefahr besteht in der Möglichkeit der Verletzung der Blase und des Ureters. Nach Einsetzen von *Doyen*schen Speculis lassen sich Tumoren der Ovarien und Tuben hervorziehen, Verwachsungen lösen und so allmählich der Weg zum Stiel gebahnt werden. Die Abklemmung desselben mit Billroth-Klemmen bereitet die Unterbindung des Stieles in Partien vor. Auch die isolierte Unterbindung der Gefäße, die Übernähung des Stieles mit Serosa läßt sich so ermöglichen, besonders wenn der Uterus durch Herabziehen mit Muzeux mobilisiert und der Stiel dem Auge und Finger näher gebracht ist. Die Gefahr der Operation liegt in der Durchtrennung gefäßreicher Adhäsionen mit Netz, Darm, im Dunkeln und darin, daß die in solchen Adhäsionen befindlichen Gefäße sich zurückziehen und schwer zu fassen sind. Die weitere, schon erwähnte Gefahr ist die Verschleppung von Vaginalkeimen in die Bauchhöhle. Die Heilung ist, wenn ungestört, eine rasche; die Gefahr der Darmadhäsionen und Darmokklusion ist eine viel geringere. In mancher Hinsicht ist der Weg von der hinteren Vaginalwand, vom Douglas aus leichter als von vorn, und übersichtlicher. Tumoren der Adnexe liegen ohnehin eher im Douglas und bedingen auch dort Verwachsungen. Die Incision im Douglas wird besser quer als sagittal angelegt. *Dührßen* hat besonders der vaginalen Incision einen weiten Spielraum gegeben und Tumoren entfernt, die bis zum Rippenbogen reichten. Eine derartige Ausdehnung der Operationsgrenze ist selbst für sehr geübte Operateure nicht empfehlenswert. Für gewöhnlich läßt sich der Uterus dabei erhalten. In schwierigen Fällen, besonders bei nicht anders zu beherrschenden Nachblutungen, wird der Uterus median gespalten, um so besser zur Uterina und Spermatica zu gelangen, und dann total exstirpiert. Man wird sich bei Frauen nahe dem Klimakterium oder in demselben leichter dazu entschließen als bei jüngeren Frauen. Aus diesem Grunde tut man besser, die vaginale Operation bei Mädchen oder verheirateten Nulliparis zu unterlassen. Besonders paßt die Operation bei vereiterten, verjauchten Tumoren, bei Darmödem, bei kleineren, soliden Tumoren bis Billardgröße; aber es ist ein unnötiger Sport, Ovarialcysten, die bis zum Nabel heraufreichen, durch hinteren Vaginalschnitt zu entfernen.

Im ganzen scheint die Begeisterung für die vaginale Ovariotomie und die Angst vor der abdominellen Operation abgeflaut zu haben, und das mit Recht. Ihr kleines beschränktes Gebiet wird die vaginale Operation immerhin beibehalten.

22. DIE ENTFERNUNG NORMALER OVARIEN. KASTRATION

Der Gedanke, normale Ovarien zur Heilung bestimmter Frauenleiden zu entfernen, wurde ursprünglich von *Hegar* 1876 angegeben. Er schuf diese Indikation, gestützt auf gründliche wissenschaftliche und tierphysiologische Untersuchungen, zur Heilung der Myome, zu einer Zeit, wo die Myomotomie infolge ihrer hohen Sterblichkeitsprozente noch eine lebensgefährliche Operation war. Er hat diese Operation vor *Battey* und *L. Tail* ausgeführt, es besteht also keine wissenschaftliche Berechtigung, sie als *Battey*sche zu bezeichnen. Etwa ein Dezennium hindurch ward im vergangenen Jahrhundert die Operation viel angewandt, von jungen Operateuren mit übertriebener Indikation ausgeführt, bis sie durch die gebesserten Resultate der Myomotomie mit Recht verdrängt wurde.

Trotzdem ist die Operation nicht ganz fallen zu lassen, sie hat noch für einzelne Indikationen Berechtigung, die schon *Hegar* angab.

Vor allem gibt es angeborene Hemmungsbildungen der weiblichen Genitalien, wo Ovulation mit schmerzhaften Moliminis menstr. stattfindet, ohne daß es zur Blutausscheidung kommen kann. So vor allem bei Mangel oder schwach entwickeltem Uterus, wo normale Ovarien funktionieren. Ebenso bei Ut. rudim. bipart. Ich erlebte einen Fall, wo die Entfernung der Ovarien prompt Heilung schuf. Bei funktionierendem Uterus ohne Blutausscheidung, also Haematometra, wo es nur am Ausführungsgang fehlt, wird man heutzutage suchen, aus Vagina oder Rectum einen solchen zu bilden.

Ebenso ist schwere, nicht anders zu beeinflussende Osteomalacie als Indikation aufrechtzuerhalten. Die Erfolge der *Porro*schen Operation hatten mich in den siebziger und achtziger Jahren des letzten Jahrhunderts dazu geleitet, die einfache Wegnahme der Ovarien auch bei nicht schwangeren, an schwerster Osteomalacie leidenden Frauen als Heilmittel zu versuchen. 1876 schlug ich einer gänzlich arbeitsunfähigen Osteomalacischen den Versuch der Kastration vor, zunächst ohne Garantie der Heilung; diese gelang über Erwarten. Die Indikation ist voll aufrechtzuerhalten, da 80 bis 90% der so operierten Frauen sicher und dauernd geheilt werden, während früher 80% dieser bedauernswerten Frauen ohne Besserung hinsiechten.

Mit der Indikation, bei Hysterie und schweren Nervenleiden die normalen Ovarien zu entfernen, hatte man in Deutschland schlechte Erfahrungen gemacht; und auch die von *Bossi*, allerdings erst in diesem Jahrhundert, kurz vor seinem Tode neu aufgetauchte Empfehlung solcher Operationen bei psychisch Erkrankten, sogar mit Beispielen aus seiner Praxis belegt, hat zu keiner Wiederaufnahme derselben geführt.

Wenn man zuweilen genötigt ist, vergrößerte, chronisch entzündliche Ovarien, verwachsen im Douglas oder Leistenkanal, zu entfernen, so fällt dies nicht ins Kapitel der wahren Kastration.

Es ist verständlich, daß die frühzeitige Entfernung normaler Ovarien ganz andere Ausfallerscheinungen machen wird als diejenige lange bestehender Ovarialgeschwülste, zumal bei Frauen nahe dem Klimakterium. Unter dem Einfluß der Hormonenlehre hat die neuere Therapie zahlreiche, manchmal gut wirkende Arzeneien geschaffen, welche die Kastration überflüssig machen. Die Kastration wird heutzutage am besten per Laparotomie ausgeführt. Man übersieht so am besten, ob weitere Veränderungen, Verwachsungen, Tubenerkrankungen zugleich vorhanden sind, wo man evtl. gleich einzugreifen hätte.

In starker Beckenhochlagerung, deren Effekt man durch eine starke Tamponade des Scheidengewölbes steigern kann, sind die Ovarien leicht aufzufinden. Nach Abklemmung des Stieles wird derselbe doppelt mit Catgut unterbunden und nach Abtragung der Ovarien und Tuben das Peritoneum über denselben mit fortlaufender Catgutnaht vernäht. Die Abtragung des nach *Krönigs* und *Döderleins* Vorschlag durch den Leistenkanal vorgezogenen Ovars bietet keinen besonderen Vorteil. Ebenso ist der von *Hegar* der Tierheilkunde entlehnte Flankenschnitt obsolet geworden; derselbe lief 2—3 Finger breit oberhalb des *Poupart*schen Bandes, demselben parallel, in der Richtung von der Spin. il. ant. sup. zur Mittellinie 3 cm über der Symphyse. Diese Methode hat für Auffindung der Ovarien keinen Vorteil und bringt durch Schaffung einer doppelten Muskelwunde nur Nachteil.

Im 20. Jahrhundert ist an die Stelle der operativen Wegnahme der Ovarien stellenweise die Röntgenbestrahlung der Ovarien (Röntgenkastration) getreten, ob mit bleibendem Erfolg, besonders bei Osteomalacie, muß sich erst zeigen.

23. PELVEOPERITONITIS

Die Kenntnis der akuten Pelveoperitonitis ist ein Kind des 19. Jahrhunderts; gonorrhoische Tubenprozesse geben wohl am häufigsten dazu Veranlassung, indem ein geborstener Pyosalpinx rasch abgekapselt wird; weiterhin entsteht eine Pelveoperitonitis nach Infektion des Uterus durch Verletzungen, so unreiner Ausschabung, Perforation bei Cervixdilatation, Vorgänge, die in früheren Zeiten kaum vorkamen oder wenig beachtet wurden. Endlich ist zweifellos, daß Appendicitis mit ihren Folgezuständen, Abceßbildung, Perforation, jetzt viel häufiger vorkommt als früher.

Nach vorhergegangenen Symptomen der allgemeinen Peritonitis lokalisiert sich der Prozeß, man fühlt einen den Douglas ausfüllenden Tumor, der fluktuiert und den Uterus nach vorn verdrängt. In Zweifelsfällen ist eine Punktion vom hinteren Scheidengewölbe aus vorzunehmen. Zur Punktion ist an Stelle der einfachen Punktionsnadel eine Dieulafoy-Nadel mit Aspiration vorzuziehen, da der Eiter oft sehr dick ist. Ergibt diese Eiter oder zersetztes Blut, so muß sofort eine Incision folgen. Die quere, nicht zu kleine Incision im hinteren Vaginalgewölbe kann mit Messer oder, um eine venöse Blutung zu vermeiden, mit dem spitzen Paquelinmesser gemacht werden. Das Bauchfell wird mit einem genügend großen Querschnitt eröffnet, man läßt Eiter und zersetztes Blut ablaufen; hütet sich aber, mit dem Finger in die Höhle einzugehen oder sie abzutasten. Dann wird ein kleiner Balkendrain eingelegt, anfangs daumendick, der allmählich durch einen dünneren ersetzt und verkürzt wird. Desinfizierende Einspritzungen in den Sack sind zu vermeiden. Die Operation ist ein Fortschritt des 19. Jahrhunderts und geeignet, einer allgemeinen Peritonitis vorzubeugen.

Akute Peritonitis

Die akute Peritonitis nach Geburten wie nach gynäkologischen Eingriffen war früher ein noli tangere; es ist eine der letzten Krankheiten, an welche sich die Chirurgen in der aseptischen Zeit gewagt haben. Solche Peritonitiden entstehen durch unreine Operationen der Bauchhöhle, durch Perforation eines Wurmfortsatzes oder entzündliche Prozesse der Gallenblase und Gallenwege, selten als gonorrhoische Peritonitis, oder, besonders ehedem häufig, durch puerperale Infektion.

Nach den jetzigen Untersuchungen weiß man, daß das Peritoneum von Bakterien und Bakteriengiften viel mehr verträgt, als man früher annahm, viel mehr als das Beckenbindegewebe; die Bakterien werden teils durch Resorption von seiten des Peritoneums unschädlich gemacht, teils durch direkte Zerstörung mittels des ergossenen Exsudats und der darin enthaltenen Leukocyten und Lymphocyten. Die Erscheinungen der Peritonitis sind verschieden, je nach der Menge der aufgenommenen Bakterien und ihrer Giftigkeit. Bald setzt die Peritonitis sehr stürmisch ein und führt in 2 Tagen zum Tode, bald beginnt sie langsam schleichend und verläuft so bis zum Ende. Die maßgebenden Symptome sind gegeben durch die Menge, den Charakter des ergossenen Exsudates; durch das Verhalten der Herztätigkeit. Natürlich ist bei allgemeiner Peritonitis mit allgemeiner Blutvergiftung zu rechnen; aber die Organismen sind verschieden in ihrer Resistenz, in der Fähigkeit, die eingedrungenen Bakterien zu vernichten. Und darum hat mit Recht die neuere Bauchchirurgie auch die allgemeine Peritonitis in den Rahmen ihres Operationsbereiches gezogen.

Was die Therapie anlangt, so ist die ehedem geübte Punktion nutzlos und gab eher Veranlassung zu Nebenverletzungen. Man ging daher dazu über, das ganze Exsudat abzulassen. Nach verschiedenen Versuchen hat man gelernt, daß der Eingriff möglichst schonend und kurz sein muß, und daß Peritonitiskranke keine lange

Narkose ertragen. Man macht im Ätherrausch oder Äthylennarkose eine 6—8 cm lange Incision in der Mittellinie, ca. 3 mm über der Symphyse beginnend, nach oben, weiterhin 2 kleine Incisionen von der Spin. il. ant. sup. aus parallel dem *Poupart*schen Band, je 3 cm lang; läßt, ohne Gewalt anzuwenden, möglichst viel Exsudat ablaufen und legt dann mittelstarke 5—6 cm lange Kautschukdrains ein. Die anfangs gemachten antiseptischen Spülungen der Bauchhöhle werden besser unterlassen, da sie eher geeignet sind das Exsudat in der Bauchhöhle zu verbreiten und dadurch den Prozeß zu verallgemeinern. Zweckmäßig gießt man nach neueren Vorschlägen 1—200 ccm Aeth. sulf. in die Bauchhöhle oder 100 ccm steriles 10 proz. Campheröl an die Stelle, von wo aus die Infektion ging. Dabei ist die Herztätigkeit durch starke Campherdosen zu steigern. Nützt der Eingriff noch, so zeigt sich dies bald in der Hebung der Herztätigkeit und der Anregung der Darmperistaltik.

Ich hatte mir leider erst in den letzten Jahren zum Grundsatz gemacht, bei jeder allgemeinen Peritonitis im Puerperium, besonders nach septischen Aborten, eine Eröffnung der Bauchhöhle mit Ablassung des Eiters zu machen, und manchen Erfolg erzielt; von 18 Fällen wurden 5 am Leben erhalten = 20,1 %.

Eine quere Incision vom hinteren Scheidengewölbe aus ist hier nicht genügend, da der Douglas nicht der tiefste Punkt der Bauchhöhle ist und dort befindliche Verklebungen der Därme den Abfluß hindern können. Wenn auch noch durchschnittlich 90—95 % der so operierten Peritonitiskranken sterben, so ist 5—10 % Lebensrettung doch ein nicht zu unterschätzender Gewinn.

24. OPERATION DER PARAMETRITIS

Die Entstehung einer suppurativen Parametritis und damit die Notwendigkeit einer Eröffnung derselben ist nach gynäkologischen Operationen im ganzen seltener gegeben als nach Entbindungen. Vor Einbürgerung der Antisepsis konnten Eingriffe am Collum, Erweiterung desselben durch Laminaria, Ausräumung desselben von jauchendem Inhalt, viel eher zu einer Parametritis führen als beim antiseptischen Vorgehen bei all diesen Eingriffen; darum ist die Parametritis und besonders die suppurative sehr viel seltener geworden als die puerperale, die trotz aller Antisepsis in der nichtklinischen Praxis, besonders nach septischen Aborten, noch häufig vorkommt. Der gewöhnliche Ausgang beider Formen ist immer die Resorption, wo nur eine symptomatische Therapie, im Anfang Kälte, dann Wärme, Narkotica einzutreten hat. Bei virulenter Infektion mit Streptokokken, Colibakterien, selbst auch Staphylokokken kommt es zur Vereiterung.

Der Absceß kann sich in dem massigen Bindegewebe seitlich vom Uterus bis zur Beckenwandung, aber auch vor dem Uterus zwischen ihm und der Blase oder sogar vor letzterer als sog. Wettsteinexsudat, ferner hinter dem Uterus, das Rectum umklammernd, und an der seitlichen Beckenwand, das Bauchfell emporschiebend, bis über das *Poupart*sche Band entwickeln. Eine spontane Entleerung kann stattfinden in den Darm, selten in die Blase, noch seltener, und nur bei unvorsichtigem Verhalten der Kranken oder des Arztes, in die Bauchhöhle. Am häufigsten kommt der Absceß spontan über dem *Poupart*schen Band zum Durchbruch durch die Haut, hier ist rechtzeitige ärztliche Hilfe angezeigt. Früher, vor der Antisepsis, wurde von den alten Ärzten vielfach nur punktiert, aber meist mit schlechtem Erfolg. Im Anfang der antiseptischen Ära schlugen dann *Fritsch* u. a. vor, den Absceß frühzeitig von der Vagina aus zu eröffnen. Dies hat sich nicht bewährt; selten dringt der Absceß spontan so tief, daß er deutliche Fluktuation gibt und leicht zu eröffnen ist. Nebenverletzungen sind dabei nicht ausgeschlossen, schwer zu stillende Blutungen aus der Uterina, Verletzungen des Ureters. Man eröffnet daher den Absceß besser, selbst wenn man keine deutliche Fluktuation fühlt, durch die Haut über dem *Poupart*schen Band. Man präpariert langsam in die Tiefe, zunächst Haut, dann Fascie, Muskulatur, präperitoneales Fettgewebe durchschneidend; sollte auch jetzt noch keine Fluktuation deutlich sein, so punktiert man mit einem nicht zu dünnen Troikart und geht, wenn Eiter kommt, demselben entlang in die Tiefe, macht eine genügend weite Öffnung und wird bei einiger Vorsicht die großen Gefäße vermeiden können.

Die Höhle darf nicht ausgetastet werden, ebensowenig ausgespült, Drainage nach der Scheide hat sich als unzweckmäßig erwiesen; bei etwas stärkerer Blutung tamponiert man mit Vioformgaze. Dieser Tampon wird dann bald durch einen dicken Drain ersetzt, dem allmählich ein dünnerer und kürzerer folgt. Die Verkleinerung und Heilung der Höhle erfolgt durch allseitigen intraperitonealen Druck. Eine zweite Incision ist selten nötig. Meist erfolgt nach Ausheilung einer puerperalen Parametritis bald wieder neue Schwangerschaft mit glattem Verlaufe.

25. GESCHWÜLSTE DES BECKENBINDEGEWEBES

Diese extrem seltenen Bildungen sind erst in der Ära der Antisepsis der Operation zugänglich geworden, vorher waren sie ein noli me tangere. In Betracht kommen Myome, Lipome, Sarkome, Cysten, meist ausgehend von den *Gartner*schen Gängen; endlich recht selten Echinokokkensäcke.

Die Geschwülste machen meist die Operation nötig wegen Druckes auf das Rectum oder den Blasenhals oder Dislokation der Blase. Diagnostisch am meisten verwertbar ist die geringe Beweglichkeit, die bedingt ist durch straffe Einbettung im Beckenbindegewebe, und das darüber ausgespannte Peritoneum der Ligta. lata. Der einzig mögliche Operationsweg ist heuzutage von der Bauchhöhle aus in starker Beckenhochlagerung, unterstützt durch ausgiebige Tamponade des Vaginalgewölbes. Nach Spaltung des bedeckenden Peritoneums wird die Geschwulst unter Einsetzen von Muzeux oder Korkzieher vorsichtig unter Leitung des Auges ausgeschält; es ist wichtig, Verletzungen großer Gefäße und des Ureters zu vermeiden. Bleibt eine große Höhle zurück, in welcher Blut nachsickert, so ist es am besten, dieselbe, wenn möglich, nach unten zu drainieren. Charakteristisch ist, daß die gutartigen, scharf abgesetzten Tumoren sich leichter ausschälen lassen als die bösartigen, Sarkome und die seltenen Carcinome, die ungemein fest mit den Gefäßen zusammenhängen und dadurch leicht Verletzung derselben herbeiführen.

Vor Einbürgerung der Antisepsis war es nicht möglich, Geschwülste des Beckenbindegewebes zu erkennen, noch weniger, sie operativ anzugehen; ein weiterer Beweis für den großen Fortschritt, den die operative Gynäkologie im 19. Jahrhundert, dem Jahrhundert *Josef Listers*, gemacht hat.

Ähnliche Fortschritte hat das jetzige Jahrhundert bisher nicht gebracht und kann sie nicht leicht bringen. Es sind im Gegenteil bei genauer Prüfung einzelne zu weitgehende operative Unternehmungen zurückgewiesen worden.

Neben Prüfungen des Wertes der verschiedenen miteinander konkurrierenden Narkosen wird das Jahrhundert über den Wert der Strahlentherapie in der Konkurrenz mit der operativen Therapie zu entscheiden haben. Hoffentlich kehrt auch die Gynäkologie wieder in die alten Bahnen zurück und sieht ein, daß, wie die Schwester Chirurgie es vormacht, der operative Weg mit dem Messer den Strahlen weit vorzuziehen ist.

Wir können mit Stolz und Befriedigung auf die Errungenschaften und Ergebnisse des 19. Jahrhunderts zurückblicken und haben für das jetzige Jahrhundert die schöne Aufgabe, das gewonnene Feld in ernstem Eifer auszubauen.

NAMENVERZEICHNIS

Die ersten 25 Jahre der Deutschen Gesellschaft für Chirurgie. Ein Beitrag zur Geschichte der Chirurgie. Von **Friedrich Trendelenburg.** Mit 3 Bildnissen. (475 S.) 1923. Gebunden 12 Goldmark

Aus heiteren Jugendtagen. Von **Friedrich Trendelenburg.** Mit 2 Bildnissen. (296 S.) 1924. Gebunden 9.60 Goldmark

Zur hundertjährigen Geschichte der chirurgischen Universitätsklinik zu Königsberg i. Pr. Von Professor Dr. **Martin Kirschner,** Direktor der Klinik. Mit 37 Textabbildungen, darunter 3 Bauplänen. (92 S.) 1922. 2.50 Goldmark

Die Geschichte der Kinderheilkunde. Von Dr. **Johann v. Bókay,** Universitätsprofessor. Aus Anlaß des 80 jährigen Bestehens des Budapester Stefanie-Kinderspitals, vorm. Pester Armenkinderspital, und zur 100. Geburtstagswende Johann Bókais sen. Mit 99 Abbildungen. (126 S.) 1922. 6.30 Goldmark

Deutsche Irrenärzte. Einzelbilder ihres Lebens und Wirkens. Herausgegeben mit Unterstützung der Deutschen Forschungsanstalt für Psychiatrie in München sowie zahlreicher Mitarbeiter. Von Professor Dr. **Theodor Kirchhoff** † in Schleswig.

Erster Band: Mit 44 Bildnissen. (282 S.) 1921. Gebunden 9 Goldmark
Zweiter Band: Mit 62 Bildnissen. (345 S.) 1924. Gebunden 16.50 Goldmark

Ärzte-Briefe aus vier Jahrhunderten. Mit Bildern und Schriftproben. Von Dr. med. **Erich Ebstein** in Leipzig. (216 S.) 1920. 5.30 Goldmark; gebunden 7 Goldmark

Ärzte-Memoiren aus vier Jahrhunderten. Herausgegeben von Dr. med. **Erich Ebstein** in Leipzig. Mit 24 Bildnissen und Bibliographie. (420 S.) 1923. Gebunden 10 Goldmark

Gregor Johann Mendel. Leben, Werk und Wirkung. Von Dr. **Hugo Iltis** in Brünn. Herausgegeben mit Unterstützung des Ministeriums für Schulwesen und Volkskultur in Prag. Mit 59 Abbildungen im Text und 12 Tafeln. (433 S.) 1924. 15 Goldmark; gebunden 16.80 Goldmark

Die Gifte in der Weltgeschichte. Toxikologische, allgemeinverständliche Untersuchungen der historischen Quellen. Von Professor Dr. **L. Lewin.** (608 S.) 1920. 21 Goldmark; gebunden 24 Goldmark